"互联网+"新形态一体化系列丛书

老年照护（上册）

主 编　杨　蕾　夏凡林　王永萍

北京理工大学出版社
BEIJING INSTITUTE OF TECHNOLOGY PRESS

图书在版编目（CIP）数据

老年照护：上下册 / 杨蕾，夏凡林，王永萍主编

. -- 北京：北京理工大学出版社，2021.1

ISBN 978-7-5682-9482-9

Ⅰ.①老…　Ⅱ.①杨…　②夏…　③王…　Ⅲ.①老年人
- 护理学 - 教材　Ⅳ.① R473.59

中国版本图书馆 CIP 数据核字（2021）第 019020 号

出版发行／北京理工大学出版社有限责任公司

社　　　址／北京市海淀区中关村南大街 5 号

邮　　　编／100081

电　　　话／（010）68914775（总编室）

　　　　　　（010）82562903（教材售后服务热线）

　　　　　　（010）68944723（其他图书服务热线）

网　　　址／http：//www.bitpress.com.cn

经　　　销／全国各地新华书店

印　　　刷／定州市新华印刷有限公司

开　　　本／787 毫米 × 1092 毫米　1/16

印　　　张／48.5

字　　　数／1100 千字

版　　　次／2021 年 1 月第 1 版　2021 年 1 月第 1 次印刷

定　　　价／136.00 元（共 2 册）

责任编辑／封　雪

文案编辑／毛慧佳

责任校对／刘亚男

责任印制／边心超

图书出现印装质量问题，请拨打售后服务热线，本社负责调换

《老年照护》（上册）教材编者

主　编：

杨　蕾　上海城建职业学院

夏凡林　上海城建职业学院

王永萍　潍坊市奎文区妇幼保健计划生育服务中心

副主编：

谢　隽　保险职业学院

袁　治　上海彩虹湾老年福利院

张雨佳　上海开放大学

石金武　江苏钟山职业技术学院

编　者（按姓氏笔画排序）：

王小辉　上海星堡老年服务有限公司

王成文　上海市医药学校

龙洪艳　长沙市第二社会福利院

牟红安　上海城建职业学院

肖来付　厦门城市职业学院

张俊贤　江苏经贸职业技术学院

黄　琴　上海市第三社会福利院

曹雪楠　上海中侨职业技术学院

韩　菊　上海福祉实业有限公司

裘兴梅　浙江树人大学

蔡晶晶　上海城建职业学院

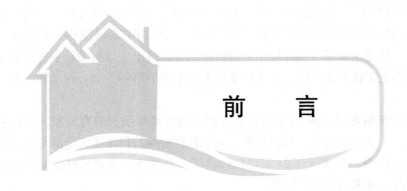

前　言

党的十九大报告指出："积极应对人口老龄化，构建养老、孝老、敬老政策体系和社会环境，推进医养结合，加快老龄事业和产业发展。"2019年4月，国务院办公厅印发了《关于推进养老服务发展的意见》，提出多项措施完善养老服务体系，优化养老服务供给，破除发展障碍，健全市场机制，有效地满足老年人多样化、多层次养老服务的需求，老年人及其子女的获得感、幸福感、安全感得到显著提升。建立完善老年照护人员职业技能等级认定和教育培训制度可以大力推进养老服务业建议的过程并吸纳相关人员就业。

本教材适应时代要求，思路创新，按照国家要求，推动老龄工作向主动应对统筹协调、加强人们全生命周期养老准备的方向转变，同时注重老年人物质文化需求，全面提升老年人生活质量。

本教材按照全生命周期养老的理念编写，分为上、下两册，共六篇，分别是总论，活力期老年人健康管理篇，部分失能、失能老年人照护篇，认知症老年人照护篇，安宁疗护照护篇，老年通用护理照护技术篇。教师的能力体现在教会学生学以致用，更好地让学与做不脱节，使学生更有针对性地走向养老服务工作岗位，同时指导各型养老机构一线照护工作。本教材的编写采用校企合作的形式，整合品牌职业院校和行业品牌机构的专家资源共同参与本教材的研发，力求使本教材内容更贴近养老照护机构工作实际情景，同时融入先进的照护理念，全面提升养老照护从业人员的服务水平。

本教材的编写原则为理论够用、覆盖需要、贴近应用、精选案例、科学简练。本教材的适用对象为高等职业院校老年服务与管理、老年保健与管理等专业学生及养老照护一线从业人员。本教材结合《老年人权益保障法》（2018年修正）、《中华人民共和国食品安全法》（2018年修正）、《关于深入推进医养结合发展的若干意见》（2019）、《国务院办公厅关于推进养老服务发展的意见》（2019）、《关于建立完善老年健康服务体系的指导意见》（2018）、《国家积极应对人口老龄化中长期规划》（2019）等最新的法律法规和重要文件以及《中共中央关于坚持和完善中国特色社会主义制度、推进国家治理体系和治理能力现代化若干重大问题的决定》（2019）关于养老服务的重要论述，结合国家养老护理员职业

老年照护（上册）

资格标准（2019版），避免让学生及养老照护从业人员学而不能致用，与实际工作要求脱节；同时，将理论知识融于案例分析、教学项目，引入了国际先进的辅助技术，增加知识拓展等模块，使理论知识与实际应用更有效地结合，突出了学生的动手能力和专业技能的培养，融入养老文化人文关怀，注重对学生人文素养的培养，充分调动和激发学生的学习兴趣。

本教材的参编来自全国24家单位，他们中既有老年照护教育专家，也有老年照护一线实务专家。大家共同努力，精诚合作，为本教材的编写付出了大量的心血和智慧。在本教材的编写过程中，参编所在24家单位提供了大力支持，并对教材的编写提出了宝贵的意见，谨在此一并表示衷心的感谢！

本教材虽在体例上、内容上有所创新，力求基础技能与前沿技能相结合，但还需在实践过程中不断充实完善。

由于时间仓促，编者水平有限，教材中难免存在不妥之处，恳请广大读者批评指正。

编　者

目　录

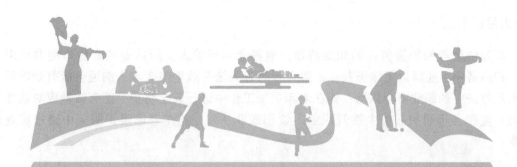

第一篇

总　论

【知识目标】

了解老年照护人员的技能等级标准、素质要求、能力要求、职业风险与压力源。理解老年照护人员的职业定位、职业能力要求、老年照护礼仪；理解老年照护人员的压力应对方法。掌握老年照护人员岗位、沟通技巧、职业安全防护对策。

【能力目标】

能评估老年照护服务中的职业界限；能将老年照护人员所具备的素质与能力运用到照护服务中；能够运用服务礼仪、沟通技巧等方法有效地与老年人沟通；能有效地识别老年照护中的职业安全风险；能在老年照护工作中进行安全防护；能有效地应对职业压力；能在老年照护服务中提升职业定位和职业认知；能在老年照护服务中遵守职业道德。

【素质目标】

在照护老年人的过程中，老年照护人员应具备基本的礼仪规范、良好的沟通能力及服务意识，具备尊老、爱老的品质；尊重职业，具有奉献老年照护事业的志愿；具有主动学习老年照护知识和技能的能力，拥有自愿从事老年照护事业的理想；具有严谨、认真、细致的工作作风；具备良好的敬业精神、责任意识及社会适应能力；在照护工作中，能体现自愿奉献的精神。

任务一
老年照护人员的职业认知

案例导入

上海某社区日间照料中心有这样一群朝气蓬勃的年轻人，他们每天为老年人提供家庭病床服务，并对社区内老年人实施慢性病管理和健康维护。他们用专业的运动、医学、营养知识，改变了人们对家庭照护只需"家庭保姆"的传统观念。日间照料中心经理年仅25岁，是一名工作了3年的老年服务与管理专业专科毕业生。他认为，"现代老年照护的理念不仅是满足老年人基本生理需求，更是满足他们健康、心理、文体娱乐、社会支持等综合性的专业照护需求。因此，年轻人的优势很大，他们的专业知识和发展空间就是最好的说明"。

思考：你是否想过自己的职业定位是什么？年轻人能为老龄社会带来怎样的活力？

我国人口老龄化日益严重，截至 2018 年，我国 60 岁以上老年人口达到 2.49 亿（根据国家统计局统计数据），是世界上唯一老年人口过 2 亿的国家。老年人口的增加，使医疗资源与养老资源需求增多，传统的养老模式与医疗服务已不能满足老年人需求，十九届四中全会提出"积极应对人口老龄化，加快建设居家社区机构相协调、医养康养相结合的养老服务体系"。应对这一变化，需要养老从业人员将疾病治疗、康复娱乐、营养保健、生活照料等相结合，因此，迫切需要培养一批高素质、通理论、精技能的老年照护人员，并在照护过程中关注老年人的营养情况、保健康复情况以及给予老年人精神慰藉，尊重老年人，体贴老年人，以服务的全面性、专业化和人性化护理理念保障老年人的疾病治疗、生活质量。

一、老年照护人员的职业定位

（一）职业概念

老年照护人员是指经过相关专业培养或各级岗位技能培训，获得相关职业能力证书的专业照护人员，为各类养老机构、社会服务机构、居家的失能或半失能老年人提供生活照料、护理服务、康复护理、心理护理等工作。

老年照护人员又称养老照护人员，是指从事老年人生活照料、护理服务工作及其他工作的人员。

老年照护人员岗位的职业定位是指能够为老年人提供基本日常生活照护活动、技术护理、康复护理和心理护理，对老年照护服务全流程提供服务与管理，提供保持老年人人生的连续性和个体特征性的健康照护，在维护老年人生命尊严、提升生命质量等方面有较为丰富的理论研究与实践经验的技术人员。

（二）职业能力要求

老年照护人员应具备的职业能力如图 1-1-1-1 所示。

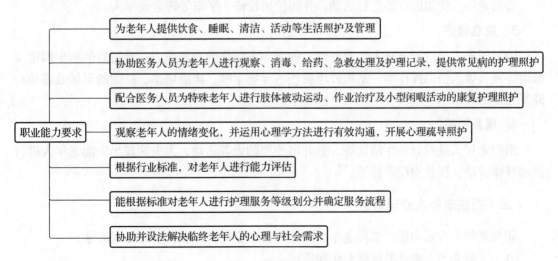

图 1-1-1-1 老年照护人员应具备的职业能力

二、老年照护人员的岗位职责

（一）为老年人提供相关生活照护及管理

1. 饮食照护

帮助老年人科学合理进食、进水，为进食困难的老年人提供特殊饮食服务。

2. 排泄照护

帮助各类老年人安全顺利地排泄。如协助老年人上厕所；帮助卧床老年人使用便器、更换尿垫及纸尿裤；通过人工取便技术辅助老年人排便等；为留置导尿管的老年人更换一次性集尿袋，为肠造瘘的老年人更换造瘘袋等。

3. 睡眠照护

对各类老年人提供睡眠帮助，提高老年人的睡眠质量。

4. 清洁照护

为老年人做好日常清洁工作，包括居住环境清洁、个人清洁等。

5. 冷热应用

帮助老年人选择正确的方法进行保暖、降温及辅助局部冷热疗法。

（二）配合医务人员提供相应照护

1. 配合观察

对老年人进行疾病观察，掌握老年人身心状况。

2. 转运照护

协助老年人使用助行器进行活动，并能使用轮椅、平车等转运老年人。

3. 应急救护

协助医务人员进行老年人急救处理，如老年人外伤的初步止血、骨折后的初步固定及搬运、氧气吸入协助操作等，掌握处理烫伤、异物卡喉、痰液堵塞、跌倒的现场处理和心肺复苏技术。

4. 康复照护

组织老年人进行日常生活训练，并开展小型的康养活动，为失能或半失能老年人进行被动肢体运动、作业治疗项目等。

（三）提供老年人心理照护

能与老年人有效沟通，掌握老年人的心理动态变化，开展有效的心理疏导。

（1）了解老年人常见的情绪变化和原因。

（2）能应用沟通技巧与老年人交谈。

（3）了解临终老年人的心理与社会需要。

（四）其他工作任务

（1）根据行业标准，对老年人进行活动能力评估，并对老年人进行护理服务等级评估，制定服务流程。

（2）积极参加与岗位相关的各类培训，提高服务能力与服务质量。

（3）认真完成与岗位相关的其他工作任务。

知识拓展

　　为了认真贯彻落实《关于推进养老服务发展的意见》（国发办〔2019〕5号）文件精神，在养老服务相关专业学历教育和养老照护人员职业技能等级基础上，积极探索完善老年照护职业发展体系，建立以品德、能力和业绩为导向的职称评价和技能评价制度，拓宽老年照护专业人员职业发展空间，打通老年照护人员职业晋升渠道，建立了老年照护职业技能等级：初级、中级、高级。与此同时，《养老护理员国家职业技能标准》于2019年发布，从行业发展的前瞻性出发，将养老照护人员职业等级分为五级：五级/初级工、四级/中级工、三级/高级工、二级/技师、一级/高级技师。

三、职业道德

（一）职业道德概述

1. 道德的定义

道德是一种社会意识形态，是人们共同生活及其行为的准则与规范，具有认识、调节、教育、评价以及平衡五个功能。道德由一定社会的经济基础所决定，并为一定的社会经济基础服务。不同的时代，不同的阶级具有不同的道德观念。人类的道德观念是受到后天一定的生产关系和社会舆论的影响而逐渐形成的。目前，道德就是对事物负责，不伤害他人的一种准则。

2. 道德的作用

道德功能的发挥和实现所产生的社会影响及实际效果，就是道德的社会作用。道德的社会作用主要表现在：道德能够影响经济基础的形成、巩固和发展；道德对其他社会意识形态的存在和发展有着重大影响；道德是影响社会生产力发展的一种重要的精神力量；道德通过改善人与人之间的关系来维护社会秩序和稳定；道德是提高人的精神境界、促进人的自我完善、推动人的全面发展的内在动力；在阶级社会中，道德是阶级斗争的重要工具。

3. 职业道德的定义

职业道德是同人们的职业活动紧密联系的符合职业特点所要求的道德准则、道德情操与道德品质的总和，它既是对本职人员在职业活动中行为的要求，又是职业对社会所负的道德责任与义务。

4. 职业道德的作用

职业道德是社会道德体系的重要组成部分，一方面，它具有社会道德的一般作用；另一方面，又具有自身的特殊作用。具体表现在以下四方面。

（1）调节职业交往中从业人员内部以及从业人员与服务对象间的关系。

职业道德的基本职能是调节职能。一方面，它可以调节从业人员内部的关系，即运用职业道德规范约束职业内部人员的行为，促进职业内部人员的团结与合作。如职业道德规范要求各行各业的从业人员，都要团结、互助、爱岗、敬业、齐心协力地为发展本行业、本职业服务。另一方面，职业道德又可以调节从业人员和服务对象之间的关系。如职业道德规定了制造产品的工人要怎样对用户负责；营销人员怎样对客户负责；医生怎样对患者负责；教师怎样对学生负责；等等。

（2）有助于维护和提高本行业的信誉。

一个行业、一个企业的信誉，也就是它们的形象、信用和声誉，是指企业及其产品与服务在社会公众中的信任程度，提高企业的信誉主要靠产品质量和服务质量，而从业人员高水平的职业道德是产品质量和服务质量的有效保证。若从业人员职业道德水平不高，则很难生产出优质的产品和提供优质的服务。

（3）促进本行业的发展。

行业、企业的发展有赖于高的经济效益，而高的经济效益源于较高的员工素质。员工素质主要包含知识、能力、责任心三方面。其中，责任心最重要。职业道德水平高的从业人员其责任心是极强的，因此，职业道德能促进本行业的发展。

（4）有助于提高全社会的道德水平。

职业道德是整个社会道德的主要内容。一方面，职业道德涉及每个从业人员对待工作的方式，同时也是其生活态度、价值观念的体现；是一个人的道德意识、道德行为发展的成熟阶段，具有较强的稳定性和连续性。另一方面，职业道德也是一个职业集体，甚至一个行业全体人员的行为表现，如果每个行业或每个职业的从业人员都具备优良的道德，对整个社会道德水平的提高定能发挥重要作用。

（二）老年照护人员的职业道德

1. 老年照护人员应遵守的职业道德

（1）举止端庄，文明礼貌，遵纪守法。

（2）热爱老年照护服务工作，忠于职守，履行岗位职责。

（3）以人为本，根据老年人生理、心理、社会等方面的需求，在岗位上体现尊老、爱老、孝老的理念，为老年人提供优质的照护服务。

（4）尊重老年人的人身权利，注意保护老年人的隐私，自觉维护老年人的权益。

（5）认真学习专业技术，在工作中精益求精，不断提高专业服务能力。

（6）对同事以诚相待、互敬互让、取长补短、团结合作，具备良好的沟通协调能力。

（7）廉洁奉公、严于律己，不接受老年人及其家属馈赠，不言过其实，不弄虚作假。

（8）自尊自爱，自信自强，自觉奉献老年照护事业。

2. 老年照护人员的职业守则

（1）尊老敬老，以人为本。

（2）孝老爱亲，弘扬美德。

（3）遵章守法，自律奉献。

（4）服务第一，爱岗敬业。

【课后练习】

1.（　　）不属于老年照护服务的工作范围。

A. 生活照护　　　　　　　　　　B. 心理照护

C. 协助医疗护理　　　　　　　　D. 治疗性护理

E. 康复照护

2.《养老护理员国家职业技能标准》（2019年版）中将本职业技能等级分为（　　）级。

A. 三　　　　　　　　　　　　　B. 四

C. 五　　　　　　　　　　　　　D. 六

E. 不分

3.（　　）不属于老年照护服务的岗位职责范围。

A. 掌握徒手心肺复苏术，并能进行有效的抢救

B. 依据行业标准组织开展老年人能力评估

C. 对新入养老院的老年人进行护理服务等级评估，制定服务流程

D. 配合医务人员为老年人提供给药、观察、消毒、护理记录、急救处理以及常见病技术护理照护

E. 老年人进食中若发生呛咳、噎食等现象，立即进行急救并通知医护人员或家属

任务二
老年照护人员的素质与能力要求

　　小施，女，24岁，已在一家大型康养中心工作两年，主要从事一线照护工作。平日里，小施和其他年轻女孩一样，喜欢把自己打扮得漂漂亮亮的，特别是化浓妆、穿高跟鞋，最近还漂染了渐变粉色的头发。上班时身穿的工作服却总是皱巴巴的，有了污渍也不及时更换和清洗。同时，在照护老年人的过程中，她也不喜欢听老年人讲话，与老年人的交流甚少，为了提高工作效率，经常在很多事情上替老年人做主，按照自己的意愿安排老年人的生活起居。近日，单位业务要扩大，需要在内部员工中选拔一名具有一定管理经验的照护组长，小施主动参加了竞聘，遗憾的是，她失败了。

　　思考：小施为何会竞聘失败？你觉得她在照护过程中表现出的哪些行为不符合老年照护人员的素质要求？

一、老年照护人员的职业素质基本要求

（一）职业素质

　　职业素质是指劳动者对社会职业了解与适应能力的一种综合体现。其主要表现在职业兴趣、职业能力、职业个性及职业情况等方面。老年照护人员应具备的职业素质要求：身体健康，人格健全，有爱心、耐心和责任心；具有一定的学习、掌握、分析、判断和计算能力；具有较强的语言表达与沟通能力；空间感和形体知觉能力较强；视觉、听觉正常；四肢灵活，动作协调。

（二）职业能力

　　职业能力是人们从事其职业的多种能力的综合。职业能力主要包含三方面基本要素：为了胜任一种具体职业而必须具备的能力，表现为任职资格；步入职场后表现出的职业素质；开始职业生涯后具备的职业生涯管理能力。老年照护人员应具备的核心职业能力：有效沟通能力、独立判断和解决问题的能力、职业心理素质、病情观察能力、心理支持及情绪管理能力、团队合作能力、应变能力和健康教育能力。

二、老年照护礼仪

老年照护人员是指以从事老年人生活照护为主要内容的护理服务人员，其基本任务是履行"老有所养"。另外，在为老年人提供必要的生理、心理、社会服务的同时，还要满足老年人身心整体健康，为老年人减轻生理和心理的痛苦，为其家属提供心理支持。良好的照护礼仪可以建立和谐的人际关系，从而达到高水平服务的目标。老年照护人员应具备的基本服务礼仪包括卫生礼仪、着装礼仪、工作礼仪等。

（一）卫生礼仪

1. 双手卫生

使用"七步洗手法"（图1-1-2-1）洗手。特别应注意：饭前便后要洗手；接触老年人及老年人物品前后要洗手；定期修剪指甲，不戴戒指、不留长指甲、不涂指甲油，注意甲缝的清洁。

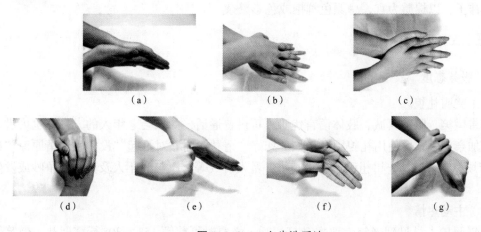

（a） （b） （c）

（d） （e） （f） （g）

图1-1-2-1 七步洗手法

（a）内；（b）外；（c）夹；（d）弓；（e）大；（f）立；（g）腕

2. 日常卫生

老年照护人员要养成良好的卫生习惯，勤刷牙、勤洗澡、勤更换衣物，保持口腔、身体无异味。

3. 头发卫生

老年照护人员应勤洗头，定期修剪头发，发型整齐。要求：刘海不过眉，长度不过肩；如果留长发，需用发带或发网束在脑后，避免头发、头屑掉落。

4. 妆容礼仪

老年照护人员要保持面部洁净，避免口、鼻、眼有分泌物，可以略施淡妆，但是不可浓妆艳抹，喷味道刺鼻的香水。

（二）着装礼仪

1. 协调得体

老年照护人员上班应着工作服。工作服要大方、合体，符合时令。女式服装忌短、忌露、忌透，尤其是夏季女式裙装要在膝盖以下，禁忌仅穿内衣、睡衣或短裤上岗。

2. 色彩淡雅

工作服的整体色彩要淡雅，上衣裤子搭配要合理，忌大红、大黄、大紫等，忌黑色。

3. 干净整齐

工作服要干净整洁，没有污渍，领口、袖口简单利落，扣子要扣整齐，裤脚在鞋跟以上平脚面处。工作服一旦有污渍，需要及时更换，以保持整洁。

4. 鞋袜适宜

老年照护人员鞋子要软底轻便，不宜穿凉鞋、拖鞋或靴子，更不宜光脚。配上与肤色相近的袜子，以棉质为宜，忌颜色鲜艳或色彩繁杂。

（三）工作礼仪

1. 服务态度

（1）文明礼貌。

面带微笑、眼神真诚、肢体语言优雅；可讲普通话，如学会老年人的方言，也可讲方言以增加亲切感；要使用礼貌用语，如"您好""请""谢谢""对不起""没关系""请原谅""再见""麻烦您"等，禁止讲粗话、大声喧哗、乱发脾气等，不与老年人及其家属争吵或发生冲突。

（2）主动热情。

老年照护人员见到老年人要主动打招呼，必要时可前倾15°～30°行鞠躬礼，微笑问候，如"奶奶，您好！""爷爷，您需要我帮助吗？"等。

（3）耐心周到。

遇到反应较慢的老年人，或者存在功能障碍，如听力障碍或失智老年人等，要多重复几遍或靠近老年人讲话，耐心地为老年人解释，细心观察老年人易忽略的安全风险，及时为老年人解决问题，让老年人体会到照护人员的耐心。

（4）相互尊重。

要获得他人尊重，先要做到尊重老年人和家属，如关心和体贴被照护老年人及其家属；理解和了解老年人健康状况；微笑和轻柔地对老年人进行照护等。这样可以让老年人及其家属感受到老年照护人员的爱心，从而赢得他们的尊重，更容易让养老照护工作顺利进行。

2. 语言礼仪

老年照护人员在与老年人交谈时要态度诚恳、吐字清晰、音调平和、语速适中、谦虚亲切，富有感情，语言内容要严谨，避免谈论老年人隐私问题。遇到矛盾或冲突，要做到不急不躁、不愠不火，既不能强词夺理，也不能推卸责任。

3. 行为举止

老年照护人员要举止端庄，始终保持乐观的情绪，在面对老年人、家属或来访者时，要使用得当的肢体语言，如微笑、鞠躬、握手、招手、鼓掌、右行让、起立回答问题等。交谈时正视对方，认真倾听，不能东张西望，不能挖耳朵、抠鼻子、剪指甲、上下抓挠、左右摇摆等。

（1）站姿（图1-1-2-2）。

站立时做到挺拔、端庄，头正颈直，下颌微收，双肩放松外展、下沉，挺胸收腹、提臀立腰，两腿并拢，两脚跟靠紧，脚尖自然分开，使重心落于两脚掌之间，双臂自然下垂或在体前交叉，眼睛平视，面带微笑。

（2）坐姿（图1-1-2-3）。

与老年人谈话，入座时要轻柔和缓，通常坐在座位的2/3左右，坐稳后轻轻调整坐姿，双手自然放于腿上，双腿并拢，双脚同时放于一侧或双膝并拢，也可两脚前后分开；起座时要稳重端庄，不要左右摇晃；不随便坐老年人的床铺，不斜倚在老年人床头被子上，更不要大大咧咧跷"二郎腿"或抖腿。

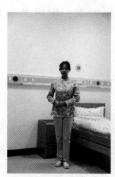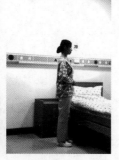　　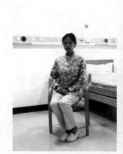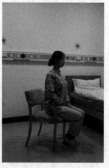

图1-1-2-2　站姿　　　　　　　　　　图1-1-2-3　坐姿

（3）走姿（图1-1-2-4）。

行走时要轻盈、迅捷，首先头正肩平，挺胸收腹，两臂在体侧自然摆动，重心随两腿前行而前移，行走足迹应在一条直线上；精神饱满，面容平和，双目平视前方；步幅依身高不同可30～50 cm，步速约2步/s。遇到紧急情况，可以小步快走，但要保持镇定，不可大步快跑，避免形成紧张的气氛。

（4）蹲姿（见图1-1-2-5）。

两脚前后分开约半步，前脚全脚掌着地，后脚前脚掌着地，腰背挺直微向前倾，重心落于两脚之间。

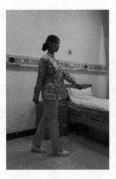
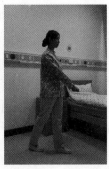

图 1-1-2-4　走姿

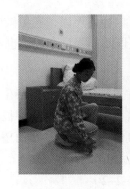
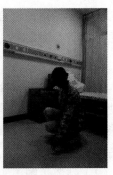

图 1-1-2-5　蹲姿

三、老年照护沟通技巧

沟通技巧是每位老年照护人员应掌握的工作技能。一位优秀的老年照护人员，不仅能给老年人带来欢乐，而且能激励老年人树立乐观自信的心态，促进老年照护人员与老年人关系和谐，营造良好的照护环境。沟通是与老年人交换观念、表达态度、坦露心声的重要手段，老年照护人员不仅要掌握沟通的知识和技巧，也要具备良好的沟通素养和专业态度，更要在实践中不断强化自己与老年人沟通的能力，从而提高工作效率，促进老年人的身心健康。

（一）与老年人沟通的障碍

1.　由身体机能下降引起的沟通障碍

随着年龄的增加，身体机能在不断的衰弱，甚至疾病的影响都会引起一系列功能和代谢的退行性改变，如皮肤的老化、视力的下降、听力的下降和认知功能的降低，都会阻碍老年人的正常沟通和交流。

2.　价值观的差异

老年人经历丰富、阅历深厚，形成了具有时代特点且相对独立的价值观，在沟通过程中，难免会受到固有价值观的影响。年轻人的价值观也有其时代特性，可能与老年人的价值观存在差异或冲突，导致年轻人在沟通时不能设身处地为老年人着想，影响他们的自尊心等，给沟通带来不利影响。

3.　环境的改变

由于入住养老院或与亲属分离等原因，老年人易产生陌生感和距离感，对周围的环境适应能力减弱，阻碍了其进行有效沟通。又由于时代的发展和科技的进步，一些现代化的沟通手段如手机、计算机等信息化工具在日常沟通中发挥着越来越重要的作用，但是老年人在接受新鲜事物时存在一定困难，也会给沟通带来不利的影响。

4.　社交能力下降

随着年龄的增长，老年人所承担的社会责任也逐渐减少，因此其所接收的社会信息量不断下降，社会支持逐渐减少，造成老年人与他人的联系减少、社交能力降低。

（二）沟通与交流技巧

1. 主动交流

老年照护人员需要积极主动地接触老年人，给老年人增加安全感；态度要和蔼可亲，温暖的微笑能淡化老年照护人员与老年人之间的陌生感，增加信任感；在与老年人交流时，老年照护人员应近距离、弯下腰去与老年人交谈，使老年人感受到平等与重视；在交谈过程中，老年照护人员的眼神要坚定，不可左顾右盼；多注视老年人的眼睛，在交流时可以点头或用"嗯"等语气词表达你的关注。

2. 言语恰当

与老年人交谈时，老年照护人员应语言简练、吐字清晰、音调适中、语速适当，使用标准规范的语言，要使用尊称，如爷爷、奶奶、叔叔、阿姨、大爷、大妈等。

3. 善于倾听和观察

老年人一般比较唠叨，一件事可以说很久，要认真倾听和接收、掌握、思考老年人讲话的内容，同时创造轻松、自由倾听的良好氛围，使老年人能敞开心扉，将其不安、担忧之事以及内心的想法都说出来。应尊重老年人积极的交流态度，不要轻易打断老年人的话语，中间可以加以简单的肯定和鼓励，如"你说得对！""你很棒"等。最丰富的非语言信息是面部表情，老年照护人员可通过沟通和观察老年人的表情细节，及时了解老年人的心理变化，有助于形成良好的互动关系。

4. 引导提问

有的老年人性格较为内向，通常不会与老年照护人员主动沟通，此时，老年照护人员应采取提问的方式，多谈及老年人喜欢的话题，有助于双方的交流。老年照护人员可事先了解老年人的脾气、喜好，选择老年人喜爱的话题，如家乡、亲人、年轻时的事、电视节目等，也可以先介绍一下自己，待取得老年人的信任后再展开其他话题。

5. 反复核实

在沟通过程中，优秀的老年照护人员善于将老年人的一些关键话语重复一遍给老年人听；重复话语可使老年人感到被重视和尊重，可以避免发生误会。

6. 把握交谈的时间和节奏

交谈要选择合适的时间，不要在吃饭时、休息时交谈，每次交谈时间不要过长，以防止老年人身体劳累而引发不适。针对反应较慢的老年人，交谈时节奏不可过快，应适当停顿或重复。

7. 适时沉默

在沟通过程中，双方出现不同意见或是老年人出现不良情绪，或老年人对老年照护人员有误解时，应保持适当的沉默，给对方思考和反思的时间；同时，观察老年人的情绪变化，体会老年人的心情，不要急于打破沉默；当老年人有情绪发泄或其他过激言语时，也

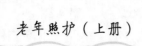

应学会适当沉默，给老年人情绪转换的时间。

8. 适当的肢体语言

适当的肢体语言会增进老年照护人员与老年人之间的亲密感情，如握握手、摸摸脸、拍拍肩、拥抱一下等。"握握手"会让老年人觉得照护人员态度亲切；"摸摸脸"甚至是"拥抱一下"都会为老年人带来一种受到关爱的喜悦；"拍拍肩"会使老年人与老年照护人员之间产生默契的感觉。

9. 适当的心理辅导技巧

除了上述内容外，服务沟通技巧还包括自我披露、赞赏、明白非语言沟通等技巧，全面和熟练地掌握与运用这些技巧，对有效开展照护服务大有裨益。另外，老年照护人员还可以运用一些社会工作或者心理辅导的方法对有需要的老年人进行辅导。

以下两种方法往往能很好地帮助老年人发泄坏情绪、发现自身问题。

（1）怀旧。

怀旧是指让老年人回顾过往生活中最重要、最难忘的时刻，从回顾中让老年人重新体验快乐、成就、尊严等多种有利于身心健康的情绪，帮助老年人找回自尊和荣耀的一种工作手法。

（2）生命回顾。

生命回顾是指通过生动地缅怀过去成功或失败的经历，让老年人重建完整自我的一种工作手法。生命回顾和怀旧不同的是，前者是对整个人生的回顾，而不只是回顾生命中最重要的事件和时刻。

（三）沟通过程中的注意事项

1. 创造沟通环境

老年照护人员在与老年人沟通时，应尽量创造清洁、安静、舒适、安全的环境，可选择在老年人熟悉的环境中进行。在沟通的过程中选择合适的时间、舒适的环境可促进双方的有效沟通。

2. 注意沟通方式

老年照护人员在沟通时应首先尊重老年人的人格，维护老年人的权利，并注意维护老年人的自尊，说话时的语气要温和、诚恳，可以用"聊天"的方式闲谈，先让老年人谈喜欢聊的话题，增强亲和力和信任感，继而更多关心"现在"的切身问题。

3. 注意沟通用语

一是不讲不文明的语言，严禁脏话、粗话；二是不讲伤害性的语言，拒绝"语言暴力"；三是不讲过激的语言，不讲气话，不能只图一时痛快而说话不注意分寸。

4. 注意沟通语气

在照护过程中老年照护人员要注意与老年人沟通时的语气，禁用命令式或质问式语气，以免使老年人有不被尊重或受到训斥的感觉，进而产生抵触情绪，导致沟通失败。

5. 沟通因人而异

老年照护人员要先了解老年人的知识背景、文化背景，根据他们的性别、文化和职业选择不同的谈话内容和方法，消除老年人的陌生感和紧张感。

（1）固执的老年人：与这类性格的老年人谈话时，不要强迫他们接受老年照护人员的意见，也不可争吵，要多听老年人的意见，循循善诱，由老年人自行选择对自己有利的决定。

（2）怨天尤人的老年人：对于有这样性格倾向的老年人，一般只会通过诉苦或埋怨来寻求关心。老年照护人员应在合理的范围内尽可能地满足其寻求关心的心理，给予一定夸奖。

（3）容易猜疑的老年人：首先，要坦诚相待，敞开心扉，消除偏见；其次，多听老年人倾诉，消除其疑心；最后，转移老年人的注意力，多带老年人接触同龄人，参加活动也可减少猜疑。

6. 学会换位思考

由于老年照护人员与老年人双方所处位置不同，思维方式也不同，所以，当老年人对照护工作有意见时，老年照护人员要和老年人换位思考，尽量消除误会，使老年人从语言中得到心理上的满足。

7. 加强业务学习

老年照护人员要坚持学习新的文化知识，培养较高的道德修养及专业素养，更多地了解社会上各种服务老年人的社会资源信息，并将其提供给老年人，使服务更加专业化、系统化。

8. 沟通的禁忌话题

（1）涉及个人隐私：如收入、婚恋、经历或生理缺陷等。

（2）捉弄老年人的话题：不要说伤害老年人的话，不要用老年人的缺陷开玩笑等。

（3）令人反感的话题：尽量不要提起可能引起老年人悲伤的话题，如亲人去世、家庭矛盾、伦理道德问题等。

知识拓展

老年照护人员的鉴定方式

老年照护人员的鉴定方式分为理论知识考试、技能考核以及综合评审。理论知识考试以笔试、机考等方式为主，针对参加五级考试的未取得小学毕业证书的人员，必要时可采用口试的方式进行，主要考核从业人员从事本职业应掌握的基本要求和相关知识要求；技能考核主要采用现场操作、模拟操作等方式进行，主要考核从业人员从事本职业应具备的技能水平；综合评审主要针对技师和高级技师，通常采取审阅申报材料、答辩等方式进行全面评议和审查。理论知识考试、技能考核和综合评审均实行百分制，成绩皆达 60 分（含）以上者为合格。

【课后练习】

1. 下列不属于老年照护人员语言礼仪内容的是（　　　）。
A. 交谈时态度诚恳 　　　　　B. 交谈时和颜悦色
C. 沟通时回避隐私 　　　　　D. 腰背挺直
E. 不随意打断或插话

2. 最丰富的非语言信息来自（　　　）。
A. 触摸 　　　　　　　　　　B. 面部表情
C. 手势 　　　　　　　　　　D. 身体的姿势
E. 目光的交流

3. 下列与老年人沟通的技巧中错误的是（　　　）。
A. 善于倾听，不要随意打断老年人的话
B. 对于老年人说话的重点不得加以重复
C. 与老年人交谈时，不要随意转移其话题
D. 交谈的节奏不要过快，时间不要过长
E. 恰当运用肢体语言，使老年人能够配合照护工作

任务三
老年照护人员的职业安全防护与压力应对

案例导入

小张，27岁，是某养老服务中心的一名老年照护人员，主要负责照护失智失能老年人。在日常照护过程中，小张在给失智老年人喂饭时，经常遇到老年人一抬手就把食物打翻的情况，有时喂一顿饭，需更换四次工作服，洗两次脸。家人对她的工作十分不理解，觉得没面子，不愿意跟别人提起。小张常常觉得工作很累、很辛苦，家人的不理解也让她觉得很委屈。

思考：小张目前的职业压力主要来自哪些方面？该如何应对这些压力？

老年照护是为老年人提供长期生活照料与精神慰藉的一种特殊照护活动。由于生理功能的衰弱，部分老年人会出现长期卧床或大小便失禁的情况，因此，老年照护人员常会接触患者的体液、排泄物等污染物，有可能发生职业损伤和暴露性感染。作为老年照护人员，必须重视职业防护，机构管理者也应制定职业防护和管理制度，制定职业暴露风险后的报告制度，以便老年照护人员发生职业暴露风险后能够得到及时有效的处理，避免身体受到损害。

一、职业暴露风险与防护

（一）职业防护概述

职业防护是指老年照护人员在工作中采取多种有效措施，避免职业暴露风险可能对机体造成的各种伤害，或将其损伤程度降到最低。老年照护人员在实施照护的过程中，可能会接触到不同的职业暴露风险，为避免或减少这些风险因素对身体的损伤，最根本的方法是提高职业防护意识，加强职业防护。

（二）老年照护人员常见职业风险因素与防护方法

1. 职业风险因素

（1）工作因素。

工作因素包括搬运重物、长期站立等所引起的伤害等，最常见的损伤为肌肉拉伤、腰扭伤等。主要症状表现为拉伤处肌肉疼痛、腰背部疼痛等，多由长期不良的工作姿势引起，如劳动强度大、弯腰操作频繁、搬运老年人时用力不当等。

（2）暴力因素。

有些老年人行为举止及性格脾气怪异，特别是失智老年人，会经常无端地侮辱、猜疑，甚至打骂老年照护人员；部分老年人的家属对老年人的疾病没有足够的思想准备或很好的应对措施，不能充分信任老年照护人员，稍有不快就与老年照护人员发生冲突；部分老年照护人员与老年人及其家属的交流缺乏技巧、语言（行为）不当或照护能力不足，也可能引起矛盾冲突。

（3）环境因素。

由于部分养老机构或老年人居住环境内设施陈旧、用火用电不规范、消防设施与器材配置不足和老年照护人员消防安全意识淡薄等问题，易导致火灾事故等发生，严重者还可埋下人身安全隐患。

（4）生物因素。

生物因素是引起医疗、养老机构感染的主要原因之一，主要包括乙型肝炎病毒、丙型肝炎病毒、梅毒、柯萨奇病毒以及流感和支原体病毒、变异冠状病毒等多种疾病。含病毒浓度最高的体液依次为血液、伤口分泌物、精液、阴道分泌物等，经常接触患有传染性疾病的老年人的血液、体液及各种分泌物的老年照护人员被感染的概率较大。

（5）意外损伤。

在服务过程中，由于部分老年人不配合，或者地面湿滑等因素，老年照护人员易跌倒、摔伤等，严重影响了生命安全。

（6）心理因素。

频繁倒班、夜班使老年照护人员不能很好地承担家庭和社会角色，容易造成其产生心理和社会压力，导致家庭关系不协调等。

2. 防护方法

（1）加强专业知识和技能培训。

开展多内容、多形式的疾病护理和急救技能培训，指导老年照护人员掌握节力原则，利用身体力学原理进行工作。如在搬运重物时，要保持大的支撑面，两足分开 10~15 cm 的距离，以维持身体的平衡，使重心恒定并使重量均匀分布；移动物品时，能拉则不要推，能推则不要提；当拉动和移动重物或老年人时，要使身体挺直在支撑面上，不要抬起或离开支撑面；尽量用全身转动，避免用躯干转动，以免造成正常的重力线的改变；积极使用搬运患者的辅助设备。

（2）灵活对待暴力冲突。

照护失智老年人时，首先应做好评估，加强防范；注意不要在老年人的房间存放热水瓶、玻璃制品、棍棒、金属制品等容易造成自伤或他伤的物品；观察老年人情绪，尽量避免激惹对方，若老年人存在异常烦躁的情况，可以暂时停止服务，报告上级并等待处理，待其情绪稳定后再继续完成照护工作；避免与老年人家属发生冲突，不要与家属争吵，避免与家属肢体接触，有异常情况时应尽快报告上级负责人。

（3）提高消防安全意识。

组织老年照护人员开展有关消防法规、消防常识的学习，将消防责任落实到具体的个人，定期开展消防安全演练工作，确保每一名老年照护人员都能够正确使用消防器材，以便能够在火灾发生的初期便对其予以扑灭；了解有关火灾预防的常识，掌握人员疏散方法、逃生路线以及自我保护及求助方法，从而全面提升老年照护人员的消防安全意识。

（4）加强自身防护。

老年照护人员应采取必要的防护措施，如进行免疫接种等。操作前后应洗手，提倡使用一次性口罩，在接触老年人体液和排泄物等污物时，要戴手套进行操作；护理患有传染病的老年人时，应确保将老年人用过的所有物品及时清洁消毒。

（5）降低职业风险。

完善防护设施，更新老化的设备并定期检查维修，排除潜在安全隐患，保持谨慎的工作态度，选择合适的鞋子，避免因鞋子不合脚而造成意外摔伤或跌倒；工作环境要保持光线充足，地面清洁，定期清理杂物，消除工作中的安全隐患。

（6）注重心理素质培养。

为老年照护人员提供缓解压力的渠道，最大限度地减轻其心理压力，增强他们积极应对压力的能力；培养其积极的工作心态，使他们正确认识衰老、疾病和死亡，树立正确的人生观，积极排解不良情绪。

二、职业压力与应对

（一）职业压力的概述

压力是个体对刺激产生的一种心理与生理上的综合感受。任何需要耗费精力、时间去处理的事件都可能是潜在的压力源。老年照护人员承受的压力经常使其感到身心疲劳、认为无发展前途、职业满意度低、离职意愿强烈等。

（二）老年照护人员常见压力源与应对措施

1. 常见压力源

（1）工作负荷。

老年照护人员从事的护理工作相对枯燥并且繁重，通常每名老年照护人员要承担 8~9 名老年人的护理工作，与民政部规定的老年人与老年照护人员 3:1 的比例相差甚远；老年照护人员每天的工作时间较长，平均每天工作多在 10 h 以上，有的甚至更长；老年照护人员几乎全天与老年人的吃、穿、住、用、洁等问题打交道，工作机械而枯燥；老年照护人员平均年龄在 50 岁以上，他们的身体在清洁、夜班、搬运、背、扶等耗损体力的护理工作中严重受损，身体不同部位，特别是肩膀和膝盖，经常疼痛。

（2）职业待遇。

在全国范围内，老年照护人员的福利待遇目前仍没有一个相对固定的参考标准，月工资一般为 1 800~3 000 元，在一线城市的一些高端养老机构中，月薪最高的老年照护人员能够拿到 5 000 元左右，与其工作性质相近的月嫂的收入基本为月薪 1 万元以上，虽工作性质相近，但收入差距很大；缺少对老年照护人员职业生涯长期发展规划，严重影响了老年照护人员的职称晋升及收入水平。

（3）家庭冲突。

部分老年照护人员的家庭成员对养老照护工作不了解、不赞同，认为他们从事的是伺候人的工作，没有面子；同时，受传统观念的影响，社会对老年照护工作的偏见也给老年照护人员带来了很大的压力。

2. 应对措施

（1）加大老年照护人员培养力度。

应在中等职业院校（最好是中等卫生学校）和高等职业院校加大对老年服务与管理专业、护理专业的老年照护人员的培养力度，加强养老服务人才队伍建设，加大养老服务护理人员队伍新生力量，丰富各类人才，加强团队建设；应建立健全老年照护人才激励机制，由政府出资开展培训和技能鉴定，提供特岗津贴，对提供基本养老服务的机构设置公益岗位，再给予老年照护人员社会保险补贴等。

（2）提高老年照护人员工资待遇。

适当提高老年照护人员的月工资，同时，工作待遇按职业资格证等级制定一个相对统一的参考标准，让老年照护人员感觉职业生涯有良好的后续发展，老年照护人员队伍也会相对稳定；适当提高福利待遇，包括休假制度、奖励计划（如鼓励老年照护人员争取特别贡献奖和突出贡献奖等）；逐渐建立完善的社会保障机制，健全其管理制度，促使管理更加科学化、规范化、制度化、人性化，这一举措是护理质量与照护人员职业能力提高的保障。

（3）提高老年照护人员职业认同感。

老年照护人员要正确认识养老照护工作的意义，认识到自己的工作是光荣而伟大的；应挖掘老年照护人员自身的职业需求，从持证上岗到提高工资待遇、提供福利政策的保障和一些法律保障，再到得到各个层面（如政府、社会、机构等）的认可，并以此作为提高老年照护人员职业认同感的方法。

【课后练习】

1. 在老年照护人员的感染风险中，含病毒浓度最高的体液是（　　）。

A. 痰液　　　　　　　　　　B. 伤口分泌物

C. 血液　　　　　　　　　　D. 阴道分泌物

E. 精液

2. 老年照护人员的职业风险因素不包括（　　）。

A. 工作因素　　　　　　　　B. 暴力因素

C. 感染因素　　　　　　　　D. 心理因素

E. 生理因素

3. 老年照护人员为携带乙肝病毒的老年人进行便器使用时，下列操作不恰当的是（　　）。

A. 便器使用后先清洗再消毒

B. 操作前后均应洗手

C. 用 0.2% 含氯消毒剂浸泡便器 30 min

D. 佩戴口罩

E. 戴手套进行操作

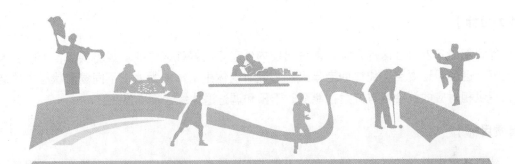

第二篇

活力期老年人健康管理篇

【知识目标】

了解老年友好社区的理念；了解老年人社会参与的概念和意义；了解境内外老年友好社区的实践经验；掌握退休生活调适与服务的内容和方式；掌握促进老年人社会参与的技巧，协助老年人重新发掘和明确社会价值；掌握老年友好社区的实施要求。

【能力目标】

能讲解老年友好社区的含义；能说出境内外老年友好社区的成功经验要点；能回答老年友好社区的设计要点；能协助老年人规划健康退休生活；能为处于不同健康状态中的老年人提供相对应的社会参与方案；能及时干预和调适退休综合征的发生。

【素质目标】

建立积极老龄化的观念；能为老年人提供安全健康、便捷舒适的人文关怀；在服务过程中具备因人制宜、结合实情构建老年友好社区的理念；具备基本的礼仪规范；具备良好的沟通能力及服务意识；具备尊老、爱老品质，能移情，以老年人为中心。

任务一
解析老年友好社区

案例导入

老年人说"老年友好型城市"

2005 年，为了更好地促进积极老龄化的实现，世界卫生组织在全球 22 个国家的 33 个城市启动老年友好城市项目，首次提出"age-friendly city"（老年友好城市）的概念，并在许多政府政策文件中使用术语"age-friendly community"（老年友好社区）。随后，"age-friendly community"这一名词逐渐被广泛采用。老年友好型城市包括社会参与、尊重与社会包容、公众参与与就业、交流与信息、社区支持与卫生健康服务、户外空间与建筑、交通、住房等内容。

思考： 为什么要建设"老年友好型城市"？

一、老年友好社区的含义

2000 年，美国退休者协会（American Association of Retired Persons，AARP）界定了老年友好社区的定义："包含了支付得起的适宜住房、完善的社区功能与服务和多样化的交通方式选择等内容的社区。"

2007 年，世界卫生组织在《全球老年友好城市：指南》(*Global Age-friendly Cities：A Guide*)中给出了被广泛采用的老年友好社区的概念："通过提供健康护理、社会参与和安全服务来提高老年人生活质量，并鼓励实现积极老龄化的社区。"确定了老年友好城市的三大方面（城市物理环境，社会文化环境，健康、社会环境与服务）和八个主题（户外空间与建筑、交通、住房、社会参与、尊重与社会包容、社区参与与就业、交流与信息、社区支持与卫生健康服务），并展开构建了二、三级指标体系。

二、老年友好社区的实践

（一）境外实践

2006 年，世界卫生组织发起"全球老年友好城市和社区网络"及其政策建议。2008 年，加拿大马尼托巴省（Manitoba）发起了"老年人友好马尼托巴行动计划（AFMI）"，希望通过老年友好社区的建设，让老年人实现积极、独立、健康的生活。统计显示，马尼托巴省已有 86 个社区加入了这项计划，占该省人口总数的 80% 以上。其中，大多数社区成立了"老年友好委员会"，定期评估社区的老年友好度，以确定下一步建设的重点。美国的一些主要城市，如纽约、亚特兰大等通过市政府、非营利组织和当地私营部门的合作，为社区提供资金和社会服务，促进老年友好社区的建设。据统计，美国至少有 292 个老年友好社区规划了行动方案。

（二）中国实践

2018 年 5 月，上海市首批"养老顾问"上岗。上海既是一座年轻的充满活力的城市，又是一座优雅的逐渐步入老龄化的城市。上海户籍 60 岁以上老年人口已近 500 万，每三个户籍人口中，就有一名老年人。《上海市城市总体规划（2017—2035 年）》提出建设老年友好型城市和老年宜居社区。如今，建设国际老年友好城市又被列入"上海服务"品牌建设三年行动计划中 13 个专项行动之一。2013 年形成的"上海市老年宜居社区建设细则"主要围绕社区为老服务，在全市 40 个街道试点，"十三五"期间推广到了所有街镇。上海还有地方版的"老年友好城市建设导则"，建设标准已经基本形成。

指标体系具有引导功能，能够为既定目标的实现提供内在驱动力。世界卫生组织老年友好城市核心指标由三大部分、15 个指标组成。其中，三大部分即公平性指标；老年友好环境结果指标，包括无障碍实体环境和包容性社会环境两方面；福利影响结果指标，即生活质量情况。此外，还有 7 个补充指标。根据上海的基础和特色，结合上海四大品牌建设工作，未来将在实施老年友好教育计划、设计老年友好旅游和商业计划、建设适老性智慧城市三方面进行发展。

不同地方有不同的具体做法。山东省青岛市制定了《青岛市全国老年友好城市试点工作实施方案》和《青岛市全国老年友好城市建设及评价性指标体系（试行）》，将涉及的 100 个项目责任落实到了 67 个部门；上海市浦东新区将建设试点工作列入财政经费预算，拨出专门工作经费，确保试点工作顺利开展；南京市玄武区制定了《关于创建老年宜居社区的实施意见》和《老年宜居社区测评细则》等。

在大陆，老年友好城市与老年宜居社区的建设都还处于起步阶段，且采用自上而下的运动方式。未来将从老年人需求出发，结合实情，构建满足物质性和社会性的老年友好社区。

三、老年友好社区的设计要点

世界卫生组织提出的老年友好型城市建设主题如图 2-1-1-1 所示。

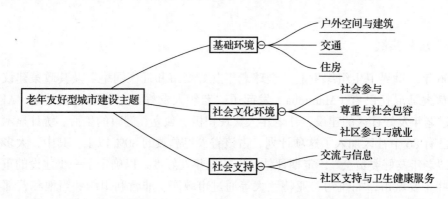

图 2-1-1-1　老年友好型城市建设主题

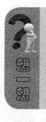　安全的交通系统由哪些内容组成？如何实现老年人的社会参与？

【课后练习】

1. 老年友好型城市建设主题包括（　　）。

A. 交通　　　　　　　　　　　B. 住房

C. 社会支持　　　　　　　　　D. 社会文化环境

2. 上海首批"养老顾问"上岗时间是（　　）。

A. 2018 年 5 月　　　　　　　B. 2016 年 5 月

C. 2020 年 5 月　　　　　　　D. 2017 年 5 月

3. 老年人友好"马尼托巴行动计划"希望通过建设老年友好社区，让老年人能够（　　）的生活。

A. 积极　　　　　　　　　　　B. 独立

C. 健康　　　　　　　　　　　D. 以上都是

任务二
协助老年人重新树立社会价值

案例导入

陈奶奶，55岁，上个月刚刚从教师岗位上光荣退休，现在和爱人一起住在××老年公寓。她的子女居住在澳大利亚。但因爱人被返聘，日常就陈奶奶独自在公寓。退休后，陈奶奶发现日常生活很空虚，也不愿意与老年公寓的其他住户以及生活管家们交流、互动，情绪低落，时常莫名发脾气。陈奶奶日常生活能力良好，有高血压史，现血压控制平稳，无其他疾病。

作为老年公寓的照护人员，请为陈奶奶提供一对一的退休生活调适服务。

思考：陈奶奶有哪些"退休综合征"的表现？可以通过哪些方法帮助老年人树立生活的信心，摆脱不良心态。

一、为退休生活调适不良的老年人提供一对一个案服务

（一）退休综合征的定义

退休综合征是指老年人由于离退休后不能适应新的社会角色、生活环境和生活方式的变化，导致的身心健康和社会功能等方面出现不同程度的困难与障碍。

（二）个案服务的技巧

个案服务的技巧如图2-1-2-1所示。

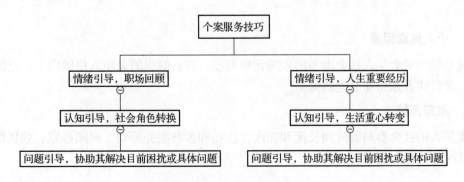

图2-1-2-1　个案服务的技巧

老有所为

老有所为是指老年人在自愿、量力的前提下，为社会经济持续发展，为社会主义的物质文明、政治文明、精神文明与和谐社会建设再作贡献，包括老年人直接或间接地参与以社会发展为目的、对社会有益的活动。社会上对"老有所为"有三种理解：认为老有所为是指老年人从事有偿的社会劳动，这是对老有所为的狭义理解；认为老有所为包括老年人的有偿劳动、无偿劳动，但不包括家务劳动，是对老有所为的一般理解；认为老有所为包括老年人的有偿劳动、无偿劳动和家务劳动（间接参与社会发展），是对老有所为的广义理解。

二、为退休生活调适不良的老年人提供社团活动

案例导入

陈爷爷，70岁，现居住在某老年公寓。入住前，陈爷爷住在女儿家。陈爷爷退休前是一名工程师，爱好画画，性格开朗风趣。半年前，陈爷爷突发脑卒中，右手活动不便，已经很久没有画画了。陈爷爷性格也较以往孤僻，女儿说父亲从脑卒中后就不太愿意和人交往了，感觉他有点自卑了。她自己要照顾即将生产的儿媳，没有太多时间和精力陪伴老年人，希望父亲在老年公寓中能结交新朋友，恢复过往的精神。目前，陈爷爷的血压平稳，无其他疾病。

作为公寓的生活管家或照护师，如何安排新入住老年人参加社团活动？

思考： 影响陈爷爷社会参与的因素有哪些？可以通过哪些方法来帮助老年人更好地实现社会参与？

（一）影响老年人社会参与的因素

1. 个人健康因素

身心健康对老年人社会参与的影响比较直接，身心健康的老年人更倾向于广泛的社会参与，并且两者是相互促进的关系。

2. 家庭问题

老年人的社会参与的时间长度和深度，往往和参与家务劳动、照顾孙辈、独居情况及经济状况等问题存在密切关系。

3. 社会环境

社会生活服务是否发达、参与条件是否完备、社会对老年人人力和智力要求的高低以及态度、看法等，都会影响老年人的社会参与。

（二）老年人社会参与的内容

根据老年人自身健康水平和能力来划分适合的社会参与的内容，如图 2-1-2-2 所示。

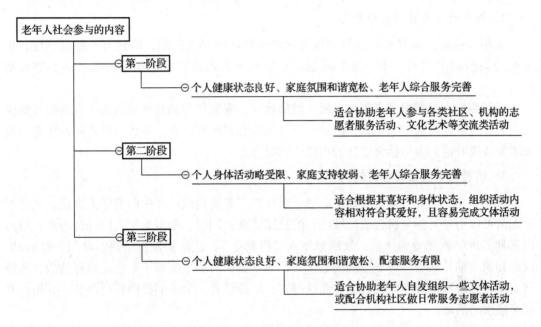

图 2-1-2-2　老年人社会参与的内容

知识拓展

老 有 所 乐

　　老年人在身体条件允许的情况下，参加一些有益的社会活动，发展和培养一些兴趣，可以减缓大脑皮层细胞的萎缩速度。人到老年期后，多参加一些力所能及的活动，让自己的生活充实而有乐趣，这种自我价值得以实现的满足心态是精神健康极好的促进剂。如一些歌唱家、画家，进入老年期后仍能从事自己所喜爱的工作。许多老年人退休前因工作繁忙，几乎没有自己的兴趣。退休后，为驱除寂寞和惆怅，急于培养一些兴趣和爱好。需要注意的是，只有健康的活动才会促使人长寿。听音乐、习书画、收藏、交友、垂钓、弹琴、养鱼种花、下棋打牌等都是有益于老年人身心健康的活动。形式多样的兴趣活动是积极的休息，也是健身防病的好办法。

（三）促进老年人社会参与的技巧

1. 提升老年人社会参与的意识

老年照护人员不仅要对机构或社区的活力期老年人提供生活照护服务，更要考虑其社会参与的需求。可以通过肯定老年人自身社会价值，引导其从自我退缩、自我封闭等消极状态下，发现自我社会参与的意义，建立"老有所为"的积极概念。

2. 提升老年人社会参与能力

老年人经常面临着如何参与到各类社会或社团活动的问题，即使有一些意愿度，但是面对如何走出"第一步"这个问题，不少老年人还是需要老年照护人员的引导和协助的。

老年照护人员要根据老年人不同的健康状况、家庭情况和社区或机构现有的服务提供的内容，对不同需求的老年人，应进行充分沟通和多维度评估，然后设计不同的服务内容来激发或提升他们参与社会活动的积极性和能力。

3. 扩展老年人社会参与的内容

社会参与的内容应该是多元的。对于居住在养老机构或社区中的老年人来说，老年照护人员可以引导其参与机构或社区已有的社团活动；同时，根据老年人的综合因素，也可以选择其理解或热爱的活动。鼓励老年人"再就业"，让他们发挥余热，参与公益活动，或是知识类辅导活动。对于不同的老年人，老年照护人员应该基于个性化地评估后，再进行安排，充分考虑到老年人各个方面的因素，动静结合，为他们提倡特色服务，并组织开展多层次的活动。

4. 提供老年人社会参与的支持

对于部分活力期老年人而言，单一参与现有社会活动不足以满足其需求。因此，老年照护人员对这部分老年人应该提供社会参与支持服务，如通过协调团队和资源为老年人组建新的社会活动。老年照护人员有多角色的分工，为老年人对接社会资源、搭建活动平台、组织活动培训、营造活动气氛，与老年人形成互助、合作的状态，为老年人参与社会活动形成支持体系。

知识拓展

社会活动理论

社会活动理论源于美国学者罗布特·哈维格斯特（Robert Havighurst）和艾玉白（Albrecht）合著的《老年人》一书。社会活动理论认为，成功适应老年生活的人是能够保持活力、力争不从社会生活中退出的人，老年人应该积极参与社会，只有参与社会才能使老年人重新认识自我，保持生命的活力。

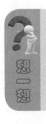

想一想

如何更好地激发老年人的社会参与热情？

【课后练习】

1. 老年人在离退休后会产生心理不适症状，这会直接损害身心健康，加速个体的衰老，如（　　）。

A. 退休综合征　　　　　　　　　　B. 抑郁

C. 自卑　　　　　　　　　　　　　D. 孤僻

E. 脱离社会理疗

2. 老年社会参与是指为老年人提供各种文体娱乐活动，发展其自身兴趣爱好，属于我国老龄工作的"六个老有"中的（　　）。

A. 老有所依　　　　　　　　　　　B. 老有所养

C. 老有所乐　　　　　　　　　　　D. 老有所住

E. 老有所教

3. 杨爷爷，71 岁，生活自理，高度近视，但却爱热闹，喜欢参加各类活动。老年公寓为了提高老年人的艺术兴趣，经常组织绘画活动。老年照护人员计划为杨爷爷安排社团活动，以下服务过程中（　　）不是最佳方案。

A. 老年照护人员应该充分和老年人沟通

B. 根据大多数老年人需求或机构自己的社团活动安排，提供社会参与活动

C. 协助老年人参与绘画活动，适当地提示和指引绘画时的图案或颜色，减少老年人因为视力不佳而造成的不便

D. 鼓励老年人参与适合自己的社团活动

E. 充分询问老年人的需求，尊重老年人的意愿

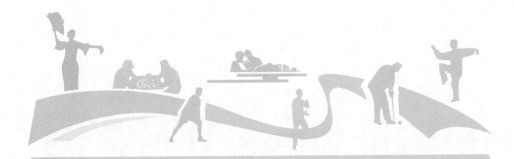

第二篇

部分失能、失能老年人
照护篇

项目一　　清洁照护技术

【知识目标】

了解老年人清洁照护技术的目的、概念、意义与基本要求；理解老年人清洁照护技术的内容及观察要点；掌握老年人清洁照护技术的操作流程及注意事项。

【能力目标】

能评估老年人的身体状况、自我意愿，为老年人选择合适的清洁照护体位；能够按照规范的流程为老年人开展清洁照护服务，并确保老年人隐私、保暖和安全；能够正确处理清洁照护服务过程中出现的突发状况；能够进行清洁照护后的观察与记录，及时发现异常情况并进行正确处理；能够对老年人开展相关知识的健康教育。

【素质目标】

在照护服务老年人的过程中，具备基本的礼仪规范、良好的语言艺术、沟通管理能力及服务意识，在服务过程中融入人文关怀；具备尊老、爱老品质，能够移情，以老年人为中心，维护老年人自尊；具有慎独精神，具备安全防护的相关知识和预见能力，有环保意识；具有吃苦耐劳的职业精神，具有细心、耐心和有责任心地为老年人实施照护的理念，遇到突发情况能够冷静果断处理；在照护过程中，关注老年人身体情况、精神面貌，能够达成服务目标，杜绝安全隐患，操作动作轻稳，注意保护老年人隐私，有较强的责任意识和掌握老年人情绪的能力。

任务一
协助老年人晨间梳洗

案例导入

崔奶奶，88岁，有既往高血压病和脑血栓后遗症多年，卧床，已入住某医养结合养老机构特护702室2床。崔奶奶神志清醒，精神不振，右侧肢体活动不灵便，左侧肢体能活动但是无力，需要老年照护人员协助进行晨间梳洗。

作为崔奶奶的老年照护人员，请于早上固定时间协助崔奶奶梳洗。

思考： 应该安排怎样的梳洗方式？如何有效地协助崔奶奶梳洗并保证梳洗过程舒适而安全？

一、协助老年人晨间梳洗的目的

协助老年人晨间梳洗的目的如图3-1-1-1。

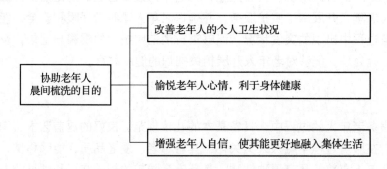

改善老年人的个人卫生状况

协助老年人晨间梳洗的目的

愉悦老年人心情，利于身体健康

增强老年人自信，使其能更好地融入集体生活

图3-1-1-1 协助老年人晨间梳洗的目的

二、老年人晨间梳洗的内容

老年人晨间梳洗包括口腔清洁、洗脸、洗手、梳头。在协助老年人完成晨间梳洗的过程中，老年照护人员需要为卧床老年人翻身，与老年人沟通并了解其睡眠情况。

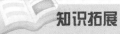

知识拓展

老年人眼屎、耳屎、鼻屎的清洁方法

（1）眼屎清除法。用湿润的毛巾由内眦向外眦擦拭，若眼屎干硬贴在眼角，湿润软化后再擦除。

（2）耳屎清除法。用湿润（以不滴水为宜）的棉棒清洗耳内污物，耳屎干硬，可用棉棒蘸液状石蜡使其浸润软化后再进行清除。操作时动作轻柔，防止损伤耳道。难以清除的耳屎可到医院进行处理。

（3）鼻屎清除法。难以清除的鼻屎可用棉棒蘸液状石蜡使其浸润软化后再操作，也可用热毛巾敷在鼻部，待其软化后再清除。

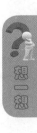

灰指甲的处理方法有哪些？

三、晨间梳洗的观察要点

（1）协助老年人漱口时，应用手电筒照亮口腔，检查有无出血、溃疡等情况。

（2）为老年人梳头时，应注意观察头发的分布、浓密程度、长度、脆性及韧性、干湿度、卫生情况、光泽度、颜色、有无虱子等。

（3）为老年人洗脸时，应检查皮肤的完整性（有无鳞片、伤口或皮疹、水疱、擦伤和表皮脱落）、颜色、温度、质地（柔软度、湿润度、弹性）、感觉、清洁度等。

（4）观察双眼内外有无分泌物，以及分泌物是否干结。

（5）观察耳鼻内处有无分泌物。

四、实践技能操作

职业能力：协助老年人晨间梳洗。其操作流程见表3-1-1-1。

表3-1-1-1　协助老年人晨间梳洗操作流程

步骤	项目	操作及说明	照护标准
步骤一	准备评估工作	1. 老年照护人员：着装整洁，仪容仪表规范，洗手。 2. 老年人：平卧在床上。 3. 环境：关闭门窗，将室温控制在22～26℃。	1. 水温适中，以防烫伤。 2. 物品摆放整齐、方便操作

步骤	项目	操作及说明	照护标准
步骤一	准备评估工作	4. 准备物品：热水瓶1个（内盛温度为38～40℃的水）、脸盆2个、水温计1个、弯盘或污物杯1个、浴巾1条、毛巾3条、小方巾1条，杯子、吸管、手电筒、润唇膏、润肤霜、梳子、纸巾、棉签、记录单、笔、污水桶各1个，必要时备棉棒、液状石蜡和酒精。 5. 沟通：向老年人解释操作目的及注意事项，征得老年人的同意	
步骤二	实施操作	1. 摇高床头，协助老年人坐起，老年照护人员位于老年人右侧，将干净毛巾铺在老年人颌下。 1.1 协助漱口：（1）有义齿的取下义齿，刷干净后放在冷开水中备用。（2）水杯内盛2/3满漱口水，递到老年人口角旁，直接含饮或用吸管吸引漱口水至口腔后闭紧双唇，用一定力量鼓动颊部，使漱口水在牙缝内外来回流动冲刷（昏迷老年人禁用）。吐漱口水至口角边的弯盘或小碗中，反复多次，直至口腔清洁。用毛巾擦干老年人口角水痕，嘴唇干燥者涂擦润唇油。 1.2 移床旁桌距床边20 cm，将脸盆摆放床旁桌上，注入温水，测水温（38～40℃）。 2. 将微湿清洁毛巾包在右手上，左手扶托老年人头颈部，按照顺序为其擦洗。 协助洗脸：协助老年人用香皂洗脸，并用清水洗净面部，擦干擦拭顺序为：内眼角—外眼角—额部—鼻部—面颊—颌部—耳后—颌下—颈部。 3. 协助洗手：帮助老年人取舒适体位，测水温（38～40℃）。 3.1 坐位洗手法：先铺浴巾，后置脸盆，将老年人的手浸入水中，由指端往近心端以按摩法擦洗，清洗干净，必要时用洗手液，用毛巾擦干。 3.2 卧位洗手法：取侧卧位（面向老年照护人员），先洗上侧的手，再洗下侧的手。将老年人的手浸于温水里，由指端往近心端以按摩法擦洗，必要时用洗手液，再用温水清洗，擦干双手撤去物品，面部及双手涂擦润肤霜。 4. 协助梳头： 4.1 坐位梳头（图3-1-1-2）：将毛巾披在老年人肩上。散开老年人的头发，老年照护人员左手压住发根，右手梳理头发至整齐，头发较长或打结不易梳理通时，可分段	1. 协助老年人吸水漱口后，用手电筒照亮口腔，检查有无出血、溃疡等情况。 2. 动作轻柔，不可强拉硬拽，头发较长者可分段梳理，先梳理靠近发梢的一段，梳通后，再由发根部分梳理至发梢。 3. 如遇卧床老年人，可先梳理一侧头发，再梳理另一侧头发

步骤	项目	操作及说明	照护标准
步骤二	实施操作	梳理,先梳理靠近发梢的一段,梳理通顺后,再从发根梳理到发梢。梳发完毕后卷起毛巾撤下,协助老年人取舒适体位。 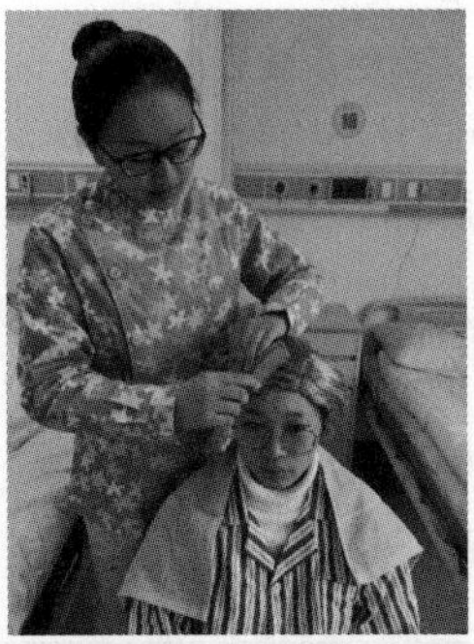 图 3-1-1-2　坐位梳头 4.2　卧位梳头(图 3-1-1-3):取出枕头,轻轻拍松,把拍松整理好的枕头放在老年人头下。将毛巾铺在老年人头下,帮助老年人梳头,梳头可以按摩头皮,增进血液循环,使老年人清洁、舒适、美观。将头发分成两股,由发梢逐渐梳到发根。梳发完毕后卷起毛巾撤下,为老年人照镜子,取得老年人满意。协助老年人取舒适体位 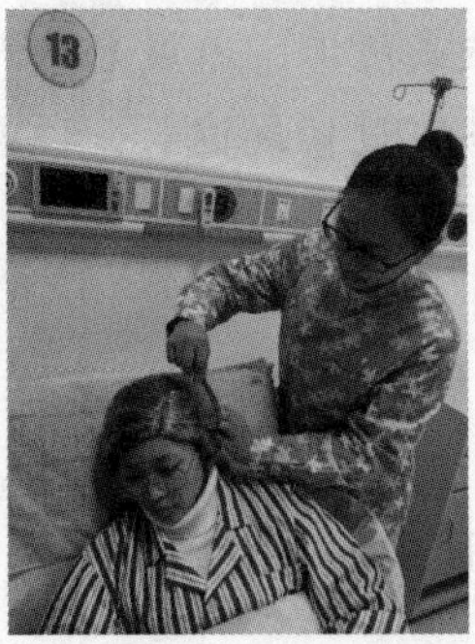 图 3-1-1-3　卧位梳头	
步骤三	整理记录	1. 整理物品:整理床单位,将物品分类处置,协助老年人采取舒适体位,清洗脸盆,处理毛巾上的头屑及脱落头发并清洗,必要时消毒。 2. 洗手。 3. 记录操作过程及老年人反应	1. 环境、床单位干净整洁,物品分类正确处理,有序放置。 2. 老年人感觉舒适。 3. 记录准确无误

续表

步骤	项目	操作及说明	照护标准
	注意事项	1. 洗漱水温适中，温度以 38～40℃ 为宜，避免受凉与烫伤。 2. 擦洗毛巾以不滴水为宜。 3. 擦洗眼睛时禁用香皂。 4. 擦洗面部力度要轻，避免皮肤损伤。 5. 眼、耳、鼻部有干结分泌物时，先用湿润的毛巾或棉棒浸湿后，再轻轻擦拭至干净。 6. 脸盆、毛巾应一人一盆一巾，不可混用	1. 能协助老年人安全有效地完成晨间梳洗。 2. 能观察并发现异常情况，及时正确地进行处理。 3. 与老年人有效沟通，关爱老年人
步骤四	小结与反思	1. 本次照护体会及反思。 2. 进一步改进照护方法	根据老年人的反馈调整照护方案并持续改进

 知识拓展

瘫痪老年人手部清洁要点

（1）将老年人瘫痪侧的手充分浸泡在温水中，老年照护人员逐一将老年人的每一根手指轻轻展开，用湿毛巾逐一擦洗各指缝，必要时用洗手液清洗干净后再擦干。

（2）将滑石粉敷纱布条穿于患者各手指缝，使指缝间干燥、滑爽，避免因长期握拳而导致指间、手心积聚汗液或污垢，造成老年人的不舒适感。

（3）指甲长的需修剪指甲，不可过短或过长，过短容易造成嵌甲，过长易抓伤皮肤。

【课后练习】

1. 以下关于帮助老年人洗手的表述中，不正确的做法是（　　）。

A. 帮助老年人取舒适的卧位

B. 侧卧位时从上侧的手开始清洗

C. 将手泡入水中充分温热

D. 瘫痪侧洗净后指缝中夹温纱布保持手的湿润

2. 以下关于帮助老年人洗脸的表述中，正确的做法是（　　）。

A. 使用 70～80℃ 的热水

B. 从内到外擦眼睛

C. 眼角分泌物不易擦去时应用手剥去

D. 耳内分泌物过硬时，用棉签蘸水湿润 1 h 后取出

3. 晨间护理一般不进行帮助老年人（　　　）。

A. 洗脸洗手

B. 梳头

C. 擦背按摩

D. 热水洗脚

4. 晨间护理的目的不包括（　　　）。

A. 使老年人舒适清洁

B. 预防压疮及其他并发症

C. 保持居室的整齐清洁

D. 使老年照护人员舒适清洁

任务二

协助老年人坐位洗头

案例导入

李爷爷，75岁，现入住某医养结合养老机构特护楼701室2床。一周前，李爷爷因右手掌皮肤意外割伤，现需要老年照护人员协助洗头，其有高血压病史。

作为李爷爷的老年照护人员，请为他洗头。

思考：李爷爷在什么时间段洗头更合理？应安排怎样的洗头体位？

一、老年人坐位洗头的目的

老年人坐位洗头的目的如图 3-1-2-1 所示。

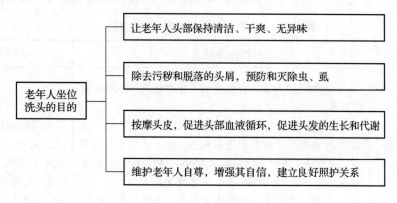

图 3-1-2-1　老年人坐位洗头的目的

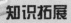**知识拓展**

　　老年人洗头不宜过于频繁。老年人频繁洗头容易造成油脂分泌紊乱。油性发质的老年人春秋季2～3天洗一次，夏季1～2天洗一次，冬季每周1～2次。发质正常的老年人春、夏季每周洗头2次，秋冬季可每周洗头1次。

二、老年人坐位洗头的时间

　　许多老年人习惯清早起床后洗头，然后精神饱满地去楼下锻炼；还有老年人晚上临睡前洗头，然后带着湿漉漉的头发入睡。其实，这些习惯都不好。早晨温度较低，湿发干得慢，湿气笼罩，容易导致头痛。而晚上带着湿发入睡，会让人第二天起床后，头部血液供应缓慢，湿发会让头部热量被水分带走。

　　因此，洗头最好选在白天温度稳定的时间，或是晚饭后的休息时间，但距离入睡时间不要太短。洗头后用毛巾包头的做法同样会导致湿气不散，洗发后应迅速擦干头发，或者用吹风机将头发吹干。

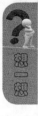　　夏季可以给老年人用冷水洗头吗？用冷水洗头会给老年人带来哪些伤害？

三、实践技能操作

　　职业能力：为老年人取坐位并协助老年人洗头，其操作流程见表3-1-2-1。

表3-1-2-1　为老年人坐位洗头操作流程

步骤	项目	操作及说明	照护标准
步骤一	准备评估工作	1. 老年照护人员：着装整洁，仪表规范，洗净并温暖双手。 2. 环境：关闭门窗，调节室温至22～26℃。 3. 准备物品：准备干毛巾两条、梳子、棉球、洗发器、洗发液、暖瓶（盛装温度为40～45℃的水），必要时备方凳一个、吹风机一个、一次性手套。 4. 评估：老年人头发的卫生情况，身体状况、疾病情况，是否适宜坐位洗头。 5. 询问：向老年人解释操作目的，征得老年人的同意	1. 注意调节室温和水温，避免对流风，防止老年人着凉。 2. 要求物品摆放整齐、方便操作

步骤	项目	操作及说明	照护标准
步骤二	实施操作	1. 协助老年人坐在椅子上，老年人坐好后，松开老年人衣领向内折，取一条毛巾围在老年人颈部，掖入衣领内。另一条毛巾交给老年人，方便随时擦脸等。将棉球塞入老年人双耳，将洗发器放置于老年人后颈部，将头发放入洗发器内。洗头器坐位洗头发如图 3-1-2-2 所示。 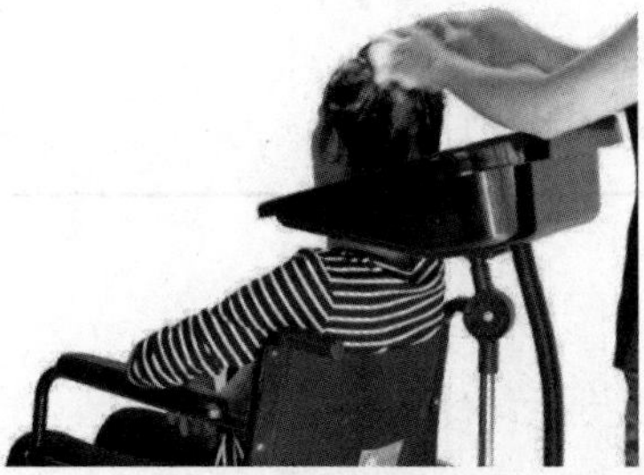 图 3-1-2-2　洗发器坐位洗头法 2. 以上工作准备好后，老年照护人员用手试水温，以少量温水冲于头发上，询问老年人水温是否合适。 3. 随后，用温水冲湿头发，涂擦洗发液，用指腹揉搓头发并按摩头皮，老年照护人员应注意避免用指甲刮伤老年人头皮，洗头过程动作轻快，减少老年人的不舒适感和缓解老年人疲劳。力量要适中，揉搓方向由发际向头顶部揉搓。揉搓时，随时与老年人沟通，询问是否舒服，观察哪里还需要清洗等。 4. 揉搓好之后，用温水冲净洗发液。注意，冲水时不要将水冲到老年人的眼睛和耳朵里。 5. 冲干净之后，用干毛巾擦净老年人的面部，再用另外一条干毛巾包裹头发，防止水流入耳朵引起老年人的不适。撤去洗发器，用毛巾擦净头发。 6. 为了避免着凉，最好用吹风机将老年人的头发吹干，吹头发时注意避开面部和耳朵，注意不要烫伤头皮。选择较小风速，一边吹一边用梳子梳理头发，直至老年人头发干爽	1. 洗发过程中随时观察并询问老年人有无不适，遇到问题及时处理。 2. 防止洗发过程中水流入眼、耳内或打湿被服。如果打湿及时更换。 3. 操作时动作轻快，减少老年人的不适，缓解老年人的疲劳
步骤三	整理记录	1. 整理物品：协助老年人上床休息，整理物品。 2. 洗手。 3. 记录：记录操作时间、头皮情况及清洁效果	1. 环境、床单位干净整洁，物品分类正确处理，有序放置。 2. 老年人感觉舒适。 3. 记录准确无误

续表

步骤	项目	操作及说明	照护标准
	注意事项	1. 洗发过程中，观察并询问老年人有无不适，以便及时调整操作方法。 2. 注意头皮的按摩及观察老年人的头皮状况。 3. 操作柔和，以舒适为准。 4. 注意室温、水温变化，及时擦干头发，防止老年人着凉，洗头时间不超过 15 min	1. 能观察并发现异常情况，及时正确地进行处理。 2. 与老年人有效沟通，关爱老年人
步骤四	小结与反思	1. 本次照护体会及反思。 2. 制定下一步坐位洗头计划	根据老年人的反馈调整照护计划并持续改进

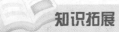知识拓展

梳头小技巧

可在每天早晨起床后和晚上睡觉前各为老年人梳头一次，每次梳头 5～10 min。其顺序是：先从额头往脑后梳 2～3 min，再从左鬓往右鬓梳 1～2 min，然后从右鬓往左鬓梳 1～2 min，最后低下头，由枕部发根处往前梳 1～2 min，梳至头皮有热胀感。

【课后练习】

1. 为老年人坐位洗头过程中应注意（　　）。

A. 不急不躁，动作舒缓　　　　B. 倾倒污水后协助老年人擦干头发

C. 询问老年人是否有需求　　　D. 询问老年人有无不适

2. 为老年人坐位洗头的揉搓方向为（　　）。

A. 由发际向头顶部　　　　　　B. 由头顶部向发际

C. 先中间后两边　　　　　　　D. 先两边后中间

3. 老年人洗头的最佳时间是（　　）。

A. 清早起床后　　　　　　　　B. 晚上睡觉前

C. 中午吃饱饭后　　　　　　　D. 午休后 1 h

4. 为老年人坐位洗头时应注意（　　）。

A. 室温为 18～20℃　　　　　　B. 操作中要随时观察老年人的反应

C. 水温为 20～30℃　　　　　　D. 整理物品后，再擦干老年人头发

任务三
为卧床老年人床上洗头

案例导入

　　王奶奶，90岁，一年前脑卒中后左侧肢体偏瘫，双下肢活动无力，生活不能自理，精神尚可，现已入住某养老机构201室2床，老年照护人员小李在巡房时，王奶奶反映头皮瘙痒，要求洗头。

　　作为老年照护人员，请帮助王奶奶洗头。

　　思考： 应该如何评估王奶奶的头皮情况？应该如何正确实施床上洗头？

一、为卧床老年人床上洗头的目的

为卧床老年人床上洗头的目的如图3-1-3-1所示。

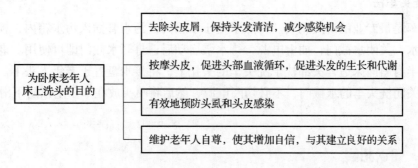

图3-1-3-1　为卧床老年人床上洗头的目的

📖 **知识拓展**

药物灭头虱法

　　（1）30%含酸百部酊剂：取30 g百部放入瓶中，加50%酒精100 mL（或65%白酒100 mL），再加入1 mL乙酸，盖严，48 h后方可使用。

　　（2）30%百部含酸煎剂：取百部30 g，加水500 mL，煎煮30 min，以双层纱布过滤，挤出药液。将2次的药液合并浓缩至100 mL，冷却后加入乙酸1 mL，即制得30%百部含酸煎剂。如无乙酸，可用食醋代替，1 mL乙酸相当于30 mL食醋的功效。

二、卧床老年人洗头的正确方法

1. 马蹄形垫法

可以用大浴巾卷成筒状，外包防水布并固定成马蹄形，自制马蹄形垫。协助老年人取仰卧位，上半身斜向床边，将枕头垫于老年人肩下。置马蹄形垫于老年人后颈下，使老年人颈部枕于马蹄形垫突起处，头部置于水槽中。马蹄形垫下端置于脸盆或污水桶中。

2. 扣杯法

协助老年人取仰卧位，枕头垫于老年人肩下。铺橡胶单和毛巾于老年人头部位置。取脸盆一只，盆底放一条毛巾，倒扣一个搪瓷杯于盆底，杯上垫折成四折并外裹防水薄膜的毛巾，将老年人头部枕于毛巾上。脸盆内置一根橡胶管，盆内污水过多时，利用虹吸原理将橡胶管放在盆内灌满污水，用止血钳拉出一端放于污水桶内，污水即自动流至污水桶。

3. 床上洗发器法

将枕头下移至老年人肩背部，橡胶单及干毛巾铺于枕头上，协助老年人平卧，一手托住老年人的头部，另一手将床上洗发器垫于老年人头下（老年人的头枕在洗发器上），将洗发器的排水管道下接污水桶。

4. 洗头车法

洗头车是最专业的洗发用具。将热水盛于水箱内，污水管插入污水箱内，检查各连接管是否漏水，关闭水截门，插上电源，待水泵启动后，打开水截门即可使用。老年人取仰卧位，上半身斜向床边，头部枕于洗头车的头托上，将接水盘置于老年人头下。临时不用时只需要关闭洗头车的水截门，不必切断电源，然后将喷头放在卡子上以防下滑。

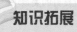

知识拓展

正确按摩头皮的方法

头皮上有很多穴位，经常按摩头皮可以舒经活络、松弛神经、消除疲劳、延年益寿。按摩时五指分开，用指腹对头皮进行按揉，顺序为从前额到头顶，再到枕部，反复按揉，直到头皮发热。

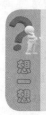

如何为卧床老年人清洁头发？头发清洁的重要性是什么？

三、实践技能操作

职业能力：为卧床老年人床上洗头，其操作流程见表3-1-3-1。

表3-1-3-1　为卧床老年人床上洗头操作流程

步骤	项目	操作及说明	照护标准
步骤一	准备评估工作	1. 老年照护人员：着装整洁，洗净双手。协助老年人平卧于床上。 2. 环境：关闭门窗，调节室温至22～26℃。 3. 准备物品：洗头器1个、毛巾1条、洗发液1瓶、梳子1把、暖瓶1只、棉球2个、纱布1块、水壶1个（盛装温度为40～45℃的水）、污水桶1只。必要时备吹风机1个。 4. 评估：老年人身体状况、疾病情况，是否适宜床上洗头。 5. 询问：向老年人解释操作目的，征得老年人同意，询问老年人是否需要大小便	1. 注意调节室温和水温，防止老年人着凉。 2. 物品摆放整齐、方便操作
步骤二	实施操作	1. 放置洗头器：撤去枕头，在老年人颈肩部围上毛巾，头下放置简易洗头器，洗头器排水管置于污水桶中。 2. 床上洗头：将棉球塞入老年人耳内，防止洗发过程中水流入耳内，用纱布盖于老年人眼睛上，防止水溅入眼内；用水壶缓慢倾倒温水润湿老年人的头发，将洗发液倒于手掌中揉搓至有泡沫后，将洗发液涂于老年人头发上，双手十指指腹揉搓头发、按摩头皮（力量适中，由发际向头顶部揉搓）。随时观察并询问老年人有无不适感。 3. 清洗头发：一手持水壶缓慢倾倒温水，一手揉搓头发至洗发液全部冲净（要求：老年照护人员站在床右侧，右手持壶，左手搓头发）。 4. 擦干头发：取颈肩部毛巾包裹头部，撤去简易洗头器。擦干面部及头发，将枕头垫于老年人头下。必要时用吹风机吹干头发。将头发梳理整齐（及时擦干头发，以防止老年人着凉，要求老年照护人员站在床右侧，用颈间部毛巾擦干头发）	1. 要求：老年人平卧，颈肩部围毛巾，老年照护人员站在床右侧，放置好洗头器。 2. 洗发过程中随时观察并询问老年人有无不适，遇到问题及时处理。 3. 防止洗发过程中水流入眼、耳内或打湿被服。如果打湿及时更换。 4. 操作时动作轻快，减少老年人的不适感，缓解老年人的疲劳
步骤三	整理记录	1. 整理物品：协助老年人取舒适卧位，整理床铺，清理物品。 2. 洗手。 3. 记录：记录操作时间、头皮情况及清洁效果	1. 环境干净整洁，床单位及老年人衣物无潮湿，干净平整；物品分类正确，有序放置。 2. 老年人感觉舒适。 3. 记录准确无误

续表

步骤	项目	操作及说明	照护标准
	注意事项	1. 冲洗过程中注意观察老年人反应。 2. 操作过程中，注意头皮的按摩及观察老年人的头皮状况。 3. 操作柔和，以舒适为准	1. 能观察并发现异常情况，及时正确地进行处理。 2. 与老年人有效沟通，关爱老年人
步骤四	小结与反思	1. 本次照护体会及反思。 2. 制定下一步床上洗头计划	根据老年人的反馈调整照护计划并持续改进

【课后练习】

1. 为老年人床上洗头时，发现面色和呼吸异常应（　　）。

A. 立即停止洗头　　　　　　　　B. 抓紧时间完成洗头

C. 安慰老年人继续洗头　　　　　D. 给予氧气继续洗头

2. 清洁头皮（洗头）的主要目的是（　　）。

A. 使老年人清洁舒适

B. 便于老年照护人员休息

C. 减少感染的风险，使老年人清洁舒适

D. 减少老年照护人员第二天的工作量

3. 在用马蹄形垫给老年人清洁头发时，以下操作中正确的是（　　）。

A. 老年人取俯卧位，头靠近床边，将橡胶单和浴巾铺在枕上，将枕置于老年人肩下

B. 操作前用棉球塞住两耳，纱布或眼罩遮盖双眼，以防污水流入

C. 清洗头发时，避免按摩头皮

D. 用大橡胶单包裹马蹄形垫置于老年人头下，开口朝里，将大橡胶单的下端放在水桶内，使其中形成水槽，便于污水流入桶中

任务四
协助老年人修剪指（趾）甲

案例导入

　　张奶奶，90 岁，糖尿病合并左侧偏瘫多年，顽固性畸形指甲，神志清醒、精神尚好，生活部分自理，需要照护人员协助进食、穿衣、行走、上厕所等，入住某福利院 1 号楼 501 室 1 床。

思考：应该如何评估张奶奶的指甲？应该选择何种方法为其修剪指甲？

一、选择正确方法修剪指（趾）甲的意义

选择正确方法修剪指（趾）甲的意义如图 3-1-4-1 所示。

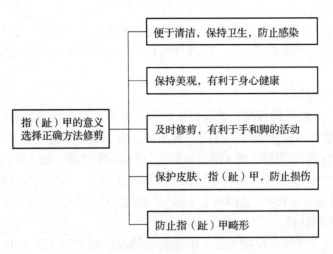

图 3-1-4-1　选择正确方法修剪指（趾）甲的意义

知识拓展

指（趾）甲分为哪些结构？

　　指（趾）甲是覆盖在指（趾）末端伸面的坚硬角质，由多层紧密的角化细胞构成，甲的外露部分称为甲板，多呈外凸的长方形，近甲根处的新月状淡黄色区称为甲半月，甲板周围的皮肤称为甲廓，伸入近端皮肤中的部分称为甲根，如图 3-1-4-2 所示。

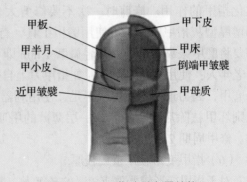

图 3-1-4-2　指（趾）甲结构

二、修剪指（趾）甲的方法

　　一般来说，随着新陈代谢减缓，老年人指（趾）甲的角质层会加厚，且表面开始变得凹凸不平，特别是脚趾甲，直接修剪很容易损伤。所以，在修剪之前需要进行软化，以便于修剪。

（1）温水软化。

对于身体状况良好、能够配合进行沐浴、泡手、泡脚的老年人，可以采用温水软化指（趾）甲的方式，使用约37℃温水浸泡15 min左右，软化，擦干水（特别是指（趾）缝间），然后进行修剪。

（2）温毛巾软化。

用热水将老年人手（脚）洗干净，用柔软的干毛巾擦干，把手（脚）套进塑料袋，在塑料袋外敷温毛巾（水温不要太热，以舒适为宜），毛巾包裹10~20 min，指（趾）甲即可软化修剪。

（3）指（趾）甲畸形。

根据指（趾）甲畸形的程度，采取分次的方式修剪，每次修剪间隔约7天，直至修剪完毕。修剪时一般平贴皮肤即可，遵循平剪原则，即沿着正常指（趾）甲形状进行修剪，不可修剪过深。用指甲锉沿指（趾）甲弧形面朝一个方向修磨指（趾）甲边缘处，使之浑圆。修剪过程中观察老年人的情况，如有不适，应立即停止修剪。应特别注意的是，指（趾）甲修剪完毕后，应用温水为老年人洗净双手（脚），再用毛巾擦干，以保护手（脚）部皮肤。

（4）指（趾）甲嵌顿。

若老年人出现或曾经出现指（趾）甲嵌顿的情况，修剪指（趾）甲不可太过、太深，指（趾）甲形状修成方形的，不可以修成圆形的。如果修剪指（趾）甲太过、太深，指（趾）甲旁的软组织会因为没有指（趾）甲覆盖而向上生长，嵌入软组织内，导致嵌甲，会引起指（趾）甲的红肿、疼痛，常见于脚趾甲。

（5）灰指甲。

患有灰指甲的老年人，修剪前应先用热水把手或脚浸泡、洗净、擦干，以起到清洁、软化指甲的作用。修剪时一次不要修剪太多，防止出血。修剪完毕后可以用碘伏消毒。①增厚型灰指甲老年人：使用磨甲工具，首次磨甲磨平0.5 mm厚度指甲，以后磨甲时只需要将磨甲条靠在指甲上，轻微磨1 min即可。磨甲周期以2天一次为佳。②分层型灰指甲老年人：使用磨指甲工具，如指甲刀上自带的磨甲片或磨甲器，切忌用刀片（非专业人士磨甲，因力道不均或经验不足，使用利器容易导致伤着手或脚），将灰指甲病床上的不规则坏甲祛除后，会看到有一层薄薄的甲质层黏在指肉上，再使用磨甲工具磨平这层甲质。修甲周期2天一次为佳。

（6）指甲变形较严重或较厚。

对于指甲变形较严重或较厚的老年人，老年照护人员不要直接修剪，应请专业扦脚师帮助修剪。

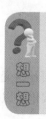

灰指甲为何难以治愈？

三、实践技能操作

职业能力：协助老年人修剪指（趾）甲。其操作流程见表3-1-4-1。

表3-1-4-1　协助老年人修剪指（趾）甲的操作流程

步骤	项目	操作及说明	照护标准
步骤一	准备评估工作	1. 老年照护人员：着装整洁，洗净双手。 2. 环境：安静整洁、温度适宜，无异味。 3. 评估与沟通： 3.1　核对并问候老年人。 3.2　结合案例情景，有针对性地与老年人沟通，解释操作目的及需要配合的事项，征得老年人的同意。 3.3　评估老年人意识状态、自理能力、个人卫生情况、健康状况、指（趾）甲情况等。 3.4　询问是否需要大小便，根据需要协助排便。 4. 准备物品：毛巾若干、脸盆（内盛温度约为37℃的水）、润肤油、指甲刀（弧形）、锉刀、纸巾、浴巾，必要时备手套、碘伏	1. 正确评估指（趾）甲情况。 2. 能够选择正确的工具及方法修剪
步骤二	实施操作	1. 洗手。 2. 摆放体位，放置好脸盆。 3. 温水浸泡，软化指（趾）甲：手腕内侧测试水温后，浸泡指（趾）甲15 min，使其软化。 4. 擦干，将浴巾垫于指（趾）甲下。 5. 修剪： 5.1　老年照护人员左手握住老年人一只手的手指（或足的脚趾），右手持指甲刀（弧形）先剪一条直线，大概与指尖平行即可。 5.2　逐一修剪。 5.3　锉平边缘：用指甲锉逐一修理锉平指（趾）甲边缘。 6. 涂抹润肤霜，保护皮肤	1. 软化指（趾）甲，可防止指（趾）甲过硬，修剪时损伤皮肤。 2. 修剪指（趾）甲，剪到白色还剩7~8 mm即停止修剪。 3. 当老年人手难以分开指（趾）甲时，老年照护人员要抓住老年人的手，将自己的手指插入指间，或将毛巾插入老年人手中
步骤三	整理记录	1. 撤掉水盆，向内卷撤掉浴巾。 2. 整理物品：将物品放回原处，清洗毛巾，晾干备用。 3. 洗手。 4. 记录	1. 浴巾向内卷，防止修剪后的指（趾）甲弄得到处都是。 2. 修剪后，指（趾）甲完好无损。 3. 准确记录

续表

步骤	项目	操作及说明	照护标准
	注意事项	1. 修剪指（趾）甲时不可修剪得太短，防止指（趾）甲嵌顿。 2. 如果手指边缘长了倒刺，应用干净的剪刀剪掉，不要直接撕掉。 3. 勤剪脚趾甲，不用冷水洗患处。 4. 指甲刀、锉刀使用完毕后清洗、消毒、晾干、备用，防止交叉感染	注意保护皮肤
步骤四	小结与反思	1. 本次照护体会及反思。 2. 制定下一步照护计划	根据老年人的反馈调整照护方案并持续改进

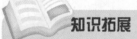

知识拓展

美甲要酌情

有些人美甲后会引起甲周甚至面颊、眼睑等处皮肤红肿、瘙痒，这是因为对美甲产品过敏而引发的接触性皮炎；劣质廉价的指甲油会使指甲变色、变脆；即使是正规生产的指甲油，也会阻碍指甲"呼吸"，导致指甲变黄；另外，美甲时常用锉刀推挤甲上皮，也容易造成皮肤损伤。

【课后练习】

1. 指（趾）甲观察要点为（　　）。

A. 外形　　　　　　　　　　　　B. 颜色

C. 完整性　　　　　　　　　　　D. 厚薄程度

E. 甲沟炎

2. 指（趾）甲软化的水温为（　　）℃。

A. 36　　　　　B. 37　　　　　C. 38　　　　　D. 39　　　　　E. 40

3. 指（趾）甲温水软化时间为（　　）min。

A. 10　　　　　B. 15　　　　　C. 20　　　　　D. 25　　　　　E. 30

任务五
协助男性老年人剃胡须

案例导入

李爷爷，88岁，上个月入住某养老机构，神志清晰，患有帕金森病，平时可借助手杖在房间缓慢行走，由于双手颤抖严重，三餐需要老年照护人员喂饭，按照照护计划，每天上午需要为老年人剃胡须一次，老年人使用的剃须刀为充电式全身水洗型。

思考： 为李爷爷剃胡须时需要注意哪些细节？

一、为男性老年人剃胡须的意义

剃胡须作为男性面部修饰的重要组成部分，直接关系到个人的外在形象和精神面貌，这一点对于男性老年人也不例外。养老机构作为老年人晚年生活的场所，为男性老年人提供剃胡须服务是基本服务内容之一，受个人生活自理能力等因素影响，不同男性老年人在剃胡须服务提供方面有不同要求，剃胡须服务的提供对男性老年人的晚年生活意义重大。

为男性老年人剃胡须的意义如图 3-1-5-1 所示。

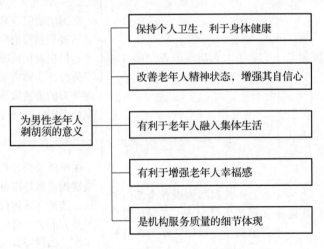

图 3-1-5-1 为男性老年人剃胡须的意义

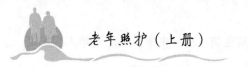

老年照护（上册）

男性老年人剃胡须个性需求对照表见表 3-1-5-1。

表 3-1-5-1　男性老年人剃胡须个性需求对照表

序号	老年人能力情况	剃胡须服务内容	服务提供要求
1	完全自理老年人	给剃须刀充电；督促老年人按时剃胡须；剃须刀清洁消毒；剃须刀安全性能检查	防止发生老年人为剃须刀充电时发生触电及引发电气火灾，由工作人员提供剃须刀充电服务；定期清洁剃须刀并检查网罩等的安全性
2	肢体功能障碍老年人	给剃须刀充电；视老年人能力情况督促老年人按时剃胡须；剃须刀清洁消毒；安全检查；协助功能障碍老年人剃胡须，帮助老年人修饰其修剪不到位的地方	准备好剃须刀，鼓励老年人自己剃胡须，老年照护人员在一旁观察并给予必要协助，老年人自己无法修剪的部位由老年照护人员完成。若老年人下肢功能出现障碍时（行走不便、不可久站、不能站立），剃胡须前先要协助老年人取合适体位
3	全卧床失能老年人	老年人剃胡须服务全部由老年照护人员完成（上肢功能未丧失老年人可鼓励其自行剃胡须）	在剃胡须服务开始前，老年照护人员需提前做好准备；先沟通再开展服务；根据现场情况选择便于操作的安全体位，在剃胡须服务完成后，做好剃须刀的清洁收纳工作，根据需要为剃须刀充电
4	失智全卧床老年人	老年人剃胡须服务全部由老年照护人员完成	在剃胡须服务开始前，老年照护人员需提前做好准备；先沟通再开展服务；根据现场情况选择便于操作的安全体位，在剃胡须服务完成后，做好剃须刀的清洁收纳工作，根据需要为剃须刀充电
5	失智非卧床老年人	老年人剃胡须服务全部由老年照护人员完成（在保证安全的前提下，鼓励老年人自行剃须）	在剃胡须服务开始前，老年照护人员需提前做好准备；安慰好老年人情绪，选择合适体位剃胡须；在剃胡须服务完成后，做好剃须刀的清洁收纳工作，根据需要为剃须刀充电；剃须刀应妥善放置，以免老年人由于自行剃胡须而划伤面部皮肤

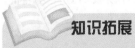

知识拓展

让亲情流淌在"丝毫之间"

入住养老机构的老年人，绝大多数是因为子女没有时间照顾，很多子女只能利用节假日和周末到养老院看望父母，主要内容是为老年人送药品、食品，子女为父母提供照料服务的内容很少。剃胡须操作简单、占用时间少、服务安全，通过为父亲剃胡须可以增进父亲与子女之间的感情。

二、男性老年人剃胡须服务标准

（一）剃胡须体位选择

为男性老年人剃胡须选择体位时，应充分考虑老年人的身体能力情况，特别是下肢功能情况。通常情况下，自理型老年人可根据其习惯选择坐位或站位剃胡须，部分自理老年人可选择坐位剃胡须，全卧床老年人选择卧位剃胡须。男性老年人剃胡须体位选择见表3-1-5-2。另外，在剃胡须过程中应根据老年人上肢功能水平选择给予协助或帮助。

表 3-1-5-2　男性老年人剃胡须体位选择

序号	老年人身体能力情况	剃胡须体位选择	备注
1	全自理老年人	坐位或站位	全自理老年人可根据习惯选择坐位或站位
2	部分自理老年人	坐位	部分自理老年人由于身体能力存在不同程度的功能障碍，选择坐位剃胡须更加舒适安全
3	全卧床老年人	卧位	为全卧床老年人剃胡须可视个人情况摇高床头30°
4	失智老年人（非卧床）	坐位或站位	失智老年人（非卧床）可根据肢体功能情况选择坐位或站位，剃胡须工作应由照护人员帮助完成

（二）实践技能操作

职业能力：为男性老年人剃胡须。其操作流程见表3-1-5-3。

为男性老年人剃胡须是养老服务机构的基本照护内容之一，贯穿于男性老年人日常生活的每一天，剃胡须是男性老年人个人卫生清洁的重要组成部分，关系到老年人的精神面貌和外在形象，但老年人由于年龄、疾病、身体能力等原因，存在使用剃须刀有安全风险、胡须清洁不到位、无法自行剃胡须等现状，需要老年照护人员部分协助甚至全面帮助其剃胡须。为保证该项工作高质量完成，为男性老年人剃胡须的工作既要做好充分准备，又要制定规范的服务流程。

表 3-1-5-3　为男性老年人剃胡须的操作流程

步骤	项目	操作及说明	照护标准
步骤一	准备评估工作	1. 老年照护人员：衣着整齐，洗净并温暖双手。 2. 环境：环境安全、整洁、安静，温湿度适宜。 3. 评估与沟通： 3.1　核对并问候老年人，解释操作目的、益处及需要配合的事项，征得老年人的同意。 3.2　评估老年人意识状态、自理能力及身体状况，评估老年人面部皮肤及胡须长短情况。 3.3　协助老年人事先完成上厕所、更换尿不湿等工作。 4. 准备物品：电动（手动）剃须刀 1 个，小毛刷 1 把，酒精棉球 2 个，纸巾 1 盒，毛巾 1 条；事先用 75% 酒精棉球对剃须刀刀头网罩进行擦拭消毒；检查剃须刀电量情况，保持电量充足；检查剃须刀安全性，确保刀头网罩无破损（图 3-1-5-2） 图 3-1-5-2　准备物品	1. 为老年人创造良好的剃胡须环境。 2. 与老年人沟通时要耐心，态度和蔼。 3. 根据评估情况给老年人准备合适剃胡须物品
步骤二	实施操作	1. 根据老年人的情况采取适宜的体位。 2. 观察面部皮肤：询问并观察老年人面部皮肤有无破损、结痂、皮肤疾病等异常情况，如有异常，剃胡须时应避免剃须刀触碰到异常部位，必要时暂停剃胡须服务。 3. 剃胡须： 3.1　启动剃须刀，开始剃胡须。 3.2　剃胡须顺序为：唇上—下颌—双侧脸颊（鬓角下方—下颌）—颈下。 3.3　剃颈部胡须时动作应轻柔，以免给老年人造成不适感。 3.4　为保证剃胡须效果，可引导老年人通过口腔憋气或用舌尖顶住两腮而改善面部皮肤松弛度及通过仰头改善颈部皮肤松弛度	1. 协助老年人采取安全舒适的剃胡须姿势。 2. 操作流程合理、流畅、全面，具有主动服务意识，充分为老年人考虑，保证老年人的安全及自尊。 3. 尊老、爱老，有责任心

续表

步骤	项目	操作及说明	照护标准
步骤三	整理记录	1. 用毛巾为老年人清洁面部，坐位、站位老年人应将老年人转移至安全位置，为卧床老年人取舒适体位并进行安全保护（摇低床头、拉好床栏）。 2. 打开剃须刀头，用毛刷清扫内部，具有水洗功能的剃须刀在清扫后可用水冲洗并用纸巾擦干。 3. 剃须刀清洗擦干后用75%的酒精棉球对刀头网罩消毒。 4. 剃须刀妥善保存以备下次使用，电量不足应及时充电。 5. 按照垃圾分类规定处理一次性物品，将毛巾清洗晾干备用。 6. 洗手、记录老年人剃胡须的时间及反应	1. 环境及物品干净整洁，有序放置。 2. 剃须刀应清洗消毒后妥善保存备用。 3. 记录准确无误
	注意事项	1. 注意评估老年人面部皮肤及胡须长短情况。 2. 剃颈部胡须时动作应轻柔，以保证老年人安全。 3. 老年人发生异常情况，立即停止操作。 4. 引导老年人通过口腔憋气或用舌尖顶住两腮而改善面部皮肤松弛度，通过仰头改善颈部皮肤松弛度	1. 能为老年人选择适宜的体位。 2. 能观察并发现异常情况，及时正确地进行处理。 3. 与老年人有效沟通，关爱老年人
步骤四	小结与反思	1. 本次照护体会及反思。 2. 制定下一步照护计划	根据老年人的反馈调整照护方案并持续改进

（三）男性老年人剃胡须服务注意事项

为男性老年人剃胡须看似简单，但实际上既体现着养老机构的服务质量，又具有一定的服务风险，因此在服务提供过程中应该加以重视。总体而言，可从以下几方面考虑。

1. 事前准备要充分

为男性老年人剃胡须与其他照护服务相同，都需要在事前做好充分准备，养老机构所提供的照护服务是院方对家属和老年人的承诺，准备工作是否充分直接影响服务开展的效率质量和安全，进而引发的是老年人、家属对服务的不认可甚至是安全责任事故，其后果的严重性可想而知。所以，为男性老年人开展剃胡须服务务必在事前做好充分准备，按照规范流程开展服务。

2. 服务过程要沟通

为男性老年人剃胡须的过程，不仅是照护服务完成的过程，更是老年人感知服务、享受生活的过程，服务过程中的沟通不可忽视，剃胡须服务耗时短、操作简单，与长者的沟通更为重要。在沟通时，一方面可对老年人进行引导，取得老年人的配合；另一方面可以聊一些老年人关心的话题，增进彼此之间的感情，为照护服务顺利开展奠定基础。

3. 安全隐患要牢记

为男性老年人剃胡须看似简单，但也具有一些安全隐患存在，在养老机构，简单的错误往往会造成很大的负面影响。比如，剃须刀在充电时有触电风险、剃须刀长期不消毒可能导致皮肤感染、刀头网罩破损可能划伤老年人皮肤、站立剃胡须时可能发生跌倒、失智老年人独自使用剃须刀可能引发意外事故等，都直接关系到一个养老机构的服务能力和安全保障能力。为避免安全事故发生，顺利实现服务目标，剃胡须服务过程中的安全防范工作必须高度重视。

4. 人文关怀在其中

为男性老年人剃胡须是一项经常性、面对面的服务，在服务过程中人文关怀必不可少，虽然与老年人皮肤直接接触的是剃须刀，但服务本身是由老年照护人员提供的，在剃胡须的过程中如何让老年人在短暂的时间里感受到老年照护人员对自己的关心和爱护至关重要，剃胡须是一项细节服务，需要从细节入手，以利于更好地彰显人文关怀。

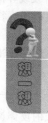

为什么要对剃须刀的刀头网罩进行清洁和消毒？

知识拓展

剃胡须的 5 个原则

（1）避免从不同方向剃胡须：易造成倒须。

（2）选择在清晨剃胡须：此时皮肤处于放松状态，可降低剃胡须刮伤皮肤的概率。

（3）避免在洗澡前剃胡须：剃胡须后若立即洗澡，热刺激容易引起剃须部位的不适甚至发红。

（4）遵守 26° 剃胡须法则：剃胡须时应绷紧皮肤，减少剃须刀在皮肤上运行时的阻力，剃胡须理想角度是 26° 左右，尽可能减少回刮。

（5）避免在运动前剃须：运动时，身体的血液循环加快，大量汗液易刺激剃胡须部位的皮肤，引起局部不适甚至感染。

【课后练习】

1. 男性老年人剃胡须的意义不包括（　　　）。
A. 保持个人卫生，利于身体健康
B. 改善老年人精神状态，增强老年人自信心
C. 有利于老年人融入集体生活
D. 增加老年照护人员的工作量
E. 有利于增强老年人幸福感
2. 下列选择中不属于为男性老年人剃胡须存在的安全隐患的是（　　　）。
A. 摔跤 　　　　　　　　　　　　　B. 面部皮肤感染
C. 面部皮肤损伤 　　　　　　　　　D. 触电
E. 清洁面部

任务六
协助老年人修饰仪容仪表

案例导入

李老师，60岁，书法家、歌唱家，右侧乳腺癌术后15天，神志清、精神可，现生活部分自理，需要照护人员协助进食、穿衣、行走、上厕所、修饰仪容仪表，现入住某养老机构3楼501室1床。

作为李老师的照护人员，请于每天早上6点协助李老师修饰仪容仪表。

思考：为李老师修饰仪容仪表时应该注意什么？如何为李老师修饰仪容仪表？

一、协助老年人修饰仪容仪表的意义

仪容是指人的外观、外貌，仪表即人的外表。仪容仪表包括人的个人卫生、容貌、服饰和姿态等，是一个人精神的外观体现。

良好的仪容仪表不仅能够使老年人身心愉悦，同时，还可以维护老年人的自尊，使他们得到他人尊重。

协助老年人修饰仪容仪表的目的如图3-1-6-1所示。

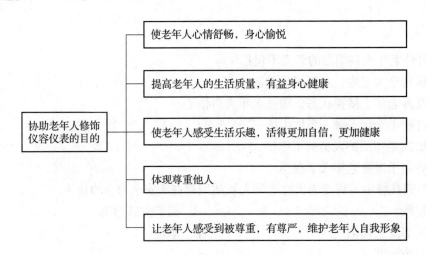

图 3-1-6-1　协助老年人修饰仪容仪表的目的

协助老年人修饰仪容仪表个性需求对照见表 3-1-6-1。

表 3-1-6-1　协助老年人修饰仪容仪表个性需求对照

序号	老年人自理能力情况	仪容仪表修饰服务内容	服务提供要求
1	完全自理老年人	为老年人准备好仪容仪表修饰用具，督促其自我修饰仪容仪表	这类老年人经常需要外出会见友人或出席一些场合，其对于仪容仪表要求较高，如精致的妆容、发型、特定的服装搭配等
2	部分自理老年人	为老年人准备好仪容仪表修饰用具，检查其仪容仪表修饰情况，并协助其修饰自我修饰不到位的地方	这类老年的仪容仪表的要求为在整洁的基础上，还需要进行简单的装饰、点缀
3	完全不能自理老年人	为老年人准备好仪容仪表修饰用具，帮助其修饰仪容仪表	这类老年人可能比较关注的是清洁、卫生、整洁、无异味，主要是让其舒适，防止感染，维护其自尊

📖 **知识拓展**

第一印象

第一印象即"首因效应"，在心理学上，把不相识的人第一次见面后形成的直观感觉称为第一印象。产生第一印象只用 5~7 s，可以给人一种视觉感受，主要包括人的衣着打扮、肢体动作和言语表达。其中衣着打扮占比 55%，所以端庄、整洁、美好的仪表，可以使人产生好感，留下深刻而美好的第一印象，从而为交际活动打下基础。

注重仪容仪表即尊重他人。在给他人的印象中，各种刺激所占的百分比为：视觉印象75%；谈吐印象16%；味觉印象3%；嗅觉印象3%；触觉印象为3%。

二、协助老年人修饰仪容仪表的范畴

1. 头发打理

头发打理包括理发、洗发、梳发。

2. 面部修饰

面部修饰包括洗脸、剃胡须、口腔清洁、剪鼻毛、修剪眉毛、化妆。

3. 着装搭配

着装搭配包括衣裤与鞋子的搭配。

三、协助老年人修饰仪容仪表体位选择

协助老年人修饰仪容仪表的体位选择见表3-1-6-2。

表3-1-6-2　协助老年人修饰仪容仪表的体位选择

序号	老年人身体能力情况	修饰仪容仪表体位选择	备注
1	完全自理老年人	坐位或站位	完全自理老年人一般采取坐位，不采取站位；若老年人身体状况允许，也可以采取站位，由老年照护人员协助完成
2	部分自理老年人	坐位	部分自理老年人由于身体能力存在不同程度功能障碍，选择坐位更加舒适安全，由老年照护人员完成
3	全卧床老年人	卧位	为全卧床老年人修饰仪容仪表，可采取卧位，洗发可采取床上或床边卧位的形式，由老年照护人员完成

四、实践技能操作

职业能力：协助老年人修饰仪容仪表。其操作流程见表3-1-6-3。修饰仪容仪表的频率见表3-1-6-4。

表 3-1-6-3　协助老年人修饰仪容仪表的操作流程

步骤	项目	操作及说明	照护标准
步骤一	准备评估工作	1. 老年照护人员：着装整洁，洗净双手。 2. 环境：安静整洁、温度适宜，无异味。 3. 评估与沟通： 3.1　核对并问候老年人。 3.2　结合案例情景，有针对性地与老年人沟通，解释操作目的及需要配合的事项，征得老年人的同意。 3.3　评估老年人意识状态、自理能力、个人卫生情况、健康状况、生活习惯、文化素养、既往仪容仪表修饰和着装习惯等。 3.4　询问是否需要大小便，根据需要协助排便。 4. 准备物品：电动或手动剃须刀、毛巾 2 条、脸盆（内盛温水）1 个、润肤油 1 瓶、指甲刀 1 把、纸巾 1 盒、梳子 1 把、镜子 1 个、适宜服装若干	根据老年人健康状况、文化素养等协助整理仪容仪表
步骤二	实施操作	1. 修剪指（趾）甲。 1.1　手（或足）下铺垫纸巾。 1.2　老年照护人员左手握住老年人一只手的手指（或足的脚趾），右手持指甲刀（弧形）修剪指甲达适宜长度。 1.3　逐一修剪。 1.4　锉平边缘：用指甲锉逐一修理锉平指（趾）甲边缘。 2. 剃胡须。 2.1　老年照护人员在老年人晨起清洁面部后为其进行剃胡须。 2.2　一手绷紧皮肤，一手打开电动剃须刀开关，以从左至右、从上到下的顺序剃胡须。 2.3　剃胡须完毕后，用毛巾擦拭剃胡须部位，检查是否刮净，有无遗漏部位，涂擦润肤油。 3. 整理仪容仪表。 3.1　老年人端坐于椅子上检查整理仪容。 3.2　检查老年人仪容是否干净。 3.3　整理仪容，可用毛巾擦拭，去除眼角、口角及鼻孔的分泌物。 3.4　头发梳理整齐。 4. 检查整理仪表。 4.1　检查老年人仪表是否整洁。 4.2　整理仪表，根据时间、地点、场合选择适宜着装，掸去服装上的头屑和脱落的头发	1. 做到"四无"：无异味、无异物、无异响、无创伤。 2. 做到整洁、卫生、得体、美观

步骤	项目	操作及说明	照护标准
步骤三	整理记录	1. 协助老年人照镜子，根据老年人要求做进一步修饰，满足老年人的精神需求，让老年人满意。 2. 整理物品：将物品放回原处，清洗毛巾，晾干备用。 3. 洗手。 4. 记录	仪容仪表基本要求做到干净、整洁，可根据老年人需求做进一步修饰
	注意事项	1. 修剪指（趾）甲时不可修剪得太短，防止指（趾）甲嵌顿。 2. 胡须较硬时，可用温热毛巾热敷 5~10 min。 3. 剃胡须时，要绷紧皮肤，以免刮伤皮肤。 4. 对于不能言语或沟通障碍的老年人，应根据其身份、职业、既往着装习惯，根据其年龄、性别、学历、气质及所需要的场合等为其修饰	协助老年人修饰仪容仪表的过程中要尊重老年人，尊重其个人意愿
步骤四	小结与反思	1. 本次照护体会及反思。 2. 制定下一步照护计划	根据老年人的反馈调整照护方案并持续改进

表 3-1-6-4　修饰仪容仪表的频率

序号	仪容仪表修饰内容	频率
1	理发	按需
2	洗发	每周 2~3 次
3	梳发	每日 1~2 次 / 按需
4	洗脸	每日 2 次 / 按需
5	剃胡须	每日 1 次
6	口腔清洁	每日 2 次 / 按需
7	剪鼻毛	按需
8	修剪眉毛	按需
9	化妆	每日 / 按需
10	着装搭配	每日 / 按需

知识拓展

老年人服装搭配建议

（1）颜色。与年龄、身份和肤色相关。上、下服装的用色不要超过三种，多尝试各种彩色系的服饰，不仅可以显得年轻精神，还能让身边的人受到感染。无论什么场合，给人舒适、整洁的感觉最为重要。

（2）款式。与身材相关。不穿紧身或过于宽大的衣服，应尽量选择合身的服装。

（3）布料材质。与身材相关。瘦小或肥胖的人，都不适合用粗犷或闪光的面料；瘦弱的可以选用精致轻盈的面料；体型偏胖的，则应避免使用太轻薄柔软的面料，会使体型暴露无遗。

（4）上衣的长短要顾及身材。通常穿衣时，上衣短一些，可以显得腿长，但如果肚子鼓、臀围大，上衣就要稍长一些，如男装可到臀围处，女装要过臀围线。同理，女士的裙子也不能结束在腿肚最粗的部位。

五、协助老年人修饰仪容仪表的注意事项

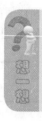

王奶奶是一位85岁高龄的医学专家，身材娇小，她即将去市里参加一个学术会议。请协助王奶奶修饰仪容仪表。

1. 注意事项

（1）"秀外慧中"：老年人仪容仪表要追求外在美与内在美的统一。

仪表美是人的外在美，但它和内在美不是对立的，恰恰相反，它是内在美的外在表现，它和内在美是有机统一的，共同构成了人的整体美。如果老年人能够内外兼修，既充实内在，让自己拥有智慧、学识、修养和美德；又注重外在，让自己仪表端庄大方、整齐美观，那么这个老年人一定深受别人尊重、欢迎。

（2）"饰而无痕"：老年人仪表美要追求自然美与装饰美的统一。

"三分长相，七分扮相"，美饰装扮可以使平庸的形貌变得生动，但如果过分追求、一味讲究而忽视自然本色，就会显得矫揉造作，而失去仪表美的魅力。所以，自然美是外在仪表美的根基。老年人在仪表的装饰上，无论是装饰程度，还是饰品数量以及装饰技巧的把握分寸都应自然适度，应追求饰而无痕的效果；否则，可能会本末倒置。所以，仪表不修饰不好，修饰过度更不好，应适度。

（3）"与众不同"：仪表美要追求个性与共性的统一。

老年人对仪表美的追求也要充分考虑自己的个性特点，使仪表与自己的年龄、形体、

肤色、个性、气质、性别、身份等相适宜，表现出一种和谐的气氛，给人以美感。所以，当协助老年人装扮自己时，如果能做到个性与共性的统一，将会给人留下美好的印象。

2. 老年人仪容仪表的要求

老年人仪容仪表的要求为整洁、卫生、美观。

3. 协助老年人修饰仪容仪表的原则

（1）"四个无"。

①无异物：即保持面容和身体的清洁，注意脸上不要有眼屎、鼻涕、耳屎，身上不要有残发、头皮屑等。男士应注意鼻毛不能过长，过长的鼻毛非常有碍观瞻。可以用小剪刀剪短，不要用手拔，特别是当着客人的面。②无异响：即身体不要发出诸如肠动、排气声，不要哈欠连天、打饱嗝，或发出手指响等，这些异响都显得不礼貌，应尽量避免，如不得已产生，应和身边的人打个招呼，说声对不起。③无异味：即要养成良好的卫生习惯，做到勤洗澡、勤换内衣裤，以免身上发出汗味或其他异味。另外，在出门前应尽量避免喝酒和吃大葱、大蒜、韭菜等有刺激性的食物。④无创破：即保持面容、手部等裸露在外的身体各个部分完好、整洁，否则会令他人感觉不舒服。

（2）"三部位"。

①牙齿：牙齿是否清洁、洁白，直接影响一个人的仪容。老年人平时要注意戒烟，不喝浓茶。因为长期吸烟和喝浓茶，牙齿表面会出现一层"茶锈"和"烟渍"，牙齿变得又黑又黄，还会产生异味。老年人在社交场合进餐后一定要注意剔牙，但切忌当着别人的面剔牙，可以用手掌或餐巾掩住嘴角，然后再剔牙。②鼻子：鼻子位于人的面部中间，非常容易引起人们的注意，如果老年人鼻毛过长或者鼻子中有异物，会立刻引起对方的不适或反感，所以，老年人应该定期修剪鼻毛，平时注意清洁鼻腔，注意不要在别人面前做挖鼻孔等不文明行为。③手：社交活动中，人与人之间需要握手。即使不握手，手也是仪容的重要部位。一双没有污垢的手，是交往时的最低要求。因此，老年人应经常关注自己的双手，要随时清洁双手，指甲缝中不能留有污垢，也要经常修剪指甲。指甲的长度不应超过手指指尖。长指甲不仅不利健康，在社交中也容易伤到他人。修剪指甲时，指甲沟附近的"爆皮"也要剪去，注意不能用牙齿啃指甲。在任何公众场合所修剪指甲，都是不文明、不雅观的举止。

（3）"四部分"。

①梳洗：清洁面部、身体，包括清洁与梳洗头发、清洁眼角、脸颊、鼻子、口腔、耳朵、肢体等。保持清洁卫生。②着装：包括衣裤、鞋子，穿着整洁、舒适、年轻化、讲究色彩搭配。③妆容：可以画个淡妆，但不可过度，可以展示良好的精神面貌，也表示了对他人的尊重。④饰品：可以佩戴项链、耳环等，款式要简洁、大气。

（4）老年人意愿。

为老年人修饰仪容仪表的前提是要尊重老年人的自我意愿。老年人若是可以表达自己对于仪容仪表的要求，老年照护人员自然是可以按照要求来进行修饰。若老年人不能表达自己的诉求，老年照护人员可从侧面了解其身份、职业、既往着装习惯等，同时，根据其年龄、性别、学历、气质及所需要的场合等来为其修饰。尽量做到符合老年人自我意愿，体现个性化和人性化。

知识拓展

女性老年人仪容仪表修饰的小建议

对女性老年人来说，眉形是很重要的，注意眉形不要倒挂，即眉尾不能低于眉头；口红颜色的选择视皮肤、穿的衣服进行选择，有桃红色、棕色、玫瑰色、红色等，总有一款适合女性老年人的。另外，女性老年人要注意自己的发型，最忌讳留满头杂乱的卷发，不打理就出门。

【课后练习】

1. 老年人仪容仪表修饰的原则为（　　　）。

A. 无异味　　　B. 无异响　　　C. 无创破　　　D. 无异物　　　E. 无污渍

2. 为老年人选择服装要考虑（　　　）的因素。

A. 时间　　　B. 场合　　　C. 身材　　　D. 气质　　　E. 外貌

3. 以下描述中错误的是（　　　）。

A. 指（趾）甲修剪得越短越好

B. 指（趾）甲修剪的长短以指腹为准

C. 鼻毛要及时修剪

D. 胡须较为坚硬时，可用温热毛巾热敷 5～10 min

E. 及时用毛巾去除眼角、口角及鼻孔中的分泌物

4. 老年人修饰仪容仪表的依据为（　　　）。

A. 老年人仪容仪表的特点　　　　　B. 老年人仪容仪表的要求

C. 修饰原则　　　　　　　　　　　D. 老年人自我意愿

E. 老年人心态

任务七

协助老年人清洁口腔

案例导入

刘爷爷，68 岁，半年前因脑卒中导致下肢偏瘫，生活不能自理，但咀嚼和吞咽能力尚可，能够表达需求，可以与照护人员进行基础沟通，需要老年照护人员协助进食、刷牙、洗脸、穿衣等，已入住某医养结合养老机构特护楼 303 室 1 床。

作为刘爷爷的老年照护人员，请于早餐前协助他刷牙。

思考： 口腔清洁的标准是什么？应对刘爷爷采用何种口腔清洁法？有什么注意事项？

一、老年人口腔健康的标准

世界卫生组织制定的有关老年人口腔健康的标准，是指老年人应保证有 20 颗以上的牙齿，牙齿要清洁、没有龋齿、没有疼痛感、牙龈颜色为正常的粉红色、没有出血现象。

二、老年人保持口腔健康的方法

随着年龄的增长，老年人的口腔功能也发生了退行性变化，即口腔黏膜萎缩变薄，牙齿松动无力，唾液分泌减少，细菌容易在口腔中生长繁殖，所以老年人容易患口腔炎、舌炎、龋齿、牙周病等，影响人体的健康。老年人常见的口腔保健方法如下：

1. 漱口

老年人吃完每顿饭后都要用温水漱口，尤其是喝完小米粥和玉米面粥以后。吃了水果（如苹果、橘子、枣）以后也要漱口，以防食物残渣留在口腔中腐蚀牙齿。

2. 刷牙

保持良好的刷牙习惯，不仅能保持口腔的清洁卫生，而且对牙龈有按摩作用，能预防龋齿和牙齿脱落。刷牙时要用柔软的牙刷，每天早晚用温水各刷一次，牙刷需要定期更换。如果有义齿，也要每晚摘下来用温水刷干净。

3. 叩齿

叩齿就是将上牙和下牙轻轻叩打，每天早晚两次，每次 50~100 下。这样能使牙齿得到锻炼，腮部的咀嚼肌发达有力，咀嚼食物更充分，同时，也能使牙根长得牢固，不容易发生龋齿和脱落。

4. 搓唇

将口唇轻轻闭合，用右手四指在口唇上反复揉搓，先轻后重，直到局部发热为止。这样能改善口腔和牙龈的血液循环，增加口腔和牙龈的抵抗力，也是固齿的方法之一。

5. 吞咽

经常做吞咽动作，使舌头、牙齿、两腮、咽喉得到活动，耳咽管保持畅通，中耳的压力与外界保持平衡，不仅能增强老年人的吞咽功能，而且能防止老年性耳聋。

6. 鼓腮

闭住嘴向外吹气，腮部便鼓起来。这不仅能扩大口腔的容积，而且能使腮部的肌肉逐

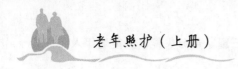

渐发达，体积增大，防止老年人容易形成的上宽下窄的"猴尖脸"，有利于面容的健美。

7. 弹舌

让舌头在口腔中弹动，发出"哒哒"的响声，防止舌肌萎缩，有利于咀嚼、吞咽和发音。

8. 摇下颌

每天抽出一定时间摇摆下颌，使下颌关节的活动更加灵活，防止下颌关节强直。

9. 吹口哨

吹口哨能锻炼口唇及舌头的肌肉，使其发达有力，防止萎缩退化，有利于咀嚼和发音，还能调节老年人的精神，保持乐观。

10. 改变不良嗜好

定期进行口腔检查，戒烟，改掉用牙齿咬硬物等不良嗜好。

三、老年人口腔清洁的几种方法

1. 刷牙法

（1）工具准备。

牙刷、牙膏、漱口杯、毛巾、塑料布（用于不能走动的老年人）。

（2）操作程序。

向老年人解释→水杯中盛 2/3 清水→牙膏挤在牙刷上→协助老年人坐起→塑料布铺在老年人胸前→放上水盆→递水杯和牙刷→协助老年人漱口、刷牙→用毛巾清洁面部→撤去物品→根据老年人需要采取坐位或卧位→倒掉脏水→整理物品。

（3）注意事项。

①动作轻稳，避免打湿床铺，一旦弄湿，要及时更换。②叮嘱老年人刷牙时要动作轻柔，以免损伤牙龈。③对不能使用牙刷的老年人，可用清水漱口数次。

2. 漱口法

（1）工作准备。

漱口杯、吸管、毛巾、水盆（脸盆）、牙刷、塑料布。

（2）操作程序。

向老年人解释→协助卧床老年人翻身侧卧→面朝老年照护人员→将头肩部用枕头稍垫高→颌下、胸前、枕旁铺塑料布→递水杯和吸管→叮嘱老年人吸水→撤去吸管→叮嘱老年人闭口→抖动颊部（漱口液在牙缝中流动，使食物残渣从牙缝及口腔各部位被冲洗出来）→口角旁接水盆→吐水→递牙刷→刷牙→用毛巾擦干口角部的水痕→整理物品。

（3）注意事项。

昏迷、意识障碍者不可漱口，以防发生意外。

3. 棉棒擦拭法

（1）工作准备。

①老年照护人员：衣帽整洁、洗手。②物品：漱口水、棉棒、毛巾、弯盘、压舌板、润唇油等。

（2）操作程序。

向老年人解释→协助老年人取平卧位（也可取侧卧位）→头朝向照护人员→抬高头胸部→毛巾铺在老年人颌下胸前→弯盘置于口角旁→用棉棒蘸适量漱口水→按顺序擦拭口唇、牙齿（由内而外纵向擦拭至门齿）、牙龈、颊部、上颚、舌面、舌下及口腔各部位→撤去弯盘→用毛巾擦干面部水痕→口唇涂润唇油→整理物品。

（3）注意事项。

①棉棒蘸水不可过湿，以免流入气管引起呛咳，一个棉棒只可使用一次。②擦拭上腭及舌面时，不要触及咽部，以免引起老年人恶心与不适。③如果老年人意识不清，不能给予配合，可使用压舌板帮助老年人张口，以便于操作。

4. 棉球擦拭法

（1）工作准备。

①老年照护人员：衣帽整洁、洗手。②物品：漱口水、棉球、镊子或弯血管钳 2 把、压舌板、弯盘 2 个（或小碗 2 个）、毛巾、塑料布、润唇油。

（2）操作程序。

弯盘内盛放数个棉球→倒入漱口水（以能浸湿棉球为宜）→向老年人解释→协助老年人侧卧位→面向老年照护人员→塑料布与毛巾围在老年人枕旁胸前→镊子夹取棉球→湿润口唇→再夹取棉球按顺序擦拭牙齿、牙龈、颊部、上腭、舌面、舌下及口腔各部→撤去弯盘→用毛巾擦干面部水痕→口唇涂润唇油→整理物品。

（3）注意事项。

①棉球蘸水不可过湿，以免引起老年人呛咳，每个棉球只能使用一次。②如果老年人意识不清，不能给予配合，可使用压舌板帮助老年人张口，以便于操作。

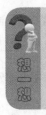

给卧床老年人清洁口腔时为什么要采取侧卧位？

四、实践技能操作

职业能力 1：为卧床老年人使用棉棒清洁口腔。其操作流程见表 3-1-7-1。

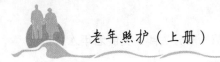

表3-1-7-1　为卧床老年人使用棉棒清洁口腔操作流程

步骤	项目	操作及说明	照护标准
步骤一	准备评估工作	1. 老年照护人员：衣着整齐，洗净双手，戴口罩。 2. 环境：安静整洁，温度适宜，光线充足。 3. 评估与沟通： 3.1　核对并问候老年人。 3.2　解释操作目的及注意事项，征得老年人的同意。 3.3　检查口腔情况，有无义齿、口腔溃疡和牙龈出血。 3.4　询问是否需要大小便及有无其他需要。 4. 准备物品：漱口杯1个、大棉棒1盒、毛巾1条、弯盘1条、纱布1盒，必要时备润唇膏及口腔治疗药物（图3-1-7-1） 图3-1-7-1　准备物品	1. 给老年人创造良好的环境。 2. 与老年人耐心沟通，态度和蔼。 3. 根据评估情况给老年人准备合适的口腔清洁物品及药品
步骤二	实施操作	1. 协助老年人采取侧卧或平卧，抬高床头30°左右，头偏向老年照护人员一侧，取下义齿。 2. 毛巾铺在老年人口角或胸前，弯盘置于口角边。 3. 取一根棉棒蘸漱口水擦拭口腔，每个棉棒擦拭一个部位。 4. 擦拭顺序：牙齿外侧面、内侧面、咬合面、两侧颊部、上颚、舌面、舌下。 5. 方法正确：外侧面和内侧面由内而外纵向擦拭至门齿，咬合面螺旋擦拭。 6. 检查是否擦拭干净。 7. 擦净口角水痕。 8. 必要时涂润唇膏	1. 协助老年人采取适宜的姿势。 2. 操作流程合理、流畅、全面，具有主动服务意识，充分为老年人考虑，保证老年人的安全及自尊。 3. 尊老、爱老，有责任心

步骤	项目	操作及说明	照护标准
步骤三	整理记录	1. 整理物品，整理老年人仪态。 2. 洗手。 3. 记录口腔清洁时间、有无异常情况	1. 环境及物品干净整洁，有序放置。 2. 老年人感觉舒适。 3. 记录准确无误
	注意事项	1. 擦拭上颚及舌面时，位置不可以太靠近咽部，以免引起老年人不适。 2. 每个棉棒只可使用一次，不可重复使用。 3. 擦拭时，棉棒蘸水不宜过多，以免引起呛咳	1. 能观察并发现异常情况，及时进行正确处理。 2. 与老年人有效沟通，关爱老年人
步骤四	小结与反思	1. 本次照护体会及反思。 2. 制定下一步照护计划	根据老年人的反馈调整照护方案并持续改进

职业能力2：为卧床老年人使用棉球清洁口腔，其操作流程见表3-1-7-2。

表3-1-7-2 为卧床老年人使用棉球清洁口腔操作流程

步骤	项目	操作及说明	照护标准
步骤一	准备评估工作	1. 老年照护人员：衣着整齐，洗净双手，戴口罩。 2. 环境：安静整洁，温度适宜，光线充足。 3. 评估与沟通： 3.1 核对并问候老年人。 3.2 解释操作目的及注意事项，征得老年人的同意。 3.3 与老年人交谈，了解其身体状况能否配合口腔护理，用手电筒检查口腔黏膜有无损伤、义齿、口腔溃疡、牙龈出血等。 3.4 询问是否需要大小便及有无其他需要。 4. 准备物品：一次性使用口护包（弯盘两个、镊子两把、棉球数个、压舌板一根、垫巾一条）、手电筒一把，必要时备润唇油一支，选择合适的溶液（图3-1-7-2）	1. 给老年人创造良好的环境。 2. 与老年人耐心沟通，态度和蔼

续表

步骤	项目	操作及说明	照护标准
步骤一	准备评估工作	图 3-1-7-2　准备物品	3. 根据评估情况给老年人准备合适的口腔清洁物品及药物
步骤二	实施操作	1. 摆放体位。将物品置于便于使用的位置，协助老年人取侧卧位或平卧位，头偏向一侧，面朝向照护人员，将毛巾铺在老年人颌下及胸前。 2. 观察口腔：叮嘱老年人张口，左手持压舌板，伸入老年人口腔并向下压舌体，右手持手电筒照射老年人口腔，观察老年人口腔内有无牙龈出血、感染等情况。 3. 擦拭口腔： 3.1　老年照护人员双手各执一把镊子，左手镊子夹取浸湿的干净棉球，两只镊子绞棉球至不滴水为宜。 3.2　叮嘱老年人张开嘴，右手用镊子夹紧棉球进行擦拭，每个棉球擦拭口腔一个部位，擦拭顺序为：口唇→牙齿外侧面→牙齿各内侧面及咬合面→牙龈→两侧颊部→上腭→舌面→舌下。 3.3　叮嘱老年人再次张开口腔，检查口腔是否已经擦拭干净。 3.4　用毛巾擦净老年人口角水痕，清点棉球数量。撤去物品。必要时向口唇涂擦润唇油。使老年人躺卧舒适	1. 协助老年人采取适宜的体位。 2. 操作流程合理、流畅、全面，具有良好的服务意识，充分为老年人考虑，保证老年人的安全及自尊。 3. 清点棉球数量，勿将棉球遗留在老年人口腔中。 4. 昏迷老年人禁忌漱口，以免误吸。 5. 尊老、爱老，有责任心
步骤三	整理记录	1. 整理物品，整理老年人仪态。 2. 洗手。 3. 记录口腔清洁时间、有无异常情况	1. 环境及物品干净整洁，有序放置。 2. 老年人感觉舒适。 3. 记录准确无误

步骤	项目	操作及说明	照护标准
注意事项		1. 擦洗时动作要轻柔，防止碰伤老年人黏膜及牙龈。 2. 植物人或昏迷老年人禁忌漱口，必要时使用张口器，张口器应从臼齿处放入，牙关紧闭者不可暴力助其张口。 3. 擦洗时须用镊子夹紧棉球，每次一个，防止棉球遗留在口腔内。 4. 棉球不可过湿，以防老年人将溶液吸入呼吸道。 5. 每次张口擦拭时间不可过长，以 20～25 s 为宜。擦拭上腭及舌面时，位置不可以太靠近咽部，以免引起老年人不适	1. 能观察并发现异常情况，及时正确地进行处理。 2. 与老年人有效沟通，关爱老年人
步骤四	小结与反思	1. 本次照护体会及反思。 2. 制定下一步照护计划	根据老年人的反馈调整照护方案并持续改进

【课后练习】

1. 老年照护人员小张在帮助下肢瘫痪，但上肢运动良好的老年人进行口腔清洁时应采用（　　）法。

A. 刷牙　　　　　　　　　　　B. 漱口

C. 棉签擦拭　　　　　　　　　D. 棉球擦拭

2. 清醒且上半身可自由运动的老年人饭后常用（　　）法清洁口腔。

A. 刷牙　　　　　　　　　　　B. 漱口

C. 棉签擦拭　　　　　　　　　D. 棉球擦拭

任务八
协助老年人摘戴义齿并清洗

案例导入

　　老年照护人员小张发现入住养老机构半年的宋奶奶已经两天没怎么吃东西了，经过聊天才发现，原来最近宋奶奶掉了几颗牙齿，吃东西不如以前方便所以有些不开心。小张知道后与其家属协调，帮宋奶奶佩戴了义齿。

　　作为宋奶奶的照护人员，请帮助宋奶奶摘戴和清洗义齿。

　　思考： 义齿应如何摘戴？初次佩戴义齿有哪些注意事项？

一、义齿的定义

义齿是牙齿脱落或拔除后镶补的假牙，覆盖义齿是指义齿的基托覆盖并支持在已经治疗的牙根与牙冠上的一种全口义齿或可摘局部义齿。

二、义齿的目的

义齿可以使老年人恢复咀嚼、发音等功能，并能保持形象美观，提高老年人的生活质量。

三、义齿的摘戴

1. 摘取义齿

叮嘱老年人张口，一手垫纱布轻轻拉动义齿基托将义齿取下，上牙轻轻向外下方拉动，下牙轻轻向外上方拉动。上下牙均为义齿的，先摘取上方义齿，再摘取下方义齿。

2. 佩戴义齿

将盛装义齿的水杯在流动自来水下冲洗后，放于床头桌上。叮嘱老年人张口，一手垫纱布取义齿，轻轻上推义齿基托将义齿戴上。叮嘱老年人上下齿轻轻咬合数次，使义齿与牙组织完全吻合。

四、义齿的清洗

1. 刷洗义齿

老年照护人员在晚间或老年人睡前助其取下义齿，放置于水杯中，打开水龙头，左手垫纱布捏住义齿，右手用牙刷刷去义齿上的食物残屑并将其冲洗干净。

2. 浸泡义齿

刷洗水杯，取义齿清洗液 1~10 mL 倒入杯中，加入温水至液面浸没义齿。若没有义齿清洗液，可直接将义齿浸泡在清洁冷水中。将义齿浸泡在冷水中（高温浸泡后会导致材料变质变形），加入小苏打，用软毛牙刷轻轻刷洗，最好不要用牙膏和较硬的毛刷刷洗义齿，由于牙膏中的化学物质会损伤义齿，而过硬的毛刷则会损伤义齿表面物质，不能正确呵护义齿。

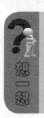

想一想

除了可以用清水清洁义齿外，还可以怎样清洁？

五、实践技能操作

职业能力 1：为老年人摘戴义齿。其操作流程见表 3-1-8-1。

表 3-1-8-1　为老年人摘、戴义齿操作流程

步骤	项目	操作及说明	照护标准
步骤一	准备评估工作	1. 老年照护人员：着装整洁，洗净双手，必要时戴口罩。 2. 环境：室内环境清洁，温湿度适宜。关闭门窗，必要时遮挡屏风，光线充足。 3. 评估与沟通： 3.1　核对问候老年人，解释操作目的和需要配合的事项，征得老年人的同意。 3.2　评估老年人意识状态、自理能力及身体状况，评估老年人情绪及配合意愿。 4. 准备物品：口杯 1 个，内盛凉开水半杯、纱布数块（图 3-1-8-1） 图 3-1-8-1　准备物品	1. 给老年人创造良好的环境。 2. 与老年人耐心沟通，态度和蔼
步骤二	实施操作	1. 体位：老年人取坐位或卧位。 2. 摘取义齿。 2.1　叮嘱老年人张口，一手垫纱布轻轻拉动义齿基托将义齿取下，上牙轻轻向外下方拉动，下牙轻轻向外上方拉动。上下牙均为义齿的，先摘取上方，再摘取下方。 2.2　清洗义齿后将其放于清洁冷水杯中存放。 3. 佩戴义齿。 3.1　将盛装义齿的水杯在流动自来水下冲洗后，放在老年人床头桌上。 3.2　叮嘱老年人张口，一手垫纱布取义齿，轻轻上推义齿基托，将义齿戴上。 3.3　叮嘱老年人轻轻咬合上下齿数次，使义齿与牙组织完全吻合	1. 协助老年人采取舒适的体位。 2. 操作流程合理、流畅、全面，具有主动服务意识，充分为老年人考虑，保证老年人的安全及自尊。 3. 尊老、爱老，有责任心

步骤	项目	操作及说明	照护标准
步骤三	整理记录	1. 整理老年人仪态。 2. 整理物品，安全保存，洗手。 3. 记录摘取义齿的时间及老年人的情况及反馈	1. 环境及物品干净整洁，有序放置。 2. 老年人感觉舒适。 3. 记录准确无误
	注意事项	1. 对意识不清的老年人，应将义齿取下，刷洗干净，放于清洁冷水杯内保存好。 2. 义齿不可浸泡在热水、酒精中保存。 3. 佩戴义齿的老年人不宜咀嚼过硬或过黏的食物。 4. 摘戴义齿时，不可用力过大，以免损伤牙龈。摘取不下来时可轻推卡环。 5. 佩戴义齿时叮嘱老年人不要用力咬合，以防卡环变形或义齿折断。 6. 义齿取下后应存放在固定位置，容器贴上标签，防止被遗弃	1. 能观察并发现异常情况，及时进行正确处理。 2. 与老年人有效沟通，关爱老年人
步骤四	小结与反思	1. 本次照护体会及反思。 2. 制定下一步照护计划	根据老年人的反馈调整照护方案并持续改进

职业能力2：为老年人刷洗义齿。其操作流程见表3-1-8-2。

表3-1-8-2　为老年人刷洗义齿操作流程

步骤	项目	操作及说明	照护标准
步骤一	准备评估工作	1. 老年照护人员：着装整洁，洗净双手，必要时戴口罩。 2. 环境：室内环境清洁，温湿度适宜，光线充足。 3. 物品摆放：义齿、水杯1个、软毛牙刷1把、自来水设备1台、义齿清洗剂或假牙清洁片、纱布数块（图3-1-8-2） 图3-1-8-2　物品摆放	环境清洁干净，防止感染

步骤	项目	操作及说明	照护标准
步骤二	实施操作	1. 刷洗义齿。 老年照护人员在晚间或老年人睡前助其取下义齿，放置于水杯中，打开水龙头，左手垫纱布捏住义齿，右手用牙刷刷去义齿上的食物残屑并冲洗干净。 2. 浸泡义齿。 刷洗水杯，取义齿清洗液 1~10 mL 倒入杯中，加入冷水至液面浸没义齿。未使用义齿清洗液可直接将义齿浸泡在清洁冷水中。 3. 刷洗义齿。 次日，用流动水冲洗义齿，用牙刷刷去义齿上污垢至清洁，再协助老年人戴上义齿	1. 老年照护人员态度认真负责。 2. 操作流程合理、流畅、全面。 3. 老年照护人员具有慎独精神
步骤三	整理记录	1. 整理物品，安全保存，洗手。 2. 记录刷洗义齿的时间	1. 环境及物品干净整洁，有序放置。 2. 记录准确无误
	注意事项	1. 刷洗义齿的牙刷的刷毛不可太过坚硬，以免损伤义齿表面。 2. 义齿的各个面均应刷洗干净。 3. 不配戴义齿时要做好保存工作，用清水将其浸泡，放在固定的位置	能观察义齿的刷洗情况，根据情况决定刷洗的力度以及选择刷子
步骤四	小结与反思	1. 本次刷洗义齿体会及反思。 2. 制定下一步照护计划	根据老年人的反馈调整照护方案并持续改进

【课后练习】

1. 老年照护人员帮助老年人摘取义齿，应在（   ）。

A. 早饭前   B. 休息时

C. 晚睡前   D. 午睡前

E. 以上都可以

2. 老年照护人员为老年人清洗义齿后，应用（   ）浸泡保存。

A. 清水   B. 热水

C. 酒精   D. 八四消毒液

E. 开水

任务九
协助老年人淋浴

案例导入

王奶奶，79岁，5年前检查患有帕金森病并伴有轻度认知障碍，2年前由于家里无力照护而被送入某养老院。王奶奶生活自理能力差，需部分帮助。照护人员定期为其进行淋浴，但是由于伴有认知障碍，淋浴时不能完全配合，需要照护人员耐心开导并获得王奶奶信任后，她才愿意配合。

思考： 如何协助王奶奶淋浴？应选择何种体位协助王奶奶淋浴？在操作过程中若发生突发情况如何进行应急处理？

一、协助老年人淋浴的目的

协助老年人淋浴的目的如图 3-1-9-1 所示。

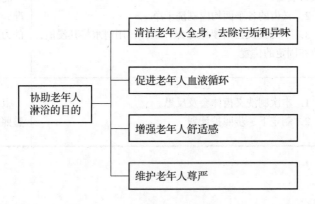

图 3-1-9-1　协助老年人淋浴的目的

二、实践技能操作

职业能力 1：协助老年人坐位淋浴。其操作流程见表 3-1-9-1。

表 3-1-9-1　协助老年人坐位淋浴操作流程

步骤	项目	操作及说明	照护标准
步骤一	准备评估工作	1. 老年照护人员：着装整洁，洗净双手。 2. 环境：关闭门窗，温度适宜（24～26℃）。 3. 评估与沟通： 3.1 解释操作目的及注意事项，征得老年人的同意。 3.2 评估身体情况、疾病情况，是否适宜淋浴。 3.3 询问是否需要大小便及有无其他需要。 4. 准备物品：淋浴设施、毛巾 1 条、浴巾 1 条、沐浴露 1 瓶、洗发液 1 瓶、清洁衣裤 1 套、梳子 1 把、洗澡椅 1 把、防滑拖鞋 1 双或防滑垫 1 块。必要时备吹风机 1 个	1. 给老年人创造私密、温暖的环境。淋浴前避免为老年人做伴有痛苦、影响情绪的治疗及照护。 2. 衣着整齐，与老年人耐心沟通，态度和蔼。 3. 仔细、认真评估老年人的疾病及精神状况。 4. 物品准备齐全，水温适宜
步骤二	实施操作	1. 携物品至床旁，关闭门窗。 2. 调节水温，先开冷水开关，再开热水开关（单把手开关由冷水向热水一侧调节），调节水以 40℃ 左右为宜（伸手触水，遇热不烫手）。 3. 老年照护人员协助老年人脱去衣裤（一侧肢体活动障碍时，应先脱健侧，再脱患侧），搀扶老年人在洗澡椅上坐稳，叮嘱老年人双手握住洗澡椅扶手。 4. 洗脚盆中加入约 40℃ 温水，约占总容量的 2/3，把老年人的脚放入盆内泡洗。 5. 用花洒依次淋湿老年人的下肢、上肢、腹部，再淋湿后背、头部。使用花洒要有让老年人身体适应水温的过程。 6. 洗发：叮嘱老年人身体紧靠椅背，头稍后仰，手持花洒淋湿头发，为老年人涂擦洗发液，双手指腹揉搓头发、按摩头皮（力量适中，揉搓方向由发际向头顶部），同时，观察并询问老年人有无不适，再用花洒将洗发液全部冲洗干净。关闭开关，并用毛巾擦干老年人的面部及头发。 7. 清洗身体：手持花洒淋湿老年人的身体，由上至下涂抹沐浴露，涂擦颈部、耳后、胸腹部、双上肢、背部、双下肢，然后擦洗会阴及下肢、双足。轻轻揉搓肌肤。最后，老年照护人员冲净双手，再用花洒将老年人的面部及全身浴液冲洗干净。关闭开关。 8. 擦干更衣。 8.1 老年照护人员用毛巾迅速擦干老年人的面部及头发，用浴巾包裹老年人的身体	1. 动作轻柔，注意节力，注意保暖，保护隐私。 2. 操作流程合理、流畅、全面，具有主动服务意识，充分为老年人考虑，保证老年人的安全及自尊

续表

步骤	项目	操作及说明	照护标准
步骤二	实施操作	8.2　协助老年人更换清洁的衣裤（一侧肢体活动障碍时，应先穿患侧，再穿健侧），搀扶（或用轮椅运送）老年人回屋休息。 9.整理物品。 老年照护人员将物品放回原处，开窗通风。擦干浴室地面，清洗浴巾、毛巾和老年人换下的衣裤	3.尊老、爱老，有责任心
步骤三	整理记录	1.为老年人盖好盖被，拉起床挡，整理物品，开窗通风。 2.洗手。 3.记录	1.环境及物品干净整洁，有序放置。 2.老年人感觉舒适。 3.记录准确无误
步骤四	小结与反思	1.本次照护体会与心得。 2.制定下次淋浴的计划	根据老年人的反馈调整照护方案并持续改进

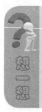

在冬季协助老年人淋浴时有哪些注意事项？

职业能力2：协助老年人立位淋浴，其操作流程见表3-1-9-2。

表3-1-9-2　协助老年人立位淋浴操作流程

步骤	项目	操作及说明	照护标准
步骤一	准备评估工作	1.老年照护人员：着装整洁，洗净双手。 2.环境：关闭门窗，温度适宜（24~26℃）。 3.评估与沟通： 3.1　解释操作目的及注意事项，征得老年人的同意。 3.2　评估身体情况、疾病情况，是否适宜淋浴。 3.3　询问是否需要大小便及有无其他需要。 4.准备物品：淋浴设施、毛巾1条、浴巾1条、沐浴露1瓶、洗发液1瓶、清洁衣裤1套、梳子1把、洗澡椅1把、防滑拖鞋1双或防滑垫1块。必要时备吹风机1个	1.给老年人创造私密、温暖的环境。淋浴前避免为老年人做伴有痛苦、影响情绪的治疗及照护。 2.衣着整齐，与老年人耐心沟通、态度和蔼。 3.仔细、认真评估老年人的疾病及精神状况。 4.物品准备齐全，水温适宜

步骤	项目	操作及说明	照护标准
步骤二	实施操作	1. 携物品至床旁，关闭门窗。 2. 协助老年人入浴室，调节水温，先开冷水开关，再开热水开关（单把手开关由冷水向热水一侧调节），调节水温，以40℃左右为宜（伸手触水，遇热不烫手）。 3. 叮嘱老年人进出浴室时扶好扶手。浴室门勿锁，将"正在使用"标牌挂于浴室门外。 4. 洗浴时，老年照护人员应在可唤到的地方，并每隔5 min检查老年人情况，观察老年人在淋浴过程中的反应。 5. 洗浴时，可询问老年人是否需要协助洗背、洗头发，如果需要协助，提前做好个人物品准备，防止淋湿老年照护人员。 6. 根据情况协助老年人擦干皮肤，穿好清洁衣裤和拖鞋。 7. 协助老年人回房间，取舒适卧位。 8. 清洁浴室，将物品放回原处。将"未用"标志挂在门外。 9. 老年照护人员将物品放回原处，开窗通风。擦干浴室地面，清洗浴巾、毛巾和老年人换下的衣裤	1. 动作轻柔，注意节力，注意保暖，保护隐私。 2. 操作流程合理、流畅、全面，具有主动服务意识，充分为老年人考虑，保证老年人的安全及自尊。 3. 尊老、爱老，有责任心
步骤三	整理记录	1. 整理、清洁浴室。 2. 洗手。 3. 记录	1. 环境及物品干净整洁，有序放置。 2. 老年人感觉舒适。 3. 记录准确无误
步骤四	小结与反思	1. 本次照护体会与心得。 2. 制定下次淋浴计划	根据老年人的反馈调整照护方案并持续改进

三、淋浴的注意事项

（1）洗澡水的温度不宜太高，洗澡时间不宜太长，不超过30 min，尤其是患有高血压病、冠心病的老年人，以防诱发心脑血管等意外。

（2）调节水温时，淋浴龙头不要对着老年人，防止烫伤皮肤。

（3）避免餐后立即洗浴或空腹时洗浴，宜在饭后1 h左右进行。

（4）浴室要安装扶手，铺防滑垫，老年人站立宜慢，防止跌倒。

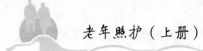

（5）老年照护人员要注意修剪指甲，不戴戒指，预防洗澡时损伤老年人皮肤。

（6）在干燥季节，洗澡后应根据老年人习惯涂润肤霜。

（7）由于老年人淋浴非常消耗体力，建议使用合适的洗浴器材。

（8）向老年人解释呼叫器的使用方法，叮嘱老年人在洗浴过程中如感到虚弱无力、眩晕，应立即呼叫寻求帮助。

（9）若老年人发生晕厥，应立即将其抬出、平卧、保暖，然后通知医生处理。

【课后练习】

1. 协助老年人淋浴的时间应在（　　　）。

A. 空腹时　　　　　　　　　　　B. 饱餐后

C. 饭后 1 h　　　　　　　　　　D. 饭前 30 min

E. 餐前 10 min

2. 协助老年人淋浴，调节水龙头的方法为（　　　）。

A. 应先开冷水开关，再开热水开关

B. 关闭时，先关热水开关，再关冷水开关

C. 应先开热水开关，再开冷水开关

D. 关闭时，先关冷水开关，再关热水开关

E. 对于单把手开关，应先由冷水向热水一侧慢慢调节

任务十
协助老年人盆浴

案例导入

　　张爷爷，78岁，10年前因脑梗死发病3次，其中以3年前的一次发病最为严重，现走路内翻，在家属的看护下能拄拐杖行走，右侧肢体肌力差。现家属请保姆每周上门为张爷爷进行盆浴。

　　思考：如何协助张爷爷进浴盆和出浴盆？应如何帮助张爷爷盆浴？若在操作过程中发生意外，应如何进行应急处理？

一、协助老年人盆浴的目的

协助老年人盆浴的目的如图 3-1-10-1 所示。

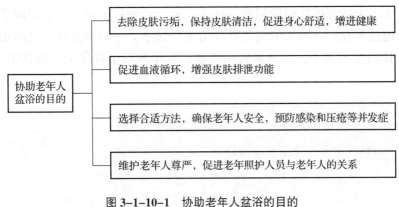

图 3-1-10-1　协助老年人盆浴的目的

二、协助老年人进、出浴盆的方法

1. 协助老年人进浴盆（含偏瘫老年人）

进入浴盆的时候，使用和浴盆一样高度的沐浴椅支撑一下，从老年人健康一侧的身体开始进入浴盆比较好。另外，也可以在浴盆的盖子上先坐一下，再一点点地挪进浴盆。在进出浴盆的时候容易滑倒，老年照护人员要做好安全保护工作。能站起来但平衡能力不好的人，可以坐在浴盆的边缘支撑一下，然后进入浴盆，或者使用和浴盆高度相同的淋浴椅，再贴近浴盆，把屁股移动到浴盆的边缘。

具体步骤：①把淋浴椅紧贴着放在浴盆旁边，让老年人坐好，使老年人健康一侧紧贴着浴盆；②把老年人的屁股挪过去，让他们握住扶手，将屁股一点点靠近浴盆；③把健康一侧的腿先放进去；④抬起患侧的腿，坐到浴盆边缘，搬起患侧的腿，这时很容易失去平衡，要注意用后背贴住后面的墙壁；⑤改变身体的朝向，握住浴盆边上的扶手，把身体转向面向浴盆的方向，稳稳坐在浴盆边；⑥握着扶手，慢慢地站起来并弯腰坐下。

2. 协助老年人出浴盆（含偏瘫老年人）

从浴盆里出来时，顺序和进去时正好相反。让老年人抓住扶手站起来，坐在浴盆边缘，先将患侧的脚搬出去，然后两脚一起慢慢挪动到淋浴椅上。

具体步骤：①让老年人抓住浴盆旁边的扶手站起来，浴盆旁边有浴椅，抓住扶手，向前倾斜慢慢站起来；②站起来以后坐到浴盆的边上，握着扶手将身体转向患侧（转90°）。将患侧的脚拿到浴盆外，身体的朝向改变以后，用健康一侧的手将患侧的脚搬出浴盆，这个时候容易失去平衡，注意不要滑倒；③把健康一侧的脚移出浴盆，坐在浴盆边缘，把健康一侧的脚移动出去，抓住扶手站起来，如果老年人站不稳，则先挪动并坐到浴椅上以后再把腿拿出来。

3. 协助老年人跨越式进出、浴盆

若老年人身体状况良好，没有半身不遂等情况，并且站得比较稳，可以选择用跨越式的方法进、出浴盆。

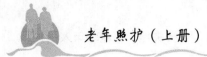

具体步骤：①站着抓住浴盆侧面的扶手，将一只脚放入浴盆；②用两手抓住扶手，另一只脚也迈进浴盆；③出来的时候抓住浴室的扶手。一只手抓住浴盆的边缘站起来，另一只手抓住浴室的扶手，一只脚迈出浴盆；④用两只手抓住浴室的扶手，将身体带出来。

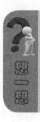
心脏病老年人是否适合盆浴？

三、实践技能操作

职业能力：协助老年人盆浴。其操作流程见表 3-1-10-1。

表 3-1-10-1　协助老年人盆浴操作流程

步骤	项目	操作及说明	照护标准
步骤一	准备评估工作	1. 老年照护人员：着装整洁，洗净双手。 2. 环境：关闭门窗，温度适宜（24～26℃）。 3. 评估与沟通： 3.1　向老年人解释操作目的及注意事项，征得老年人的同意。 3.2　评估身体情况、疾病情况，是否适宜盆浴。 3.3　询问是否需要大小便及有无其他需要。 4. 准备物品：浴盆1个、毛巾2条、浴巾1条、沐浴露1瓶、洗发液1瓶、清洁衣裤1套、梳子1把、浴椅1把、防滑拖鞋1双或防滑垫1块。	1. 给老年人创造私密、温暖的环境。盆浴前避免为老年人做伴有痛苦、影响情绪的治疗及照护。 2. 衣着整齐，与老年人耐心沟通，态度和蔼。 3. 仔细、认真评估老年人的疾病及精神状况。 4. 物品准备齐全，水温适宜
步骤二	实施操作	1. 携物品至浴室，关闭门窗。 2. 调节水温，先开冷水开关，再开热水开关（单把手开关由冷水向热水一侧调节），调节水温至40℃左右为宜（伸手触水，遇热不烫手）。 3. 浴盆内放置防滑垫，老年照护人员协助老年人脱去衣裤（一侧肢体活动障碍时，应先脱健侧，再脱患侧），搀扶老年人进浴盆在洗澡椅上坐稳，叮嘱老年人双手握住洗澡椅扶手或盆沿。 4. 叮嘱老年人低头闭眼，用花洒淋湿头发，将洗发液揉搓至泡沫后涂在老年人头上，双手十指指腹揉搓头发、按摩头皮（力量适中，由发际向头顶部揉搓）。随时观察老年人有无不适，用花洒将头发冲洗干净	1. 动作轻柔，注意节力，注意保暖，保护隐私。 2. 操作流程合理、流畅、全面，具有主动服务意识，充分为老年人考虑，保证老年人的安全及自尊

续表

步骤	项目	操作及说明	照护标准
步骤二	实施操作	5. 浸泡身体后放掉浴盆中的水，由上至下涂抹沐浴液，涂抹面部、耳后、颈部、双上肢、腰腹部、背部、双下肢，最后擦洗臀部、会阴及双脚。用花洒将全身沐浴液冲洗干净。关闭花洒开关。 6. 用浴巾包裹身体，协助老年人出浴盆，擦干身体坐在浴椅上，用毛巾擦干头发。协助老年人更换清洁衣裤（肢体活动障碍时，应先穿患侧再穿健侧）。 7. 整理物品：老年照护人员搀扶（或用轮椅运送）老年人回房间休息，协助老年人取舒适卧位。将物品放回原处，开窗通风。刷洗浴盆，清洁浴室，清洗浴巾、毛巾及老年人换下的衣裤	3. 尊老、爱老，有责任心
步骤三	整理记录	1. 为老年人盖好盖被，拉起床挡，整理物品，开窗通风。 2. 洗手。 3. 记录	1. 环境及物品干净整洁，有序放置。 2. 老年人感觉舒适。 3. 记录准确无误
步骤四	小结与反思	1. 本次照护体会与心得。 2. 制定下次盆浴的计划	根据老年人的反馈调整照护方案并持续改进

四、盆浴注意事项

（1）浴室应安装通风装置，确保室内有足够氧气。

（2）老年人独自盆浴时，不要锁住浴室的门，一旦出现问题能及时请求帮助。

（3）老年人独自盆浴时动作要舒缓些。洗澡完毕，要慢慢站起来，洗澡后应休息 30 min 左右。

（4）泡澡时间。老年人盆浴的时间不要太长，通常以 15～20 min 为宜。

（5）水温和水位。热水浸到肩膀以下的位置，对于心脏的负担比较小，适合心肺功能异常和高血压人群。水温不宜过高，浴水的温度一般以 37 ℃ 为宜。

（6）注意，老年人空腹时、饱食后、深夜时不要盆浴，空腹和饱食后会有暂时的贫血，深夜到早上的时间段泡澡容易引起心血管扩张，容易发生危险。刚吃完饭不能盆浴，要在饭后 1 h 内盆浴。

（7）盆浴前，老年人应喝一杯温开水，以保证身体水分。

（8）向老年人解释呼叫器的使用方法，可叮嘱老年人在盆浴过程中若感到虚弱无力、眩晕，应立即呼叫寻求帮助。

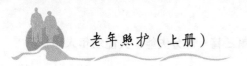

（9）若发生晕厥，应立即将老年人抬出、平卧、保暖，通知医生配合处理。

（10）浴盆在用前用后均需要进行清洗消毒，可以用 250 mg/L 含氯消毒水消毒。

【课后练习】

1. 协助老年人盆浴时，应（　　　）。

A. 脱衣后再将浴盆内注水 　　　　　B. 浴盆内注满水

C. 浴盆内放置防滑垫 　　　　　　　D. 搀扶老年人出浴盆，立即刷洗浴盆

2. 协助老年人盆浴的操作方法为（　　　）。

A. 关闭门窗调节室温至 30℃ 　　　　B. 盆内注入热水，用手测试水温

C. 以老年照护人员操作习惯调节水温　D. 扶老年人在浴盆内站稳再洗

任务十一
为卧床老年人床上擦浴

案例导入

　　李奶奶，82 岁，6 年前脑卒中后，经治疗能行走，但行走时右脚画圈，3 年前上厕所时不慎跌倒，左侧胫骨骨折，治疗后骨折愈合不好，需卧床。同时还伴有重度认知障碍，尾骨部位有 3 cm×2 cm 压迫创面，现入住某养老机构非自理区，生活不能自理，老年照护人员定期给其进行床上擦浴。

　　思考： 如何为李奶奶进行床上擦浴？操作时要点有哪些？有哪些注意事项？操作过程中若发生突发情况，应如何进行应急处理？

一、床上擦浴的目的

床上擦浴目的如图 3-1-11-1 所示。

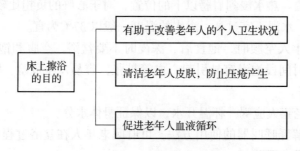

图 3-1-11-1　床上擦浴的目的

二、实践技能操作

职业能力 1：为卧床老年人床上擦浴。其操作流程见表 3-1-11-1。

表 3-1-11-1 为卧床老年人床上擦浴操作流程

步骤	项目	操作及说明	照护标准
步骤一	准备评估工作	1. 老年照护人员：着装整洁，洗净双手。 2. 环境：关闭门窗，温度适宜。 3. 评估与沟通： 3.1 解释操作目的及注意事项，征得老年人的同意。 3.2 评估身体情况、疾病情况。 3.3 询问是否需要大小便及有无其他需要。 4. 准备物品：脸盆 3 个、毛巾 1 条、浴巾 1 条、沐浴液 1 瓶、橡胶单 1 条、清洁衣裤 1 套、暖瓶 1 个、污水桶 1 个	1. 给老年人创造私密、温暖的环境。擦浴前避免为老年人做伴有痛苦、影响情绪的治疗及照护。 2. 衣着整齐，与老年人耐心沟通，态度和蔼。 3. 仔细、认真评估老年人的疾病及精神状况。 4. 物品准备齐全，水温适宜
步骤二	实施操作	1. 携物品至床旁，关闭门窗，冬季室温调至 22～26℃。将盛装温度为 40～45℃的水的脸盆放于床尾凳上，放下床挡，协助老年人脱去衣裤，盖好盖被。 2. 擦洗顺序： 2.1 面部：内眼角、外眼角、额部、鼻部、脸颊、耳后、颈部。 2.2 手臂：为老年人脱去上衣，盖好浴巾。先脱近侧，后脱远侧，先脱健侧，后脱患侧。擦拭顺序由前臂向上臂擦拭，远心端向近心端擦拭。擦手，从远心端向近心端擦洗。以同样方法擦拭另一侧。 2.3 胸腹部：由上向下擦拭胸腹部及两侧。 2.4 背臀部：协助翻身侧卧，由腰骶部沿脊柱向上至肩颈部，在螺旋向下擦洗背部一侧，分别环形擦洗两侧臀部。 2.5 下肢：擦洗髋部、大腿、小腿，从远心端向近心端擦洗，促进静脉回流。以同样方法擦拭另一侧。 2.6 足部（更换水盆、毛巾）：水盆放在橡胶单上，将老年人双足在水中浸湿，清洗足部及趾间并用专用毛巾擦干足部。撤去水盆、橡胶单，盖好盖被。	1. 动作轻柔，注意节力，注意保暖，保护隐私。 2. 操作流程合理、流畅、全面，具有主动服务意识，充分为老年人考虑，保证老年人的安全及自尊。 3. 体现尊老、爱老，有责任心

步骤	项目	操作及说明	照护标准
步骤二	实施操作	2.7 会阴部（更换水盆、毛巾）：将橡胶单浴巾铺于老年人臀下，专用毛巾浸至微湿。对于女性老年人：擦洗由阴阜向下至尿道口、阴道口、肛门，两侧腹股沟。对于男性老年人：擦洗由尿道外口至阴茎、阴囊、腹股沟、肛门。 3. 在床上完成擦浴后，可为老年人进行背部按摩	
步骤三	整理记录	1. 为老年人盖好盖被，拉起床挡，整理物品，开窗通风。 2. 洗手。 3. 记录：擦浴时间、皮肤异常情况	1. 环境及物品干净整洁，有序放置。 2. 老年人感觉舒适。 3. 记录准确无误
	注意事项	1. 开展服务前与老年人进行沟通，征得同意后方可进行。 2. 擦浴前测试水温，避免老年人烫伤。 3. 要注意及时用浴巾遮盖老年人身体，注意老年人的隐私保护和保暖。 4. 将床挡拉起，避免老年人坠床。 5. 注意观察老年人的皮肤。 6. 注意不要弄湿老年人的床单，若弄湿，要及时更换	1. 能为老年人选择正确的擦浴方法。 2. 能观察并发现异常情况，及时正确地进行处理。 3. 与老年人有效沟通，关爱老年人
步骤四	小结与反思	1. 本次照护体会及反思。 2. 制定下一步照护计划	根据老年人的反馈调整照护方案并持续改进

职业能力2：为卧床老年人床上擦浴后背部按摩。其操作流程见表3-1-11-2。

表3-1-11-2 为卧床老年人床上擦浴后背部按摩操作流程

步骤	项目	操作及说明	照护标准
步骤一	准备评估工作	1. 老年照护人员：着装整洁，洗净双手。 2. 环境：关闭门窗，温度适宜。 3. 评估与沟通： 3.1 解释操作目的及注意事项，征得老年人的同意。 3.2 评估身体情况、疾病情况。 3.3 询问是否需要大小便及有无其他需要。 4. 准备物品：毛巾1条、浴巾1条、按摩油1瓶、脸盆1个、手消毒液1瓶	1. 为老年人创造私密、温暖的环境。背部按摩前避免为老年人做伴有痛苦、影响情绪的治疗及照护。 2. 衣着整齐，与老年人耐心沟通，态度和蔼。 3. 仔细、认真评估老年人的疾病及精神状况

步骤	项目	操作及说明	照护标准
步骤二	实施操作	1. 携物品至床旁，关闭门窗，冬季室温调至22~26℃。将盛装温度为40~45℃的水的脸盆放于床尾凳上，放下床挡，协助老年人脱去衣裤，盖好盖被。 2. 侧卧位背部按摩： 2.1 铺浴巾：暴露患者背部、肩部、上肢及臀部，将身体卧位背部按摩其他部位用盖被盖好。将浴巾纵向铺于老年人身下。 2.2 清洁背部：用毛巾依次擦洗患者的颈部、肩部、背部及臀部。 2.3 全背按摩：两手掌蘸少许按摩油／膏／乳，用手掌大、小鱼际以环形方式按摩。从骶尾部开始，沿脊柱两侧向上按摩至肩部，按摩肩胛部位时应用力稍轻；再从上臂沿背部两侧向下按摩至肩胛部位，如此有节律地按摩数次。 2.4 用大拇指指腹蘸按摩油，从骶尾部开始沿脊柱旁按摩至肩部、颈部，再继续向下按摩至骶尾部。 2.5 蘸手掌大小的按摩油，紧贴皮肤按摩其他受压处，按向心方向按摩，力度由轻至重，再由重至轻。 2.6 轻叩背部3 min。 2.7 协助老年人转向另一侧卧位，按摩另一侧髋部。 2.8 更换衣服，撤去浴巾，协助老年人穿衣	1. 动作轻柔，注意节力，注意保暖，保护隐私。 2. 操作流程合理、流畅、全面，具有主动服务意识，充分为老年人考虑，保证老年人的安全及自尊。 3. 体现尊老、爱老，有责任心
步骤三	整理记录	1. 为老年人盖好盖被，拉起床挡，整理物品，开窗通风。 2. 洗手。 3. 记录：按摩的时间，老年人的反应	1. 环境及物品干净整洁，有序放置。 2. 老年人感觉舒适。 3. 记录准确无误
	注意事项	1. 动作轻柔，注意节力。 2. 注意观察老年人精神状况及面色，如有异常，应立即停止操作。 3. 按摩力量适中，避免由于用力过度而造成的皮肤损伤	1. 能正确评估老年人。 2. 能观察并发现异常情况，及时正确地进行处理。 3. 与老年人有效沟通，关爱老年人
步骤四	小结与反思	1. 本次照护体会与心得。 2. 制定下次照护应注意事项，进一步改进照护方法	根据老年人的反馈调整照护方案并持续改进

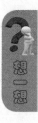

卧床老年人易生褥疮的部位有哪些？

【课后练习】

1. 为卧床老年人床上擦浴时，错误的做法是（　　）。

A. 将室温调节至20℃左右

B. 注意遮挡老年人，保护老年人隐私

C. 擦拭全身各处，注意擦净皮肤褶皱处

D. 动作轻柔，尽量减少翻动次数和暴露身体

2. 王爷爷，68岁，在老年照护人员小谢为其进行床上擦浴过程中，突然心慌气促、面色苍白、出冷汗，此时正确的处理方法是（　　）。

A. 立即更换热水和清洁的毛巾

B. 为王爷爷加盖一条更厚的毛毯

C. 立即停止擦浴，吸氧，报告医生，对症处理

D. 立即给王爷爷口服降压药物

3. 李奶奶，72岁，左上肢骨折且上臂有一个3 cm×4 cm的开放性伤口，照护人员为其更换上衣的正确方法是（　　）。

A. 先脱左侧，先穿右侧 　　　　　B. 先脱右侧，先穿左侧

C. 任意顺序穿，先脱左侧 　　　　D. 任意顺序脱，先穿左侧

任务十二
为卧床老年人擦洗会阴部

案例导入

　　王奶奶，65岁，车祸致高位截瘫，卧床半年，入住某养老机构301室1床。现生活完全不能自理，意识清、精神可。骶尾部有一处3 cm×4 cm的压疮。她需要照护人员帮助完成进食、穿衣、大小便等。

　　作为王奶奶的照护人员，请于晚上7点（睡前）帮助王奶奶擦洗会阴部。

　　思考：应该如何评估老年人皮肤情况？选择何种擦洗会阴部的顺序？应该如何正确擦洗会阴部？

一、选择正确顺序为卧床老年人擦洗会阴部的作用

根据老年人的性别、生理结构、皮肤情况，老年照护人员应选择正确的顺序帮助老年人擦洗会阴部，起到清洁作用，使其感到舒适，防止交叉感染。

二、选择正确顺序为卧床老年人擦洗会阴部的目的

选择正确顺序为卧床老年人擦洗会阴的目的如图 3-1-12-1 所示。

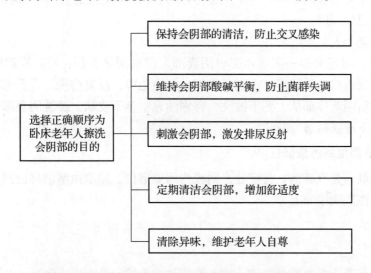

图 3-1-12-1　选择正确顺序为卧床老年人擦洗会阴部的目的

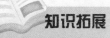 **知识拓展**

会阴部的生理结构及评估要点

1. 生理结构

（1）女性会阴部的生理结构。由上至下为：阴阜、尿道口、阴道口、肛门。由内至外为：小阴唇、大阴唇。（2）男性会阴部的生理结构。由内至外为：尿道外口、阴茎、包皮、阴囊、肛门。

2. 会阴部评估要点

（1）清洁度：有无异味、分泌物是否过多；（2）皮肤黏膜：有无皮肤破损、瘙痒、炎症、肿胀、触痛等症状；（3）有无失禁或留置导尿管；（4）尿液：有无异味、颜色有无改变、排尿时有无不适。

三、卧床老年人擦洗会阴部的正确顺序

1. 由上至下，由外至内

皮肤完好，采用由上至下，由外到内的擦洗顺序。

（1）女性老年人。

擦洗顺序：阴唇→尿道口→阴道口。擦洗阴唇：一手轻轻合上阴唇；另一手擦洗阴唇外部黏膜部分，从会阴部向肛门方向擦洗（从上至下）。擦洗尿道口和阴道口：一手分开阴唇，暴露尿道口和阴道口。一手从会阴部向肛门方向轻轻擦洗各个部位，彻底擦净阴唇、阴蒂及阴道口周围。

（2）男性老年人。

擦洗顺序：阴茎头部→阴茎体部→阴囊部。擦洗阴茎头部：轻轻提起阴茎，将浴巾铺于下方，由尿道口向外环形擦洗阴茎头部。更换毛巾，反复擦洗，直至擦净阴茎头。擦洗阴茎体部：沿阴茎体部从上到下擦洗，特别注意阴茎下皮肤。擦洗阴囊部：小心托起阴囊，擦洗阴囊下皮肤褶皱处。

2. 由清洁部位到污染部位

会阴部皮肤若是有破溃、炎症处，则视为污染部位，采取由清洁部位到污染部位的擦洗顺序。其他擦洗顺序如上。

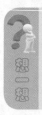

> 若老年人会阴部红肿，该选择何种清洗液，应如何清洗？

四、实践技能操作

职业能力1：为卧床老年人擦洗会阴。其操作流程见表3-1-12-1。

表3-1-12-1 为卧床老年人擦洗会阴操作流程

步骤	项目	操作及说明	照护标准
步骤一	准备评估工作	1. 老年照护人员：着装整洁，洗净双手。 2. 环境：安静整洁、温度适宜，无异味。 3. 评估与沟通： 3.1 核对并问候老年人。 3.2 结合案例情景，有针对性地与老年人沟通，解释操作目的及需要配合的事项，征得老年人的同意	1. 注意保暖、保护隐私。 2. 与老年人耐心沟通，态度和蔼

步骤	项目	操作及说明	照护标准
步骤一	准备评估工作	3.3　评估老年人的意识状态、自理能力、身体状况及会阴部情况。 3.4　询问是否需要大小便，根据需要协助排便。 4.　准备物品：橡胶单、尿垫、水壶（内盛约42℃的水）、专用水盆1个、毛巾、浴巾、一次性手套、纸巾若干，必要时可备屏风	3.　做好会阴部评估。 4.　根据评估情况选择正确的擦洗方法
步骤二	实施操作	1.　遮挡：关闭门窗、拉好隔帘或使用屏风。 2.　垫好橡胶单、尿垫。 3.　摆放体位：协助老年人取仰卧位，双腿屈膝，裤子脱至膝盖下，暴露会阴部。将盖被遮于会阴部以下，将浴巾盖于老年人胸部。 4.　戴一次性手套。 5.　擦洗：手腕内侧测试水温，温热为宜。 男性老年人：大腿上部→阴茎头部→阴茎体部→阴囊部。 5.1　擦洗大腿上部：将浴巾上半部反折，暴露会阴颈部。将衣服盖住胸部，清洗并擦干两侧大腿上部。 5.2　擦洗阴茎头部：轻轻提起阴茎，将浴巾铺于下方，由尿道口向外环形擦洗阴茎头部。更换毛巾，反复擦洗，直至擦净阴茎头。 5.3　擦洗阴茎体部：沿阴茎体部从上到下擦洗，特别注意阴茎下皮肤。 5.4　擦洗阴囊部：小心托起阴囊，擦洗阴囊下皮肤褶皱处。 女性老年人：大腿上部→阴唇部→尿道口部→阴道口部。 5.5　擦洗大腿上部：将浴巾上半部反折，暴露会阴颈部。将衣服盖住胸部，清洗并擦干两侧大腿上部。 5.6　擦洗阴唇：一手轻轻合上阴唇；另一手擦洗阴唇外部黏膜部分，从会阴部向肛门方向擦洗（从上至下）。 5.7　擦洗尿道口和阴道口：一手分开阴唇，暴露尿道口和阴道口。一手从会阴部向肛门方向轻轻擦洗各个部位，彻底擦净阴唇、阴蒂及阴道口周围。 6.　擦洗肛门：将浴巾放回原位，盖在会阴部，协助老年人侧卧，擦洗肛门	1.　操作力度柔和、适度，避免过度刺激。 2.　擦洗方向正确：对侧→上方→近侧→下方。每擦洗一处，要清洗干净毛巾，再擦洗下一处，防止反复擦洗，造成交叉感染。 3.　皮肤褶皱处易有分泌物蓄积，应重点擦洗干净。 4.　温度适宜，防止因过度刺激而引起不适

续表

步骤	项目	操作及说明	照护标准
步骤三	整理记录	1. 协助老年人穿好衣裤：脱去一次性手套，协助老年人穿好衣裤。 2. 协助老年人取舒适卧位，撤去浴巾、橡胶单和脏的尿垫，整理床单位。 3. 清洗后观察会阴部及周围皮肤情况。 4. 洗手。 5. 记录：记录操作时间、皮肤情况及清洁效果	1. 环境及物品干净整洁，有序放置。 2. 准确记录。 3. 会阴部清洁，使老年人舒适
	注意事项	1. 每擦洗一处，须更换一次毛巾。如用棉球擦洗，每擦洗一处，更换一个棉球。 2. 操作过程中，减少暴露，注意保暖，保护隐私。 3. 操作柔和，以舒适为准	1. 能为老年人选择正确的擦洗方法。 2. 能观察并发现异常情况，及时正确地进行处理。 3. 与老年人有效沟通，关爱老年人
步骤四	小结与反思	1. 本次照护体会及反思。 2. 制定下一步照护计划	根据老年人的反馈调整照护方案并持续改进

职业能力2：为卧床老年人冲洗会阴。其操作流程见表3-1-12-2。

表3-1-12-2 为卧床老年人冲洗会阴操作流程

步骤	项目	操作及说明	照护标准
步骤一	准备评估工作	1. 老年照护人员：着装整洁，洗净双手。 2. 环境：安静整洁、温度适宜，无异味。 3. 评估与沟通： 3.1 核对并问候老年人。 3.2 结合案例情景，有针对性地与老年人沟通，解释操作目的及需要配合的事项。 3.3 评估老年人意识状态、自理能力、身体状况及会阴部情况。 3.4 询问是否需要大小便，根据需要协助排便。 4. 准备物品：橡胶单、尿垫、大容量水杯（内盛约42℃的水）、毛巾若干、浴巾、一次性手套、纸巾若干，必要时可备屏风	1. 注意保暖、保护隐私。 2. 与老年人耐心沟通，态度和蔼。 3. 做好会阴部评估

续表

步骤	项目	操作及说明	照护标准
步骤二	实施操作	1. 遮挡：关闭门窗、拉好隔帘或使用屏风。 2. 垫好橡胶单、尿垫。 3. 摆放体位：协助老年人取仰卧位，双腿屈膝，裤子脱至膝盖下，暴露会阴部。将盖被遮于会阴部以下，将浴巾盖于老年人胸部。 4. 戴一次性手套。 5. 置便盆于老年人臀下。 6. 冲洗：老年照护人员一手持装有温度约42℃的水的大容量水杯，手腕内侧测试水温，缓慢倾倒温水冲洗，一手边擦洗边转动毛巾，边冲边擦，从会阴上部向下冲洗、擦拭至肛门以及大腿两侧腹股沟。 7. 撤去便盆，彻底擦干会阴部	1. 为老年人进行会阴冲洗。 2. 会阴部皮肤完好的情况下，才可进行会阴冲洗。 3. 水温适宜，防止过度刺激，引起不适。 4. 不可使用破损便盆，使用前不可强塞、硬拉便盆
步骤三	整理记录	1. 协助老年人穿好衣裤：脱去一次性手套，协助老年人穿好衣裤。 2. 协助老年人取舒适卧位，撤去浴巾、橡胶单和脏的尿垫，整理床单位。 3. 冲洗后观察会阴部及周围皮肤情况。 4. 洗手。 5. 记录：记录操作时间、皮肤情况及清洁效果	1. 环境及物品干净整洁，有序放置。 2. 准确记录。 3. 会阴部清洁，使老年人舒适
	注意事项	1. 冲洗过程中注意观察老年人反应。 2. 操作过程中，减少暴露，注意保暖，保护隐私。 3. 操作柔和，以舒适为准	1. 能观察并发现异常情况，及时正确地进行处理。 2. 与老年人有效沟通，关爱老年人
步骤四	小结与反思	1. 本次照护体会及反思。 2. 制定下一步照护计划	根据老年人的反馈调整照护方案并持续改进

知识拓展

预防尿路感染方法

（1）多喝水。每日饮水量至少为2 000 mL。

（2）饮食清淡。少食偏辣饮食，多吃蔬菜、水果。

（3）保持清洁。每日更换内衣，内衣单独清洗，并暴晒，每次大小便后都应该及时进行清洁。

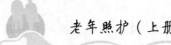

（4）保持干爽。避免久坐、久卧，导致外阴局部长时间处于潮湿闷热的环境下，细菌繁殖加快，在闷热的夏天尤其明显。建议老年人选择吸汗的棉质内裤，避免闷热不透气的衣物，保持会阴部清洁干爽。

（5）保持适度运动，提高免疫力。

【课后练习】

1. 清洁会阴部的水温为（　　　）℃。

A. 20～22　　　　　　　　　　　B. 30～32

C. 40～42　　　　　　　　　　　D. 50～52

E. 60～62

2. 以下擦洗会阴部的顺序中不正确的是（　　　）。

A. 由内至外　　　　　　　　　　B. 由外至内

C. 由上至下　　　　　　　　　　D. 由清洁部位到污染部位

E. 最后是肛门

3. 以下不属于会阴部观察要点的是（　　　）。

A. 有无异味　　　　　　　　　　B. 分泌物是否太多

C. 尿液的颜色　　　　　　　　　D. 皮肤是否完好

E. 尿量

4. 关于擦洗会阴部的目的，描述错误的是（　　　）。

A. 保持会阴部清洁，防止逆行感染　　B. 防止交叉感染

C. 定期清洁会阴部，增加舒适度　　　D. 清除异味，增加舒适度

E. 刺激会阴部皮肤，激发排尿反射

任务十三
为老年人整理床单位

案例导入

王爷爷，93岁，5年前诊断患有糖尿病、心脏病，性格开朗，喜欢干净整洁，生活能自理，可自主进食、穿衣、行走，需要协助洗澡、上厕所、房间清洁，现入住某养老院自理区802室。

作为王爷爷的照护人员，请于王爷爷晨起后协助整理床单位。

思考：应该如何给王爷爷整理床单位？整理床单位的过程中应该注意些什么？

一、整理床单位的目的

老年照护人员在做好室内卫生的同时，还应帮助老年人整理床单位。其目的如图3-1-13-1 所示。

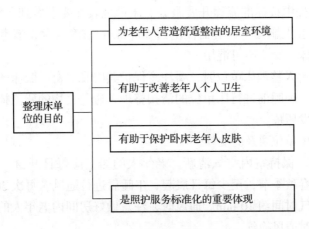

图 3-1-13-1　整理床单位的目的

知识拓展

老年人居室清洁

（1）湿式作业。对老年人居室，要求每天清扫，保持整洁。进行室内扫地、扫床、扫墙，抹桌椅、板凳、窗户、衣橱时，都要做到"湿式作业"，不可尘土飞扬。

（2）通风换气。对老年人居室，要求经常进行通风换气，在通风良好的情况下，每日开窗两次以上，每次 30 min，以保持室内空气新鲜无异味，稀释或减少致病因子。

（3）充分采光。在阳光能够照射到老年人居室时，要求拉开窗帘，充分采光。

（4）注意消毒。在采取适当保护措施下，必要时，要求对老年人居室进行紫外线照射消毒，以减少传染性疾病的发生。

（5）绝对禁烟。烟对人百害而无一利，要求老年人居室绝对禁烟。

（6）清除害虫。害虫可以让老年人不适或传播疾病，要求老年人居室内无蝇、无蚊、无鼠、无蟑螂、无臭虫等有害昆虫。

（7）五个不准。要求老年照护人员和能自理老年人在居室内，不准随地吐痰，不准乱扔杂物，不准随地大小便，不准乱泼脏水，不准乱倒垃圾。

二、床单位整理的基本要求

（1）根据老年人个性需求开展床单位整理。老年人每日晨起、午睡后，照护人员要进行老年人床单位的清扫整理。

（2）在整理过程中按标准流程开展服务。床单位表面要求做到平整、干燥、无渣屑。扫床时，扫床刷要套上刷套（刷套需浸泡过 500 mg/L 浓度的含氯消毒液，以挤不出水为宜）进行清扫。一床一套，不可混用。

（3）为卧床老年人整理床单位时，要注意保护其隐私。对于卧床的老年人，照护人员还应注意在三餐后、晚睡前进行床单位的清扫整理，避免食物的残渣掉落床上，造成老年人卧位不适甚至引发压疮。

（4）受污染的床单位要及时更换。

（5）经常通风，保持室内空气清新。老年人的居室应每日开窗，通风换气，减少异味，增加舒适感。春秋季节，至少每日晨起、午睡后进行通风，每次 30 min。冬季天气寒冷，可相对缩短换气时间约 10 min。通风时，注意做好房间内老年人的保暖。卧床老年人床上排便后，应及时通风换气。

（6）老年人室内温湿度。老年人的机体对环境温湿度的感知、调节能力下降，温度过高、过低都容易发生疾病。因此，应注意老年人室内温湿度的调节。关于老年人室内温度，秋、冬季以 18~22 ℃为宜，春、夏季以 26~30 ℃为宜；相对湿度以 50%~60% 为宜。

三、床单位整理的注意事项

（1）为老年人整理床单位前应与其充分沟通，并注重人文关怀。
（2）床单位的整理应与房间卫生保洁工作配合开展。
（3）床单位的整理避免影响老年人正常休息。
（4）床单位的整理过程中应注意保护老年人的安全。

知识拓展

老年人居室整理基本注意事项

老年人居室整理基本注意事项：（1）避免选择方正见棱的家具。（2）居室色彩应根据老年人的特点。（3）门厅设座方便老年人换鞋。（4）客厅沙发软硬高低适度。（5）茶几高度应便于取物。（6）餐桌大小便于使用。（7）床铺高低软硬要适当。（8）增加厕所坐便器高度。（9）居室布置整洁和谐。

四、实践技能操作

职业能力：为老年人整理床单位。其操作流程见表 3-1-13-1。

表 3-1-13-1　为老年人整理床单位操作流程

步骤	项目	操作及说明	照护标准
步骤一	准备 评估 工作	1．老年照护人员：着装整洁，洗净双手，戴口罩、帽子。 2．环境：安静整洁，温度适宜，光线充足，房间半小时前已通风，无异味。 3．评估与沟通： 3.1　核对问候老年人，说明整理床单位的时间，解释操作目的、需要配合的事项。 3.2　评估老年人意识状态、自理能力及身体状况。 4．准备物品：根据评估情况准备物品，一般包括扫床车1辆、床刷1把、一次性床刷套数个、脸盆2个（分别盛装洁净、污染的刷套）。物品摆放位置合理，便于照护人员取放（图 3-1-13-2） 图 3-1-13-2　准备物品	1．老年照护人员扫床需要戴口罩。 2．整理床单位要先征求老年人同意，与老年人耐心沟通，态度和蔼，避免影响老年人日常作息。 3．要定期为老年人整理床单位，帮助老年人养成良好的卫生习惯
步骤二	实施 操作	1．将物品放置于扫床车上，推车进入老年人居室。将棉被折叠成方块状，放置在床旁椅子上。将枕头放在棉被上。 2．将一侧床头部位床单反折于床褥下压紧，再将床尾部床单抻平反折于床褥下。以同样方法铺好床单另一侧，使床单平整紧绷于床褥上（图 3-1-13-3）	1．床单位表面要求做到平整、干燥、无渣屑。 2．扫床时，扫床刷要套上刷套，刷套应浸泡过 500 mg/L 浓度的含氯消毒液，以挤不出水为宜

步骤	项目	操作及说明	照护标准
步骤二	实施操作	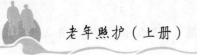 （a）　　　　（b） （c） 图 3-1-13-3　整理床单 3. 取床刷套好刷套。从床头纵向扫床至床尾，每扫一下要重叠上一下的 1/3，避免遗漏（图 3-1-13-4）。 图 3-1-13-4　清扫床单 4. 撤下刷套，放在另一脸盆中，整理枕头至蓬松，放置在床头。枕套开口应背门，棉被放置于床尾	3. 操作流程合理、流畅、全面，具有主动服务意识
步骤三	整理记录	1. 撤下床刷套，将枕头放于床头，棉被放于床尾。 2. 整理物品放回原处备用，必要时进行消毒，洗手。 3. 记录整理床单位的时间	1. 环境及物品干净整洁，有序放置。 2. 记录准确无误

续表

步骤	项目	操作及说明	照护标准
注意事项		1. 老年照护人员扫床需要戴口罩。 2. 床套在使用时每床一只，不可重复使用。 3. 刷套使用后可用含氯消毒液浸泡 30 min 以上，清洗晾干备用。 4. 床单位的整理应与房间卫生保洁工作同步开展。 5. 床单位的整理避免影响老年人正常休息。 6. 床单位的整理过程中应注意保护老年人安全	1. 能为老年人整理床单位。 2. 能观察并发现异常情况，及时正确地处理。 3. 与老年人有效沟通，关爱老年人
步骤四	小结与反思	1. 本次照护体会及反思。 2. 制定下一步为卧床老年人更换床单位照护计划	根据老年人的反馈调整照护方案并持续改进

【课后练习】

1. 老年人室内温度，秋冬季要求（　　　）℃为宜。

A. 16～18　　　　　　　　　　B. 18～22

C. 26～30　　　　　　　　　　D. 30～32

2. 整理床单位时，将物品放于椅子上置于（　　　）。

A. 床上　　　　B. 床头　　　　C. 床尾　　　　D. 床底

任务十四

为卧床老年人更换床单位

案例导入

　　王奶奶，82岁，失能老年人，患有高血压病、脑梗死，既往因脑出血导致右侧肢体偏瘫，大小便失禁，需要照护人员协助进食、穿衣、行走、翻身、上厕所，已入住某养老机构护理区 701 室 2 床。今天查房时，照护人员发现王奶奶床单位被污染。

　　作为王奶奶的老年照护人员，请为她更换床单位。

　　思考：为王奶奶更换床单位有哪些注意事项？为王奶奶翻身时应如何避免她坠床？

一、为卧床老年人更换床单位的目的

1. 有助于改善老年人个人卫生状况

清洁的环境和身体，不仅可以使老年人感觉舒适，改善自我形象，拥有自信和自尊，还可以起到预防疾病的作用。保持老年人身体清洁，可以维护皮肤功能，维持正常体温，调节感觉功能，预防皮肤病和压疮，还能使情绪愉快。

2. 有助于保护老年人皮肤

老年人生活不能自理，非常简单的刷牙、漱口、洗脸、洗手、梳头、洗脚、洗衣服、整理床单位等，都需要别人帮助，这也是老年照护人员每天要做的分内工作之一。

3. 愉悦老年人的心情

做好老年人的个人卫生护理，让老年人可以保持清洁，这样不但改善了老年人的心情，让老年人精神焕发，还有利于一些病情的控制。例如，及时更衣沐浴，保持皮肤清洁，可减少皮肤感染；保持外阴清洁，可减少尿路感染的机会等。老年照护人员一定要本着认真负责的态度，保质、保量及时完成老年人的个人卫生护理工作。

4. 每日护理

做到早晚洗脸刷牙，饭前洗手，饭后漱口，睡前清洗会阴和双足。

5. 每周护理

在身体条件允许的情况下，每周给老年人洗澡 1~2 次。

二、为卧床老年人更换床单位的基本要求

（1）根据老年人个性需求进行床单位更换。定期为老年人更换被服，可以使床单位保持平整、干净、无褶皱，使老年人的居室整洁美观。

（2）更换过程中按照标准流程开展服务。每周定期为老年人更换床单位（包括被罩、床单、枕套）。当床单位被尿、呕吐物、汗液等污染，应立即更换。老年人的被褥应经常拿到室外晾晒。

（3）更换床单位需要注意隐私保护。

（4）更换后的床上用品需要分类洗涤并消毒。

三、为卧床老年人更换床单位的注意事项

（1）注重人文关怀，更换前与老年人进行充分沟通，通过肢体语言与失智老年人沟通，消除老年人的恐惧感。

（2）在更换过程中，老年照护人员要佩戴口罩，更换完成后要及时清洗、消毒。

（3）在更换过程中，应注意观察老年人的皮肤情况。对卧床老年人的病情进行观察，

协助其人变换卧位,同时,预防压疮等并发症的发生。

（4）在更换过程中注意给老年人保暖。

（5）在更换过程中注意保护老年人安全。

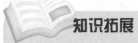

知识拓展

预防老年人坠床的相关知识

坠床是造成老年人外伤和骨折的原因之一。

1. 常见原因

（1）意识障碍老年人,因为躁动不安,在自主或不自主的活动中坠床。
（2）在护理过程中,因翻身不当造成老年人坠床。

2. 坠床的预防

（1）加强防范。对意识障碍老年人加床挡,或者在床旁用椅子挡护,对翻身幅度较大的老年人,必要时在两侧床挡上拴保险带预防坠床。（2）加强巡视。老年人睡眠时,也要经常巡视,发现睡眠中的老年人睡在靠近床缘时,要及时挡护,必要时为老年人向床内侧翻身,防止老年人坠床摔伤。（3）加强协作。对体重较重、身高较高的老年人进行翻身或转移护理时,最好两人协作完成。

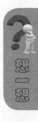

应该在什么时候给老年人更换床单位?

四、实践技能操作

职业能力:为卧床老年人更换床单位。其操作流程见表3-1-14-1。

表3-1-14-1　为卧床老年人更换床单位操作流程

步骤	项目	操作及说明	照护标准
步骤一	准备评估工作	1. 老年照护人员:着装整洁,洗净双手,戴帽子、口罩。 2. 环境:安静整洁,温度适宜,光线充足,房间30 min前已通风,无异味。关闭门窗,必要时遮挡屏风,调节室温至24～26℃。 3. 评估与沟通: 　3.1　核对并问候老年人,解释操作目的、需要配合的事项	1. 老年照护人员更换床单位需要戴帽子、口罩。 2. 更换床单位时要向老年人解释,征得老年人的同意

续表

步骤	项目	操作及说明	照护标准
步骤一	准备评估工作	3.2 评估老年人意识状态、自理能力及身体状况。 3.3 询问是否需要大小便。 3.4 老年人平卧于床上，盖好被子。 4. 准备物品：根据评估情况准备物品，一般包括扫床车1辆、床刷1把、刷套数个、脸盆2个（分别盛装洁净、污染的刷套），清洁床单、被罩、枕套数个，必要时备清洁衣裤。物品摆放位置合理，便于老年照护人员取放（图3-1-14-1） 图3-1-14-1　准备物品	3. 注意保暖，关闭门窗。 4. 每周定期为老年人更换床单位，被服污染时应立即更换
步骤二	实施操作	1. 将物品按使用顺序码放在床尾椅子上（上层床单，中层被罩，下层枕套）。 2. 老年照护人员站在床的右侧，一手托起老年人头部，一手将枕头平移向床的左侧，协助老年人翻身侧卧至床的左侧（背向老年照护人员）盖好被子。必要时对侧安装床挡。从床头至床尾，松开近侧床单，将床单向上卷起，塞至老年人身下。 3. 从脸盆中取床刷套套在床刷外面，靠近床中线清扫褥垫上的渣屑，从床头扫至床尾，每扫一刷要重叠上一刷扫过位置的1/3，避免遗漏（图3-1-14-2） 图3-1-14-2　扫床垫	1. 操作流程合理、流畅、全面，具有主动服务意识，充分为老年人考虑，保证老年人的安全及自尊

步骤	项目	操作及说明	照护标准
步骤二	实施操作	4. 取清洁床单，床单的纵向中线对齐床中线，展开近侧床单平整铺于床褥上，余下的一半塞于老年人身下，分别将近侧床单的床头床尾部分反折于床褥下，绷紧床单，再将近侧下垂部分的床单平整塞于床褥下。 5. 将枕头移至近侧，协助老年人翻转身体侧卧于清洁大单上（面向老年人照护人员），盖好被子，立起近侧床挡。 6. 老年照护人员转至床对侧，放下床挡，从床头至床尾松开床单，将污床单从床头、床尾向中间卷起放在污衣袋内，清扫褥垫上的渣屑（方法同上），撤下床刷套，放在另一脸盆中。 7. 拉平老年人身下的清洁床单，平整铺于床褥上（方法同上）。协助老年人平卧于床中线上，盖好被子（图3-1-14-3）。 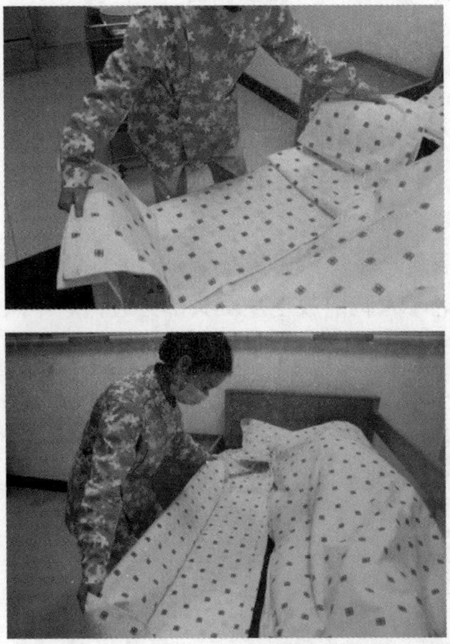 图3-1-14-3 铺清洁床单 8. 老年照护人员站在床右侧，将盖于老年人身上的棉被两侧及被尾展开。打开被罩被尾开口端，一手揪住被罩边缘，一手伸入被罩中分别将两侧被胎向中间对折；再一手抓住被罩被头部分，另一手抓住被胎被头部分，将被胎呈S形从被罩中撤出，折叠置于床尾，被罩仍覆盖在老年人身体上	2. 尊老、爱老，有责任心。 3. 床单位表面要求做到平整、干燥、无渣屑

步骤	项目	操作及说明	照护标准
步骤二	实施操作	9. 取清洁被罩平铺于污被罩上，被罩中线对准床中线。床罩的被头部分置于老年人颈部。打开清洁被罩被尾开口端，一手抓住棉胎被头部分将棉胎装入清洁被罩内，在被罩内将棉胎向两侧展开。从床头向床尾方向翻卷撤出污被罩，放在污衣袋内。 10. 棉被纵向两侧分别向内折叠（成被筒），被尾塞于床垫下（图3-1-14-4）。 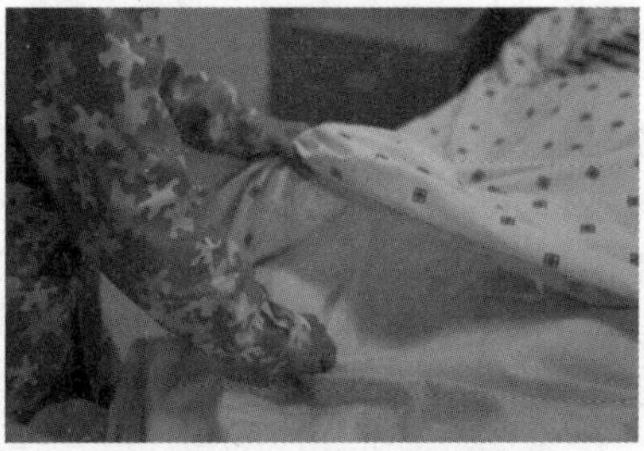 图3-1-14-4　更换被套 11. 老年照护人员一手托起老年人头部，另一手撤出枕头。 12. 将枕芯从枕套中撤出，将污枕套放在污衣袋内。 13. 在床尾部，取清洁枕套反转内面朝外，双手伸进枕套内撑开揪住两内角。 14. 抓住枕芯两角，反转枕套套好。 15. 将枕头从老年人胸前放至左侧头部旁边，老年照护人员右手托起老年人头部，左手将枕头拉至老年人头下适宜位置（图3-1-14-5） 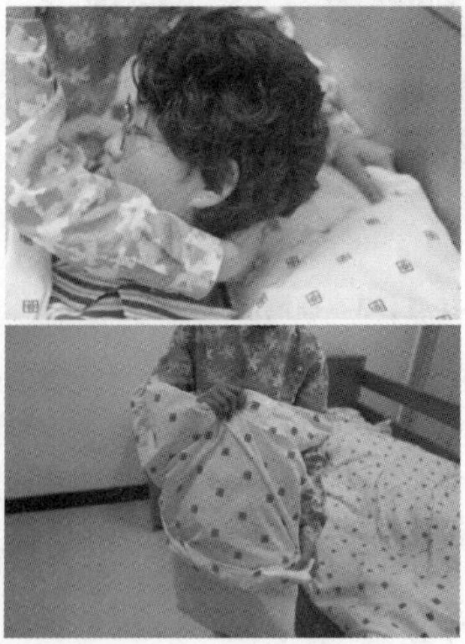 图3-1-14-5　托头更换枕套	4. 必要时，为老年人更换衣裤

续表

步骤	项目	操作及说明	照护标准
步骤三	整理记录	1. 老年照护人员开窗通风，洗净双手。 2. 整理物品，将更换下的被服统一洗涤、消毒。 3. 使用过的床套集中使用含氯消毒液浸泡 30 min 以上，清洗晾干备用。 4. 记录老年人更换床单位的时间	1. 环境及物品干净整洁，有序放置。 2. 老年人感觉舒适。 3. 记录准确无误
	注意事项	1. 协助老年人翻身侧卧时，注意老年人安全，防止发生坠床，必要时使用床挡。 2. 扫床时，每扫一刷要重叠上一刷的 1/3，避免遗漏。 3. 一床一刷套，不可重复使用。 4. 更换被罩时，避免遮住老年人口鼻。 5. 棉胎装入被罩内，被头部分应充满，不可有虚沿。 6. 操作动作轻稳，不要过多暴露老年人身体并注意保暖。 7. 套好的枕头四角充实，枕套开口背门。 8. 更换过程中照护人员要佩戴口罩，完成后要及时清洗、消毒。 9. 更换过程中注意观察老年人的皮肤情况	1. 能为老年人正确更换床单位。 2. 能观察并发现异常情况，及时正确地处理。 3. 注重人文关怀，更换前与老年人进行充分沟通，通过肢体语言与失智老年人沟通，消除老年人的恐惧感
步骤四	小结与反思	1. 本次照护体会及反思。 2. 制定下一步照护计划	根据老年人的反馈调整照护方案并持续改进

【课后练习】

1. 为卧床老年人更换床单位时不应（   ）。

A. 动作轻稳

B. 打开门窗散气味

C. 立起近侧床挡，防止老年人坠床

D. 将换下的床单放入专用污物桶

2. 为老年人洗发时应用（   ）。

A. 指甲抓挠头皮

B. 指腹揉搓头发

C. 手掌揉搓头发

D. 专用器械揉搓头发

3. 更换床单位时，向老年人解释后还应询问（   ）。

A. 是否需要饮水

B. 是否需要排便

C. 昨晚睡眠情况

D. 上一餐进食情况

项目二　　生活照护技术

【知识目标】

了解老年人生活照护技术的目的、概念、意义与基本要求；理解老年人生活照护技术的内容及观察要点；掌握老年人生活照护技术的操作流程及注意事项。

【能力目标】

能够评估老年人身体状况、自我意愿，为老年人选择合适的生活照护体位；能够按照规范的流程为老年人开展生活照护服务，并确保老年人隐私、保暖和安全；能够正确处理生活照护服务过程中出现的突发状况；能够进行生活照护后的观察与记录，并能够及时发现异常情况，正确处理；能够对老年人开展相关知识的健康教育。

【素质目标】

在照护老年人的过程中，具备基本的礼仪规范、良好的语言艺术、沟通管理能力及服务意识，在服务过程中融入人文关怀；具备尊老、爱老品质，能够以老年人为中心，维护老年人自尊心；具有慎独精神及品质，具备安全防护的相关知识和预见能力，有环保意识；具有吃苦耐劳的职业精神，具有细心、耐心和有责任心地为老年人实施照护的理念，遇到突发异常情况能够冷静果断处理；在照护过程中关注老年人身体情况、精神面貌，能够达成服务目标，杜绝安全隐患，操作动作轻稳，注意保护老年人隐私，有较强的责任意识和掌握老年人情绪的能力。

任务一
穿脱衣物

衣物的穿脱对老年人是非常重要的，即使是自理能力有损的老年人，也要尽量鼓励与指导其参与衣服的穿脱过程，以尽可能最大限度地保持和发挥其残存功能。因此，衣物的选择主要在于便于穿脱，如拉链上应留有指环，便于老年人拉动；上衣的设计应以前开襟为主；减少纽扣的使用，尽量使用橡皮筋代替，或可选用魔术贴代替纽扣；如老年人坚持使用纽扣，也应注意纽扣不要过多，以方便老年人自行系扣。行动不便的老年人穿脱衣物直接影响到老年人的舒适度。要采用正确的操作方法来满足老年人的需求。

子任务1 协助老年人更换开襟衣服

案例导入

赵爷爷，75岁，半年前因脑血管意外导致右侧肢体偏瘫，右侧手脚无法自由活动和伸直、屈曲，口齿不清楚，生活可半自理，需要照护人员协助穿衣、进食等，已入住某医养结合的养老机构。

晨起，照护人员需要根据赵爷爷的基本情况为其更换衣物。

思考： 在为赵爷爷更换衣物时，应该如何协助其更换开襟衣服？

一、协助老年人更换衣物的重要性及要求

老年人着装不仅要美观、保暖，更要舒适和健康。有些老年人由于年高体弱，自理能力下降，需要老年照护人员协助穿脱衣物，掌握便捷的穿脱方法，可避免老年人受凉，同时，还可以减轻老年照护人员的劳动强度。老年人选择合适的衣物不仅身体舒适，而且心情舒畅。老年人衣物应具有实用、舒适、整洁、美观四个特点。

1. 实用

衣物有保暖防寒的作用。由于对外界环境的适应能力稍差，许多老年人冬季畏寒，夏季畏热。因此，老年人选择衣物时首先要考虑冬装保暖，夏装消暑。

2. 舒适

衣物应力求宽松舒适、柔软轻便、利于活动。在面料选择上纯棉制品四季适宜。夏季，真丝、棉麻服装凉爽透气。

3. 整洁

衣物整洁不仅使老年人心情舒畅、神采奕奕，也有利于老年人身体健康。内衣及夏季衣服更应常洗常换，利于自身舒适。

4. 美观

根据老年人自身文化素养、品位喜好，选择适宜的素雅、沉稳的衣物。款式上以简洁明快、方便穿着为宜。

二、协助老年人穿脱衣物的目的

协助老年人穿脱衣物的目的如图 3-1-2-1 所示。

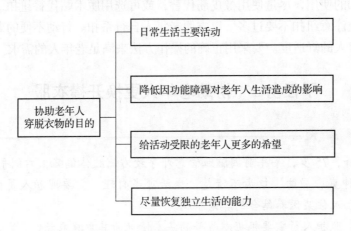

图 3-2-1-1　协助老年人穿脱衣物的目的

知识拓展

老年人衣物的选择及搭配

（1）老年人适宜的袜子（图 3-2-1-2）。适合老年人穿着的袜子应选择棉质、袜口较松的。袜口过紧会导致血液回流不畅，出现脚胀等不适症状。袜子应勤换洗，这样有利于足部健康。

（2）老年人适宜的鞋（图 3-2-1-3）。老年人应选择有排汗、减震、防滑、安全、柔软、轻巧、舒适等特点的鞋。大小要合适。日常行走可选择有适当增高后跟的柔软布鞋，

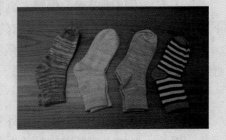

图 3-2-1-2　老年人适宜的袜子

运动时最好选择鞋底硬度适中、略带后跟、前部稍高的运动鞋。少穿拖鞋，若居室内能穿拖鞋，应选择大小适中、能将足部塞满的整块鞋面的、后跟高度为 2～3 cm 的拖鞋为宜。

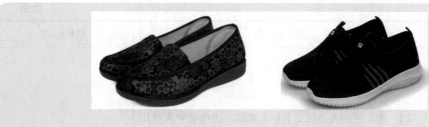

图 3-2-1-3　老年人适宜的鞋

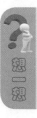

应如何为老年人选择衣物？

三、实践技能操作

职业能力：协助老年人更换开襟衣服。其操作流程见表 3-2-1-1。

表 3-2-1-1　协助老年人更换开襟衣服操作流程

步骤	项目	操作及说明	照护标准
步骤一	准备评估工作	1. 老年照护人员：着装整洁，洗净并温暖双手。 2. 环境：关闭门窗、拉好窗帘，调节室温至 22～26℃。光线充足，适合操作。 3. 评估与沟通： 3.1　核对并问候老年人，解释操作目的、需要配合的动作、注意事项等，征得老年人的同意。 3.2　评估老年人意识状态、自理能力及身体状况，评估老年人衣物清洁情况等。 3.3　询问是否需大小便。 4. 准备物品：老年人清洁干燥的开襟上衣。如有需要可酌情准备脸盆（盛温水）、毛巾、护肤油等（图 3-2-1-4） 图 3-2-1-4　准备物品	1. 更换衣服前调节好室内温湿度，避免老年人受凉，拉好窗帘保护老年人的隐私。 2. 与老年人耐心沟通，态度和蔼。 3. 根据评估情况及老年人的喜好准备合适大小、老年人喜欢的款式的上衣，调动老年人的积极性

109

步骤	项目	操作及说明	照护标准
步骤二	实施操作	坐位老年人： 1. 协助老年人坐稳。 2. 脱衣： 2.1 老年照护人员站于老年人患侧，协助老年人解开衣扣。 2.2 协助老年人用健手从胸前抓住衣领。 2.3 先脱健侧衣袖的一半使肩露出，如图 3-2-1-5 所示。 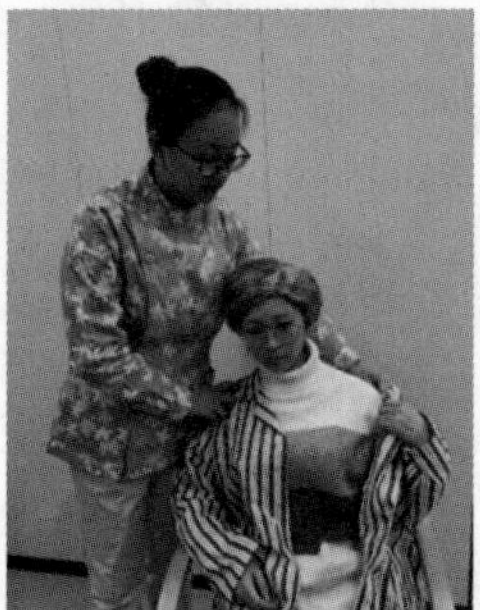 图 3-2-1-5　翻身侧卧 2.4 老年照护人员指导并协助老年人脱健侧衣袖。 2.5 协助老年人用健手将患侧衣袖脱出。 3. 穿衣： 3.1 老年照护人员站在老年人患侧。 3.2 协助老年人穿患侧衣袖，如图 3-2-1-6 所示。 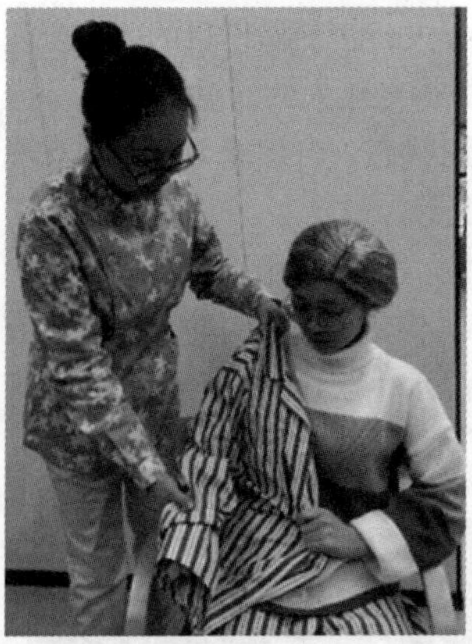 图 3-2-1-6　脱去健侧衣袖 3.3 协助老年人用健手将衣领拉至患侧肩部。 3.4 老年人健侧手由颈后抓住衣领拉向健侧肩部。 3.5 整理衣服并协助老年人扣好衣扣	1. 协助老年人采取舒适的换衣姿势。 2. 操作流程合理、流畅、全面，具有良好的服务意识，充分为老年人考虑，保证老年人的安全及自尊

步骤	项目	操作及说明	照护标准
步骤二	实施操作	平卧位老年人： 1. 掀开盖被，解开老年人上衣纽扣。 2. 一手扶住老年人肩部，另一手扶住髋部，协助老年人翻身侧卧于患侧（图3-2-1-7）。 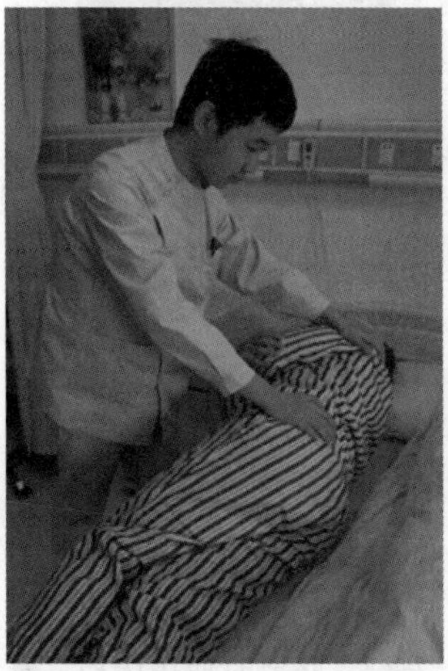 图3-2-1-7　穿上患侧衣袖 3. 脱旧穿新： 3.1　老年人健侧在上，脱去健侧衣袖。将衣服平整地掖在老年人身下，如图3-2-1-8所示。 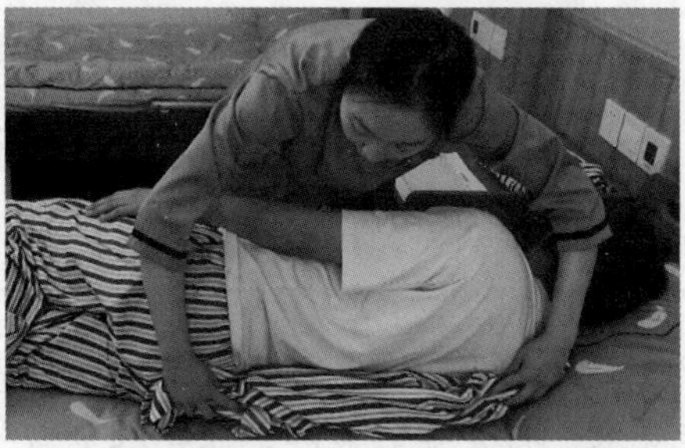 图3-2-1-8　脱去健侧衣袖 3.2　翻身卧于健侧，脱去患侧衣袖。 3.3　取清洁开襟上衣帮老年人穿好患侧衣袖，将衣服平整地掖在老年人身下。让老年人翻身侧卧于患侧，为其穿好健侧衣袖，拉平后背衣服。 3.4　穿着整齐：协助老年人平卧，整理、拉平衣服并扣好衣扣，如图3-2-1-9所示	3. 尊老、爱老，有责任心

续表

步骤	项目	操作及说明	照护标准
步骤二	实施操作	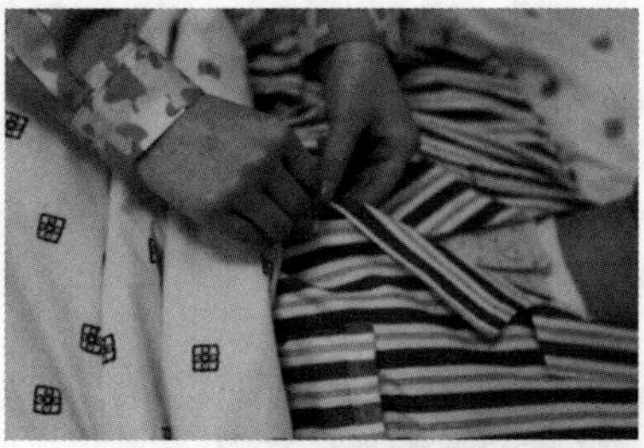 图 3-2-1-9　扣好纽扣	
步骤三	整理记录	1. 盖好盖被，整理床铺。 2. 洗手。 3. 记录老年人换衣的时间	1. 环境及物品干净整洁，有序放置。 2. 老年人感觉舒适。 3. 记录准确无误
注意事项		1. 穿衣物时先穿患侧，脱衣时先脱健侧。 2. 穿脱衣物过程中循序渐进，不催促。 3. 注意保护老年人安全，必要时使用床挡，避免出现坠床、受凉等情况	1. 能为老年人选择适宜的体位，选择舒适、大小合适的衣物。 2. 能观察并发现异常情况，及时正确地处理。 3. 与老年人有效沟通，关爱老年人
步骤四	小结与反思	1. 本次照护体会及反思。 2. 制定下一步更换衣物的照护计划	根据老年人的反馈调整照护方案并持续改进

子任务2　协助老年人穿脱套头上衣

案例导入

　　王爷爷，68岁，已入住某医养结合的养老机构，患糖尿病、高血压病多年，需照护人员协助才能穿衣、行走等。晨起，照护人员需要根据王爷爷的基本情况为其更换衣物。

　　思考：如果你是王爷爷的照护人员，应如何帮助他挑选并更换套头上衣？

一、为老年人选择衣物的原则

老年人即使年龄大了，也要注重衣服的选择。衣物的选择与老年人的身体健康有很大的关系，也影响着老年人的外观，因此，老年人的穿衣不可随意，应注意以下几个方面。

1. 衣物的面料

老年人在选择衣物的时候要注重面料，应首选纯棉面料，因为其比较舒适、透气。另外，丝绸也是老年人比较喜欢的一种面料，优点是透气、滑爽、柔软，缺点是容易褶皱，褪色也比较快。老年人不要选择化纤面料，因为这种面料吸湿性、透气性都比较差，有时还会产生静电。

2. 衣物的色彩

老年人在选择衣物的时候要注重色彩。在一定程度上，衣物的色彩也影响老年人的心理健康。对于老年人而言，除了白色、黑色、灰色外，淡紫色、墨绿色、咖啡色等也是不错的选择。当然，老年人在选择内衣的时候，可以挑一些颜色鲜艳的，这样可以显得有活力。

3. 衣物的舒适

老年人在选择衣物的时候要注重舒适性，适合自己的才是最好的。老年人的衣物需松紧合适，较紧的衣物会影响老年人的血液循环。

4. 衣物的款式

老年人在选择衣物的时候要注重款式，可以根据老年人的体型决定。衣物的款式不仅影响老年人的外观，也影响老年人的心理状态。

5. 忌领口过紧

领口紧会影响心脏向头颈部运送血液，压迫颈部的颈动脉窦中压力感受器，通过神经反射，引起血压下降和心跳减慢，使脑部发生供血不足，出现头痛、头晕、恶心、眼冒金星等症状，尤其是患高血压、动脉硬化、冠心病、糖尿病的老年人，很容易晕倒甚至休克。

知识拓展

为老年人选择衣物时的注意事项

（1）尊重老年人的喜好。应为老年人选择其喜欢的衣物，不能根据老年照护人员的想法强迫老年人做选择。

（2）引导老年人产生打扮的欲望，帮助老年人保持轻松愉悦的心情。

（3）早晨起床后将睡衣更换成家居服（外出时换外出服）：让穿脱衣物成为生活中的固定步骤，使老年人时刻衣着得体。

（4）重视内衣和睡衣的吸水性。宜给老年人选用纯棉制作的衣物。

（5）推荐易于穿脱的衣物。有肢体障碍的老年人应选择开襟衣服，便于穿脱。

二、实践技能操作

职业能力：协助老年人更换套头上衣。其操作流程见表3-2-1-2。

表3-2-1-2　协助老年人更换套头上衣操作流程

步骤	项目	操作及说明	照护标准
步骤一	准备评估工作	1. 老年照护人员：着装整洁，洗净并温暖双手。 2. 环境：关闭门窗、拉好窗帘，冬季将室温维持在22～26℃。光线充足，适合操作。 3. 评估与沟通： 3.1 核对并问候老年人，解释操作目的、需要配合的动作、注意事项等。 3.2 评估老年人意识状态、自理能力及身体状况，衣物清洁情况等。 3.3 询问是否需要大小便。 4. 准备物品：老年人清洁干燥的套头上衣。如有需要，可酌情准备：脸盆（盛温水）、毛巾、护肤油等	1. 更换上衣前调节好室内温湿度，避免老年人受凉，拉好窗帘保护老年人的隐私。 2. 与老年人耐心沟通，态度和蔼。 3. 根据评估情况及老年人的喜好准备合适大小、老年人喜欢的款式的上衣，调动老年人的积极性
步骤二	实施操作	1. 在病情允许的情况下，协助老年人取坐位。 2. 脱衣： 2.1 将上衣向上拉至胸部。 2.2 协助老年人手臂上举，脱出一侧衣袖，再脱另一侧衣袖（先脱健侧，再脱头部，最后脱患侧）。如图3-2-1-10和图3-2-1-11所示。 图3-2-1-10　脱去健侧衣袖 3. 穿衣： 3.1 老年照护人员辨清衣服前、后面	1. 协助老年人采取安全、舒适的换衣姿势。 2. 操作流程合理、流畅、全面，具有主动服务意识，充分为老年人考虑，保证老年人的安全及自尊

步骤	项目	操作及说明	照护标准
步骤二	实施操作	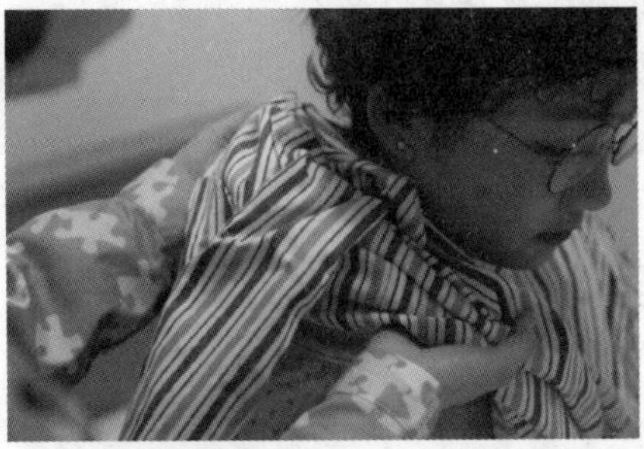 （a） 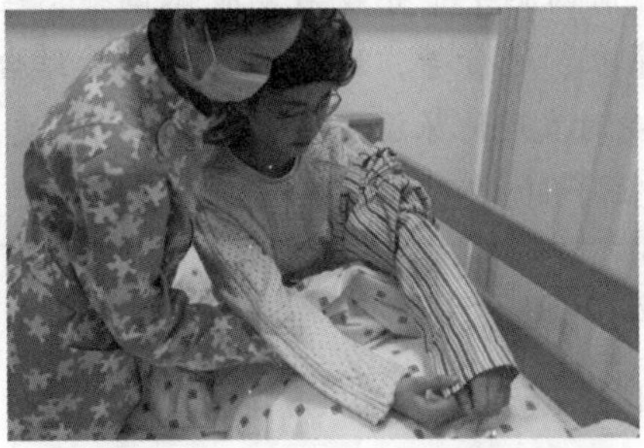 （b） **图 3-2-1-11　脱去患侧衣袖** 3.2　老年照护人员的一手从衣服袖口处穿入至衣身开口处，握住老年人手腕，将衣袖套入老年人手臂，以同样方法穿好另一侧（先穿患侧，再穿健侧）。 3.3　握住衣身背部的下开口至领口部分，将其套入老年人头部。 4. 整理拉平衣服	3. 尊老、爱老，有责任心
步骤三	整理记录	1. 整理床铺。 2. 洗手。 3. 记录老年人换衣的时间	1. 环境及物品干净整洁，有序放置。 2. 老年人感觉舒适。 3. 记录准确无误
	注意事项	1. 脱衣时，先脱健侧，再脱头部，最后脱患侧；穿衣时，先穿患侧，再穿健侧，最后穿头部。 2. 更换衣物过程中态度认真，动作轻稳。 3. 注意保护老年人，必要时使用床挡，避免其出现坠床、受凉等情况	1. 能为老年人选择适宜的体位，选择舒适、大小合适的衣物。 2. 能观察并发现异常情况，及时正确地处理。 3. 与老年人有效沟通，关爱老年人
步骤四	小结与反思	1. 本次照护体会及反思。 2. 制定下一步衣物更换计划	根据老年人的反馈调整照护方案并持续改进

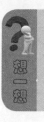

子任务3　协助老年人更换裤子

案例导入

　　赵爷爷，75岁，半年前因脑卒中导致右侧肢体偏瘫，生活状态为半自理，需老年照护人员协助其穿衣、进食等，现已入住某医养结合养老机构。晨起，老年照护人员为赵爷爷翻身时发现他尿湿了裤子，需要为其更换。

　　思考： 为赵爷爷更换裤子时，应该注意什么？

一、为老年人选择裤子的禁忌

　　老年人宜穿松紧带的裤子，忌腰口过紧。腰口紧不仅束缚着腰部的骨骼和肌肉，影响此部位的血液流通与营养供应，而且会使腰痛加重。另外，过紧的腰口把内脏束得太紧，影响肠胃蠕动，从而导致消化不良。

二、实践技能操作

　　职业能力：协助老年人更换裤子。其操作流程见表3-2-1-3。

表3-2-1-3　协助老年人更换裤子操作流程

步骤	项目	操作及说明	照护标准
步骤一	准备评估工作	1. 老年照护人员：着装整洁，洗净并温暖双手。 2. 环境：关闭门窗、拉好窗帘，调节室温至22～26℃。光线充足，适合操作。 3. 评估与沟通： 3.1　核对并问候老年人，解释操作目的、需要配合的动作、注意事项等。 3.2　评估老年人意识状态、自理能力及身体状况、衣物清洁情况等。 3.3　询问是否需要大小便。 4. 物品：老年人清洁干燥的裤子。如有需要可酌情准备：脸盆（盛温水）、毛巾、护肤油等	1. 更换衣服前调节好室内温湿度，避免老年人受凉，拉好窗帘保护老年人的隐私。 2. 与老年人耐心沟通，态度和蔼。 3. 根据评估情况及老年人的喜好准备合适大小、老年人喜欢的款式的裤子，调动老年人的积极性

步骤	项目	操作及说明	照护标准
步骤二	实施操作	1. 协助老年人取舒适卧位。 2. 脱下裤子： 2.1 协助老年人松开裤带、裤扣。 2.2 协助老年人身体右倾，将裤子左侧部分向下拉至臀下（若遇老年人一侧肢体偏瘫，应先翻身至患侧，再翻身至健侧，先脱健侧，后脱患侧）。 2.3 协助老年人身体左倾，将裤子右侧部分向下拉至臀下。 2.4 老年照护人员协助老年人翻身平卧后，两手分别拉住老年人两侧裤腰部分向下褪至膝部，抬起一侧下肢，褪去一侧裤腿。以同样方法褪去另一侧裤腿。 3. 更换裤子： 3.1 老年照护人员辨清清洁裤子的正反面。 3.2 老年照护人员左手从裤管口套入至裤腰开口，轻握老年人脚踝，右手将裤管向老年人大腿方向提拉。以同样方法穿上另一条裤管（遇老年人一侧肢体偏瘫，应先穿患侧，后穿健侧）。 4. 老年照护人员两手分别拉住两侧裤腰部分向上提拉至老年人臀部。 5. 协助老年人身体左倾，将右侧裤腰部分向上拉至腰部，再协助老年人身体右倾，将裤子左侧部分向上拉至腰部。遇老年人一侧肢体偏瘫时，应先翻身至健侧将患侧裤腰拉至腰部；再翻身至患侧将健侧裤腰拉至腰部。 6. 系好裤带、裤扣	1. 协助老年人采取安全、舒适的更换姿势。 2. 操作流程合理、流畅、全面，具有主动服务意识，充分为老年人考虑，保证老年人的安全及自尊。 3. 尊老、爱老，有责任心
步骤三	整理记录	1. 协助老年人盖好被子、整理床铺。 2. 洗手。 3. 记录老年人更换裤子的时间	1. 环境及物品干净整洁，有序放置。 2. 老年人感觉舒适。 3. 记录准确无误
	注意事项	1. 脱裤子时，应先脱健侧，后脱患侧。穿裤时，应先穿患侧，后穿健侧。 2. 更换裤子过程中态度认真，动作轻稳。 3. 注意保护老年人安全并为其保暖，必要时可使用床挡，避免其坠床、受凉	1. 能为老年人选择适宜的体位，选择舒适、大小合适的裤子。 2. 能观察并发现异常情况，及时正确地处理。 3. 与老年人有效沟通，关爱老年人
步骤四	小结与反思	1. 本次照护体会及反思。 2. 制定下一步照护计划	根据老年人的反馈调整照护方案并持续改进

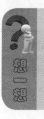

为老年人选择裤子时，应注意些什么？指导老年人更换时应注意些什么？

子任务4 协助老年人使用辅助器具穿脱衣物

案例导入

李奶奶，63岁，患糖尿病多年，双下肢行动不便，弯腰困难，眼睛视物不清，穿脱衣物时非常费力，现已入住某养老机构。

思考： 作为照护人员，可使用哪些辅助工具帮助李奶奶提高效率？

一、常用的穿脱衣物辅助器具

1. 穿衣辅助器具

常用的穿衣辅助器具有方便系扣器、魔术贴、截肢者穿衣棒、穿衣练习布、穿衣架、穿衣垫、穿衣棍、系带板、系带鞋、腿固定辅助、裤子辅助、拉链拖等。

其中，方便系扣器的手柄的粗细不同，拉动纽扣的铁环宽窄也不同；穿衣棒（图3-2-1-12）：利用穿衣棒不同形状的钩子，即可将要穿的衣服拉上，也可将要脱的衣服脱下，同时，建议穿着的衣物应适当宽松。

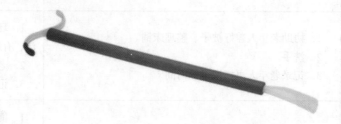

图3-2-1-12 穿衣棒

2. 穿鞋辅助器具

常用的穿鞋辅助器具（图3-2-1-13）有弹性鞋带、系带辅助、长柄鞋拔、穿鞋辅助、鞋拔、带组合手柄的鞋拔、系鞋带辅助、脱鞋器、拉链鞋扣件等。其中，长柄鞋拔的一端为把手，另一端为鞋拔。老年人在使用长柄鞋拔时不用弯腰、不用抬腿，只需将鞋拔放入鞋内，轻轻拉动把手向上提起即可。夹子鞋拔的一端为夹子，另一端为鞋夹，用长绳连接。在老年人使用夹子鞋拔时，不用弯腰和抬腿，只需用夹子夹住鞋的后端，向上拉动绳子，就可以将鞋提起。其最大优点是便于携带。

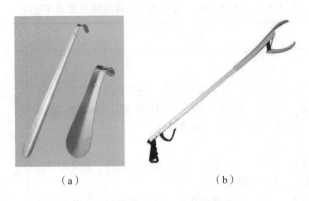

图 3-2-1-13　穿鞋辅助器具

（a）长柄鞋拔；（b）夹子鞋拔

3. 穿袜辅助器具

常用的穿袜辅助器具有可折叠穿袜辅助、长柄穿袜辅助、穿连裤袜辅助、穿短袜辅助、穿长袜辅助等。方便穿袜器（图 3-2-1-14）的一端是富有弹性的薄板，可以将袜子撑开，老年人在使用时，只需要将脚伸进撑开的袜口，再慢慢拉动穿袜器两旁的绳子，当穿袜器离开脚时，袜子就穿好了，其使用示意如图 3-2-1-15 所示。

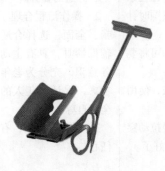

图 3-2-1-14　方便穿袜器

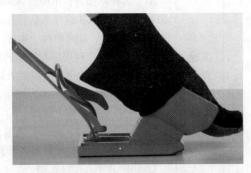

图 3-2-1-15　穿袜器的使用示意

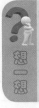
协助关节活动受限、弯腰有障碍的老年人穿脱衣物时应选择什么类型的辅助器具？

二、实践技能操作

职业能力：协助老年人使用辅助器具穿脱衣物。其操作流程见表 3-2-1-4。

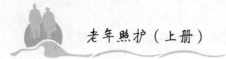

表 3-2-1-4　协助老年人使用辅助器具穿脱衣物操作流程

步骤	项目	操作及说明	照护标准
步骤一	准备评估工作	1. 老年照护人员：着装整洁，洗净并温暖双手。 2. 环境：关闭门窗、拉好窗帘，调节室温至22～26℃。光线充足，适合操作。 3. 评估与沟通： 3.1 核对并问候老年人，解释操作目的、需要配合的动作、注意事项等。 3.2 评估老年人意识状态、自理能力及身体状况，评估老年人衣物清洁情况等。 3.3 询问是否需要大小便。 4. 物品：根据具体情况选用适当的穿衣辅助器具	1. 更换衣服前调节好室内温湿度，避免老年人受凉，拉好窗帘保护老年人的隐私。 2. 与老年人耐心沟通、态度和蔼。 3. 根据评估情况及老年人的喜好准备合适大小、老年人喜欢的款式的衣服，调动老年人的积极性
步骤二	实施操作	1. 协助老年人取坐位或站位。 2. 老年照护人员指导老年人使用各类穿衣辅助器具： 2.1 方便系扣器：单侧肢体障碍者，用健侧手握住系扣器，将铁环从扣缝穿入后拉住对面的口子，按顺时针方向进行旋转，即可将扣子系好。 2.2 穿衣棒：利用穿衣棒不同形状的钩子，即可将要穿的衣服拉上，也可将要脱的衣服脱下。 2.3 长柄鞋拔：其一端为把手，另一端为鞋拔，使用时应轻轻拉动把手向上提起。 2.4 方便穿袜器：将脚伸进撑开的袜口，慢慢拉动穿袜两旁的绳子，当穿袜器离开脚时，袜子就穿好了。 3. 协助老年人拉好衣物	1. 协助老年人采取安全、舒适的姿势。 2. 操作流程合理、流畅、全面，选择合适的辅助器具，具有主动服务意识，充分为老年人考虑，保证老年人的安全及自尊。 3. 尊老、爱老，有责任心
步骤三	整理记录	1. 整理床铺。 2. 洗手。 3. 记录老年人换裤子的时间	1. 环境及物品干净整洁，有序放置。 2. 老年人感觉舒适。 3. 记录准确无误
注意事项		1. 操作过程循序渐进，不催促老年人。 2. 注意保护老年人的安全及保暖，必要时使用床挡，避免出现坠床、受凉等情况	1. 能为老年人选择适宜的体位，选择舒适、大小合适的衣物，合适的辅助器具

步骤	项目	操作及说明	照护标准
注意事项			2. 能观察并发现异常情况，及时正确地处理。 3. 与老年人有效沟通，关爱老年人
步骤四	小结与反思	1. 本次照护体会及反思。 2. 制定下一步照护计划	根据老年人的反馈调整照护方案并持续改进

【课后练习】

1. 老年人应选择穿（　　　）类型的衣物。

A. 肥大　　　　　　　　　　　　B. 瘦小

C. 舒适　　　　　　　　　　　　D. 紧身

E. 领口紧实

2. 协助老年人穿套头上衣时，下列做法错误的是（　　　）。

A. 先认清衣服的前后面　　　　　B. 先穿患肢，后穿健肢

C. 先穿袖子，再套入衣领　　　　D. 穿好后拉平衣服

E. 先套衣领，再穿患侧袖子

3. 协助老年人脱衣时，应（　　　）。

A. 先脱健侧上肢，再脱患侧上肢　　B. 先脱患侧上肢，再脱健侧上肢

C. 先脱左侧上肢，再脱右侧上肢　　D. 先脱右侧上肢，再脱左侧上肢

E. 先脱衣领，再脱袖子

4. 帮助老年人穿开襟衣服时室温应该控制在（　　　）℃。

A. 10～22　　　　　　　　　　　B. 22～26

C. 32～35　　　　　　　　　　　D. 35～38

E. 18～22

5. 以下不适用于上肢肢体障碍者的衣物特征的是（　　　）。

A. 魔术贴开襟　　　　　　　　　B. 按扣开合

C. 带拉环的拉链开合　　　　　　D. 纽扣开合

E. 方便系扣器

6. 下列不属于穿衣辅助器具的是（　　　）。

A. 穿衣棍　　　　　　　　　　　B. 纽扣钩

C. 取物器　　　　　　　　　　　D. 鞋拔

E. 穿袜器

任务二
饮食照护

子任务1　老年人饮食概述

案例导入

　　王爷爷，72岁，现居住在某养老机构301房间。有高血压病史10年，遵医嘱长期服用降压药。医生建议饮食低盐、低脂、低胆固醇，且应注意控制每日摄入的总热量。王爷爷目前血压控制情况良好，无明显波动，目前精神状态也不错，无不适感。

　　作为王爷爷的照护人员，请于每天中午12点协助他用餐。

　　思考：应该建议王爷爷吃哪些食物？哪些食物是王爷爷不宜吃的，为什么？

一、老年人对营养的需求

　　人体为了维持生命和健康、保证正常的生长发育和活动，必须通过饮食摄取足够的营养物质。食物中能被人体消化、吸收和利用的成分称为营养素。人体的营养素有糖类、蛋白质、脂肪、水、维生素和矿物质六大类，其中水是组成人体最重要的成分。这些营养素的主要功能是供应能量、构成和修补组织、调节生理功能等。

（一）热能

　　热能主要来自糖类、脂肪、蛋白质三大营养物质。这三种营养物质被摄入人体后，经过氧化分解，将食物的化学能转变为热能释放出来，供机体使用。因此，这三种营养素被称为产能营养素。热能的单位以焦耳（J）表示，三大营养素产热量分别为：蛋白质4 kcal[①]/g，脂肪9 kcal/g，糖类4 kcal/g。人体对热量的消耗主要应用于基础代谢、劳动、运动及精神活动、食物的特殊动力作用等方面。人体对热量的需求由于年龄、性别、劳动量、环境等因素的不同而存在差异。

---

　　①　1 kcal ≈ 0.004 2 kJ。

知识拓展

因活动量逐渐减少，能量消耗降低，机体代谢过程明显减退，老年人每天应适当控制热量摄入。一般从事轻体力劳动的健康老年人每日摄取热量 3 000 kcal 左右即可。老年人热能供给量是否合适，可通过观察体重变化来衡量。一般情况下实测体重在标准体重值 ±5% 以内属正常体重，如实测体重超过标准体重 10% 即为超重，超过 20% 为肥胖，低于 10% 为减重，低于 20% 为消瘦。体重超重、肥胖或减重、消瘦的老年人各种疾病的发病率明显高于体重正常的老年人。因此，应设法调整老年人的热量摄入，将他们的体重控制在标准范围内，以降低疾病的发病率。

（二）营养素

食物中对人体有用的成分就是营养素。人体所需的营养素可分为蛋白质、脂肪、糖类、矿物质及微量元素、维生素、水六大类。个体所需营养素的具体功能及来源见表 3-2-2-1。

表 3-2-2-1　个体所需营养素的具体功能及来源

营养素	具体功能	来源
蛋白质	构成和修补人体组织，构成酶、激素、抗体的重要成分，维持血浆胶体渗透压，供给热能	肉类、鱼类、乳类、蛋类、豆制品
脂肪	提供热量，构成人体组织，促进脂溶性维生素的吸收和利用，维持体温，保护内脏，增加饱腹感	肉类、鱼肝油、食用油、芝麻、花生、豆类
糖类	提供热量，构成神经和细胞，护肝解毒	谷类、薯类、根茎类、食用糖
维生素 A	保护夜间视力，维护上皮组织与黏膜健康，增强机体免疫功能，促进生长发育	鱼肝油、动物肝脏、奶类、绿色和黄色蔬菜
维生素 D	调节钙、磷的代谢，促进钙的吸收	鱼肝油、动物肝脏、蛋黄、海鱼
维生素 E	抗氧化作用，保持红细胞完整性，改善微循环，参与 DNA、辅酶 Q 的合成	植物油、谷类、坚果、绿色蔬菜
维生素 K	合成凝血因子，促进血液凝固	绿色蔬菜、蛋黄、动物肝脏
维生素 B_1	调节神经功能，参与糖代谢，影响某些氨基酸与脂肪的代谢，调节神经系统功能	粗粮、豆类、动物内脏、肉类

续表

营养素	具体功能	来源
维生素 B₂	构成多种酶的辅酶，参与多种生物氧化过程，促进生长，保持皮肤和黏膜的完整性	动物内脏、蛋黄、奶类、豆类、新鲜绿叶蔬菜
维生素 B₆	构成多种酶的辅酶，参与糖类、蛋白质、脂肪的代谢	蛋黄、肉类、鱼类、奶类
维生素 C	防治坏血病，保护细胞膜，解毒，促进铁吸收及胆固醇排出	新鲜的蔬菜、水果
维生素 B₁₂/叶酸	促进红细胞发育成熟，细胞的核酸和核蛋白合成代谢过程中所必需的物质	动物内脏、绿叶蔬菜
钙	构成骨骼和牙齿的重要成分，调节心脏神经活动，维持肌肉紧张度，参与凝血，降低毛细血管和细胞膜的通透性	奶类、虾皮、芝麻酱、绿叶蔬菜、骨粉
铁	血红蛋白和肌红蛋白的组成成分，构成某些呼吸酶类，促进生物氧化还原反应	动物肝脏、动物血液、绿色蔬菜、肉类
锌	促进机体发育及组织再生，构成各种酶，参与免疫，促进维生素 A 的正常代谢	动物制品、海产品、奶类、蛋类
碘	参与甲状腺素的合成	海产品，尤其是海带、紫菜
磷	构成骨骼、牙齿、软组织的重要成分，参与酶和辅酶的合成，调节能量释放，促进物质活化	广泛存在于动物、植物中
水	构成人体组织，溶解运送营养素及代谢产物，调节体温，维持消化、吸收功能，维护肠道的润滑作用	饮用水、食物中的水

二、老年人的饮食原则

随着经济的繁荣和社会的发展，人们的物质生活日益丰富，对健康饮食也越来越重视。老年照护人员有责任指导老年人获取适当的营养来满足机体的需求，达到促进健康、维持健康和恢复健康的目的。不合理的饮食与许多疾病的发生和发展有密切关系，尤其是一些慢性病，如心血管病、糖尿病等。

（一）饮食与营养的关系

1. 营养缺乏

营养缺乏也称"营养不足"，是指机体从食物中获得的能量、营养素不能满足身体需要，从而影响生长发育或生理功能的现象。营养缺乏可引起各种疾病症状，如微量元素类如铁缺乏会导致贫血，缺钙可引起骨质疏松、佝偻病等；维生素类如维生素 A 缺乏可引起夜盲症，维生素 D 缺乏可引起佝偻病，维生素 C 缺乏可引起坏血病，维生素 PP（烟酸）缺乏可引起糙皮病；蛋白质缺乏可影响伤口愈合等。

2. 营养过剩

营养过剩是指机体摄入能量远超过机体消耗的能量，进而形成能量储存，通常以脂肪的形式储存在皮下组织、内脏器官的周围以及腹部网膜上，表现形式为肥胖。过多摄入某些营养素，又不能及时代谢，就有可能引起中毒。例如，维生素 A、维生素 D、维生素 E、维生素 K 中毒；摄入过多蛋白质会增加肝肾代谢负担并阻碍铁的吸收；摄入过多脂肪会妨碍蛋白质、钙、铁等的吸收。

（二）老年人饮食原则

1. 少量多餐，食物细软，预防营养缺乏

老年人由于牙齿缺损，消化液分泌和胃肠蠕动减弱，容易出现食欲下降和早饱现象，造成食物摄入量不足和营养素缺乏，因此老年人的膳食更应注意合理设计、精准营养。对于高龄老年人和身体虚弱以及体重明显下降的老年人，应特别注意增加餐次，除三餐外，可加餐 2 ~ 3 次，保证充足的食物摄入。食量小的老年人，应注意在餐前和餐时少喝汤水，少吃汤泡饭。对于有吞咽障碍和 80 岁以上的老年人，可选择软食，吃饭时要细嚼慢咽，预防呛咳和误吸；对于贫血，钙和维生素 D、维生素 A 等营养缺乏的老年人，建议在营养师和医生的指导下选择适合自己的营养强化食品。

2. 主动足量饮水，积极参加户外活动

老年人身体对缺水的耐受性下降，要主动饮水，每天的饮水量达到 1 500 ~ 1 700 mL，首选温热的白开水。户外活动有利于体内维生素 D 的合成，还可促进钙的吸收，延缓骨质疏松的发展。

3. 延缓肌肉衰减，维持适宜体重

骨骼肌肉是身体的重要组成部分，延缓肌肉衰减对维持老年人活动能力和健康状况极为重要。延缓肌肉衰减的有效方法是吃动结合，一方面，要增加摄入富含优质蛋白质的瘦肉、海鱼、豆类等；另一方面，要进行适当的有氧运动和抗阻运动。老年人体重应维持在正常稳定水平，不应过度苛求减重，体重过高或过低都会影响身体健康。

4. 摄入充足食物，鼓励陪伴进餐

老年人食物易多样化，粗细搭配，搭配各种色彩的蔬菜、水果，适量的肉蛋，少喝或不喝咖啡、浓茶。饮食宜淡、宜少、宜缓、宜软、宜温、宜早（指晚餐）。烹调方法采用炖、煮、蒸、清炒，不宜煎、炸、烤，食物要熟、嫩、软，限制油腻、辛辣。早餐宜有1~2种以上主食、1个鸡蛋、1杯奶，另有蔬菜或水果。中餐、晚餐宜有两种以上主食，1~2个荤菜、1~2种蔬菜、1种豆制品。饭菜应色香味美、温度适宜。老年人应积极主动参与家庭和社会活动，主动与家人或朋友一起进餐或活动，积极快乐，享受生活。老年人应适当参与食物的准备与烹饪，通过变换烹饪方法和食物的花色品种来提升吃饭的乐趣。对于孤寡、独居老年人，建议多结交朋友，或者去集体用餐地点（社区老年食堂或助餐点、托老所）用餐，增进交流，促进食欲。对于生活自理有困难的老年人，建议老年照护人员多陪伴，采用辅助用餐、送餐上门等方式来保障老年人的健康饮食。老年照护人员应注意老年人的饮食和体重变化，以利于及时预防和发现疾病。

三、老年人饮食种类

饮食治疗是老年人预防及治疗疾病的重要手段，为适应不同身体状况的老年人需要，老年人日常生活饮食常分为基本饮食和治疗饮食两大类。

（一）基本饮食

基本饮食（表3-2-2-2）是指适合于大多数老年人的需要，只在食物的质地上进行了调整，而营养素的种类和摄入量并没有改变的饮食，包括普通饮食、软质饮食、半流质饮食和流质饮食4种。

表3-2-2-2　基本饮食

类别	适用范围	饮食原则	用法
普通饮食	正常老年人，病情较轻、无发热、无消化道疾病、不需限制饮食的老年人	营养平衡的一般食物，易消化、无刺激性食物，需限制油煎、坚硬、胀气食物及强刺激调味品	每日3餐，各餐按比例分配
软质饮食	咀嚼不便、消化不良、饮食不便、疾病恢复期的老年人	主食为软、烂、无刺激性、易消化食物，如面条、馒头等，副食如菜、肉应切碎、煮烂	每日3~4餐

续表

类别	适用范围	饮食原则	用法
半流质饮食	发热、体弱、手术后、咀嚼与吞咽困难、口腔及消化系统疾病或功能不良的老年人	食物呈半流体状，纤维少，易吞咽，无刺激，少量多餐，营养丰富，如米粥、面条、蒸蛋、肉末、菜末、豆腐、馄饨等	通常每日5~6餐，每次300 mL
流质饮食	高热、大手术后、进食困难或采用鼻饲进食的老年人	食物呈液态，如牛奶、豆浆、米汤、菜汁、果汁、藕粉等	每日6~7餐，每2~3 h一次，每次200~300 mL，因所含热量和营养素不足，只能短期使用，常需辅以肠外营养

（二）治疗饮食

治疗饮食（3-2-2-3）是指针对老年人营养失调及疾病情况，在基本饮食的基础上适当调整总热量和某种营养素，以达到治疗目的的一类饮食。治疗饮食可促进疾病的康复，延缓疾病的发展，减少和避免并发症的发生。

表3-2-2-3 治疗饮食

类别	适用范围	饮食原则
高热量饮食	甲状腺功能亢进、癌症、高热、消瘦或体重不足、营养不良、吸收障碍综合征的老年人	增加主食量，在基本饮食基础上加餐两次，3餐之间可进食牛奶、鸡蛋、蛋糕等，每日总热量3 000 kcal左右
高蛋白饮食	明显消瘦、营养不良、手术前后、烧伤或创伤、慢性消耗性疾病的老年人	每日蛋白质摄入总量不超过120 g，总热量2 500~3 000 kcal，在基础饮食上增加富含蛋白质的食物，尤其是优质蛋白，如肉、鱼、蛋、奶等
低蛋白饮食	用于限制蛋白质摄入的老年人，如急性肾炎、尿毒症、肝功能不全或肝昏迷前期等	每日蛋白质摄入总量不超过40 g视病情调整，补充蔬菜和含糖量高的食物
低脂肪饮食	用于限制脂肪摄入者，如肝、胆、胰疾病患者、高脂血症、动脉粥样硬化、冠心病、肥胖症和腹泻等	每日脂肪摄入总量小于40 g，少油，尤其限制动物脂肪的摄入，少吃肥肉、蛋黄、奶油、油炸食物等

类别	适用范围	饮食原则
低胆固醇饮食	高胆固醇血症、动脉粥样硬化、冠心病的老年人	成人胆固醇摄入量每天小于300 mg，少食含胆固醇高的食物，如动物内脏、脑、蛋黄、鱼子、动物油等
低盐饮食	高血压、水肿、肝硬化（腹水）、心脑肾功能障碍的老年人	食盐摄入量控制在每天2 g（含钠0.8 g）以内，或酱油每天10 mL以内，不包括食物内自然存在的氯化钠，禁用腌制食品，如咸菜、火腿、咸肉等
无盐、低钠饮食	与低钠饮食相同，但水肿情况较重的老年人	无盐饮食，即食物不放食盐烹饪，同时需控制食物中自然存在的含钠量的摄入，禁止食用腌制食物；低钠饮食，即在无盐基础上，从食物中摄入钠含量每天小于0.5 g；两者均需禁食含钠食品，如挂面、汽水（含小苏打）、碳酸氢钠等
少渣饮食	肠炎、腹泻的老年人	少食富含纤维的食物，如蔬菜、水果、粗粮、整粒豆、硬果及含结缔组织多的动物跟腱，选用的食物应细软、渣少、便于咀嚼和吞咽
高膳食纤维饮食	肠蠕动减慢、便秘、肥胖症、糖尿病、高脂血症的老年人	食用富含纤维的食物，如韭菜、芹菜、卷心菜、粗粮等，多吃水果、多饮水
要素饮食	癌症晚期、大手术后胃肠功能紊乱、严重消化吸收营养不良、急性胰腺炎、胃肠道瘘的老年人	输液温度为38~40℃，滴速为40~60滴/min，最快不超过150 mL/h

知识拓展

试验饮食

试验饮食也称诊断饮食，是指在临床诊断、临床治疗的过程中，用来配合某些特殊功能检查的饮食。它是通过对受试者的饮食进行特定的调整，从而协助疾病的诊断和提高检验结果的正确性。试验饮食包括潜血试验饮食、胆囊造影饮食、甲状腺^{131}I试验饮食等。其中，潜血试验饮食可协助诊断有无消化道出血，为大便隐血试验做准备，试验期为3~5天，期间忌食易造成隐血假阳性的食物，如绿色蔬菜、肉类、动物肝脏及血等含铁丰富的食物，可进食牛奶、豆制品、白菜、土豆、冬瓜、粉丝等。第4天起，连续留3天大便做隐血检查。胆囊造影饮食适用于行造影检查来帮助诊断是否有胆管、胆囊及肝胆管疾病，饮食原则为清淡饮食，喝完造影剂后禁食禁水。甲状腺^{131}I试验饮食适用于协助测定甲状腺功能，其饮食原则为禁食含碘食物，如海带、紫菜等。

【课后练习】

1. 老年人基本饮食种类不包括（   ）饮食。

A. 普通   B. 软质

C. 硬质   D. 半流质

E. 流质

2. 李奶奶，84岁，部分牙齿缺失，老年照护人员应为其准备（   ）饮食。

A. 普通   B. 软质

C. 治疗   D. 半流质

E. 流质

3. 李爷爷，84岁，长期便秘，应选用（   ）饮食。

A. 高热量   B. 高膳食纤维

C. 低盐   D. 少渣

E. 低蛋白

4. 王奶奶，69岁，患高血压病10年，所以她不宜选择的饮食种类是（   ）饮食。

A. 低胆固醇   B. 高热量

C. 低盐   D. 低脂肪

E. 富含钙

子任务2 协助老年人进食

—— 案例导入 ——

张奶奶，82岁，三个月前因脑出血导致右侧肢体偏瘫，生活不能自理，咀嚼和吞咽能力尚可，需要老年照护人员协助其进食、穿衣、行走、上厕所，现已入住某医养结合养老机构特护楼301室1床。

作为张奶奶的老年照护人员，请于早上7点协助她吃早餐。

思考： 应该给张奶奶准备什么样的食物？安排怎样的进食体位？如何有效协助张奶奶用餐？

一、老年人进食体位的定义

老年人进食体位是指老年照护人员根据老年人的生活自理能力和病情为其采取的适宜进餐的姿势。根据老年人自理能力及病情特点，老年照护人员应协助老年人采用适合的进食体位进餐，以最大限度地保证老年人的舒适进食。

二、老年人进食体位摆放的目的

老年人进食体位摆放的目的如图 3-2-2-1 所示。

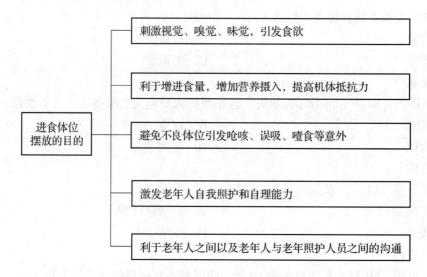

图 3-2-2-1　老年人进食体位摆放的目的

三、老年人进食体位种类

1. 坐位进食

对于上肢功能良好的老年人，应采取坐位进食。其中，对于自理能力较好的老年人，可安排普通坐位，给他们准备并调整餐桌和餐椅至合适的位置和高度，对自理能力较差的老年人，尤其是下肢功能障碍的老年人，但上肢功能尚可时，可视情况给他们安置床上坐位和轮椅坐位进食。

（1）床上坐位。将老年人的床头摇高或使用棉被将老年人背部垫高 45°~60°。老年照护人员指导并协助老年人坐起，在老年人后背及膝下、两膝间垫软枕以保证体位稳定和舒适，然后在床上放置小餐桌，如图 3-2-2-2 所示。

（2）轮椅坐位。将老年人从床上转移至轮椅上，为他们调整至舒适坐位，系好安全带，老年照护人员指导并协助老年人放好脚踏板，注意给他们保暖，并根据实际情况在后背及胸前等部位垫软枕数个，注意保护偏瘫侧肢体，以保证老年人舒适、安全、体位稳定，然后将小餐桌摆放在老年人面前，如图 3-2-2-3 所示。

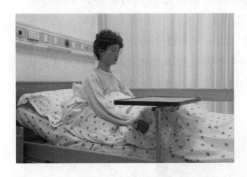

图 3-2-2-2　床上坐位

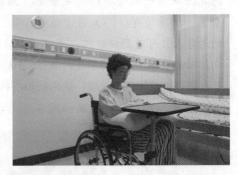

图 3-2-2-3　轮椅坐位

2. 卧位进食

卧位进食包括半卧位和侧卧位。病情较重、完全卧床的，采用半卧位或健侧卧位，头偏向一侧的方式进食。

（1）半卧位（图 3-2-2-4）。将老年人床头摇高或使用棉被将老年人背部垫高30°~45°。在老年人头颈肩部、身体两侧及膝下垫软枕以保证体位稳定、舒适。老年照护人员指导老年人头偏向一侧。

（2）侧卧位（图 3-2-2-5）。将老年人床头摇高或使用棉被将老年人垫高 30° 左右。老年照护人员协助老年人头部转向健侧，指导老年人用健侧手握住患侧手肘并放在胸腹前。老年照护人员双手分别扶住老年人患侧的肩部和髋部，将老年人整体翻身90°，使老年人面向老年照护人员，即采用健侧卧位，并肩背部垫软枕或楔形垫。

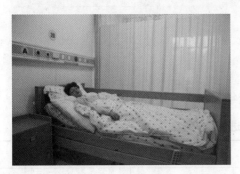

图 3-2-2-4　半卧位

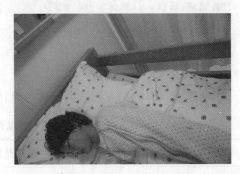

图 3-2-2-5　侧卧位

知识拓展

老年人饮食辅具的选择

（1）对于手抓不牢餐具的老年人：饮食辅具选用原则为加粗把柄、减少手指操作技巧的饮食辅具，如加粗把柄的汤匙，改良式筷子，可减少手部控制的要求，方便舀取动作。（2）对于由于脑卒中而导致单侧偏瘫的老年人：因一手操作时无法用另一只手扶持固定餐具，因此需要各种协助固定功能的餐具，如单手开瓶器、防滑垫等。（3）对于颈部后仰力量不足的老年人：有颈椎关节病变、关节炎的老年人，可使用斜口杯以减少头部后仰动作。（4）对于吸吮功能不佳的老年人：单向辅助吸管可防止吸力不足时液体流回。（5）对于手部肌力不足的老年人：利用多用途开瓶器，可轻松开启瓶罐；使用轻松磨药粉器，可以省力并避免关节及韧带的伤害。

老年人常见饮食辅具如图3-2-2-6所示。

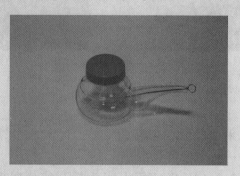

图3-2-2-6　老年人常见饮食辅具

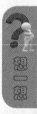
你能为老年人正确摆放平卧位并帮助其进食吗？摆放不当会给老年人造成哪些危险？

四、实践技能操作

职业能力：为老年人摆放进食体位并协助老年人进食。其操作流程见表3-2-2-4。

表3-2-2-4　协助老年人进食操作流程

步骤	项目	操作及说明	照护标准
步骤一	准备评估工作	1. 老年照护人员：着装整洁，洗净双手。 2. 环境：安静整洁，温度适宜，光线充足，房间半小时前已通风，无异味。 3. 评估与沟通： 3.1 核对并问候老年人，说明进餐的时间和种类，解释操作目的、需要配合的事项。 3.2 评估老年人意识状态、自理能力及身体状况，评估老年人吞咽反射情况、情绪、进食意愿、病情、肢体活动等	1. 给老年人创造良好的用餐环境。用餐前避免为老年人做伴有痛苦、影响情绪的治疗及照护。 2. 进食前协助老年人进行口腔清洁，帮助老年人养成定时定量的饮食习惯

步骤	项目	操作及说明	照护标准
步骤一	准备评估工作	3.3 询问是否需要大小便，协助老年人洗手。 4. 准备物品：根据评估情况准备物品，一般包括餐具（碗、筷、勺子）、食物、毛巾、水杯、漱口杯、吸管、纸巾等。按需备轮椅、小餐桌、垫枕等。物品摆放位置合理，便于老年人取放（图 3-2-2-7） 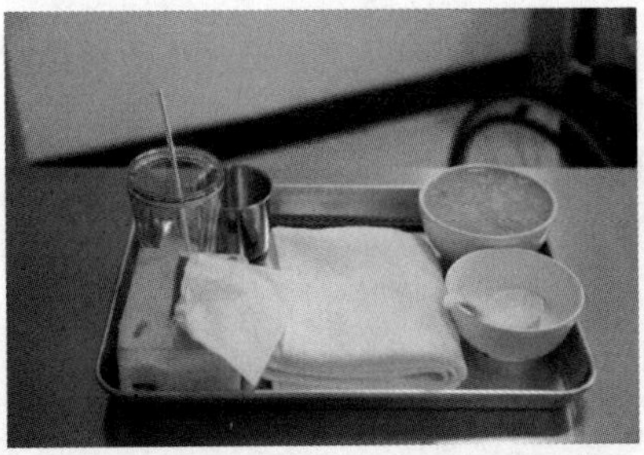 图 3-2-2-7 准备物品	3. 与老年人耐心沟通，态度和蔼。 4. 根据评估情况给老年人准备适量的食物。要求装盘外观美观，调动老年人的食欲
步骤二	实施操作	1. 根据老年人情况采取适宜的进食体位。 2. 为老年人戴上围裙或铺垫毛巾，洗净并擦干双手。 3. 手腕内侧测试食物温度，以不烫为宜。 4. 叮嘱老年人进食时细嚼慢咽，避免边进食边说话，防止呛咳。 5. 用汤匙喂食时，每次喂汤匙的 1/3 量，如图 3-2-2-8 所示。 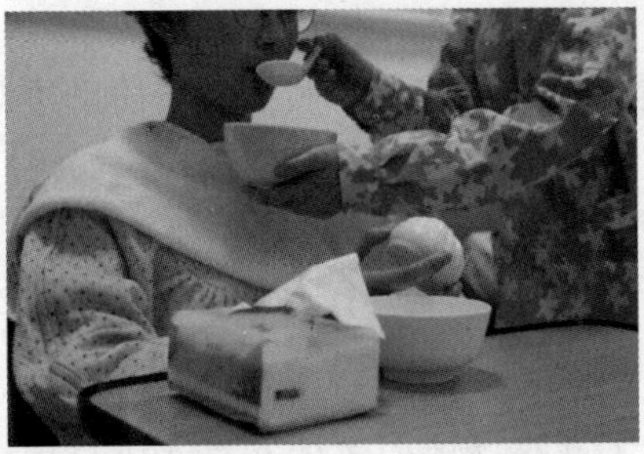 图 3-2-2-8 用汤勺喂食 6. 等老年人完全咽下后，再喂下一口。 7. 进餐后，协助老年人用温水漱口，用纸巾擦干嘴角水痕。 8. 根据老年人的实际情况，有针对性地开展健康教育，询问老年人对本次用餐的评价。 9. 叮嘱老年人尽量保持进餐体位 30 min 后再更换适宜体位	1. 协助老年人采取舒适的进食姿势。 2. 操作流程合理、流畅、全面，具有主动服务意识，充分为老年人考虑，保证老年人的安全及自尊。 3. 尊老、爱老，有责任心

续表

步骤	项目	操作及说明	照护标准
步骤三	整理记录	1. 整理老年人仪态，在床上就餐的还应整理床单位。 2. 整理餐具放回原处备用，必要时进行消毒，洗手。 3. 记录老年人用餐的时间、食物的种类及量，老年人用餐后的反应	1. 环境及物品干净整洁，有序放置。 2. 老年人感觉舒适。 3. 记录准确无误
	注意事项	1. 食物温度适宜，食物温度太高，会发生烫伤；温度太低，会引起胃部不适。 2. 对于咀嚼或吞咽困难的老年人，可将食物进行二次加工，再协助其进食。 3. 老年人进食时，如发生呛咳、噎食等，立即进行急救处理并通知医护人员和老年人家属	1. 能为老年人选择适宜的食物。 2. 能观察并发现异常情况，及时正确地处理。 3. 与老年人有效沟通，关爱老年人
步骤四	小结与反思	1. 本次照护体会及反思。 2. 制定下一步饮食照护计划	根据老年人的反馈调整照护方案并持续改进

【课后练习】

1. 老年照护人员协助老年人进食时，应用（   ）测试食物温度。

A. 水温计　　　　　　　　　　　　B. 耳后

C. 手腕内侧　　　　　　　　　　　D. 体温计

E. 手指

2. 王奶奶，80岁，右侧肢体偏瘫，需老年照护人员协助进食，不可采用的进食体位是（   ）。

A. 轮椅坐位　　　　　　　　　　　B. 床上坐位

C. 半坐位　　　　　　　　　　　　D. 俯卧位

E. 侧卧位

3. 陈爷爷，88岁，由脑卒中导致偏瘫后生活完全无法自理，咀嚼能力弱，吞咽功能有轻度障碍，进食速度慢，需要老年照护人员协助进食。下列操作错误的是（   ）。

A. 老年照护人员测试食物温度适宜后给老年人喂食

B. 汤匙喂食时，食物量为汤匙的2/3为宜

C. 等老年人完全咽下食物后再喂食下一口

D. 对于吞咽困难的老年人，可将食物打碎成糊状

E. 老年人进食中发生噎食等现象，立即进行急救处理并通知医护人员及和老年人家属

子任务 3　协助老年人饮水

案例导入

　　李奶奶，78 岁，患高血压病 20 余年，长期口服降压药物，血压控制情况尚可。2 年前，李奶奶外出活动时，突然出现眩晕、口角歪斜，被人及时送往医院救治，康复后存在语言功能障碍，仅能和别人进行简单交流，而且左侧肢体偏瘫。老年人目前入住某养老机构，大部分日常生活均需要协助，可进食少量半流质饮食，饮水时常有呛咳，近日，由于肺部感染，出现咳嗽、咳痰伴低热。

　　作为李奶奶的照护人员，请协助李奶奶饮水 50 mL。

　　思考：应该给李奶奶安排怎样的饮水体位？协助李奶奶饮水时有哪些注意事项？

一、老年人饮水的目的

　　进入老年期后，机体功能逐渐衰退，尤其是含水量。在整个生命过程中，老年期含水量最低，一般为体重的 60%。不爱饮水的人，其含水量低于 60%。含水量低可以加速人体衰老。世界卫生组织有关专家认为，人体内水分失衡是导致机体衰老的一个重要原因，也是造成老年人皱纹日益增多、老年斑、皮肤干燥、弹性降低、视力模糊、口干、便秘等的原因之一，长期饮水不足甚至会造成脑功能损害。饮水不足会造成血液黏稠度增高，导致血液循环受到影响，血液流动变慢，新陈代谢发生障碍，营养物质和氧气不能及时运送到各器官，体内废物不能及时排出体外，从而加重了老年人血管、心、脑、肾的负担，容易导致心、脑的供血不足和血栓。与此同时，老年人机体老化，心肾功能及机体调节功能下降，容易发生脱水。有的老年人担心呛咳、尿多等，饮水较少，更容易缺水。另外，缺水还会影响眼睛、呼吸器官和肾脏等，造成视物模糊、支气管炎、肾结石等疾病。因此，保证足够的饮水对老年人非常重要。老年照护人员要关注老年人每日饮水情况，耐心向他们解释饮水的重要性，督促并鼓励老年人少量多次饮水，以满足生理活动需要。

二、老年人饮水种类

　　水是人体的重要组成部分，是生命不可缺少的重要物质，机体在生命过程中发生的各种功能活动（如物质代谢，氧气交换，营养物质的消化、吸收和转运，各种代谢产物的排泄等）都依靠水来进行。人体内环境的稳定有赖于体内水分的恒定，每天摄入和排出相应量的水，达到每天出入液量的相对恒定。

1. 白开水

对老年人来说，白开水不仅能稀释血液、降低血液黏稠度、促进血液循环，还能降低血栓形成的概率，预防心脑血管疾病，最适合老年人补充水分。

2. 牛奶

牛奶是最古老的天然饮料之一，被人们誉为白色血液。牛奶中含有丰富的蛋白质、脂肪、维生素和矿物质等营养物质，乳蛋白中含有人体所必需的氨基酸；乳脂肪多为短链和中链脂肪酸，极易被人体吸收；钾、磷、钙等矿物质配比合理，易于被人体吸收。

3. 豆浆

豆浆可强身健体，长期饮用可预防糖尿病（豆浆含有大量纤维素，能有效阻止人体吸收过量的糖）和高血压病（豆浆中所含的豆固醇和钾、镁，是有力的抗钠盐物质。钠是高血压发生和复发的主要根源）。

4. 酸奶

酸奶，易被人体消化和吸收，具有促进胃液分泌，增强消化功能，降低胆固醇的作用。

5. 茶水

茶水具有延缓衰老、抑制心血管疾病、预防和抗癌、醒脑提神的作用。

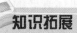

知识拓展

人体水平衡

正常人体每天水分摄入量和排出量达到"收支平衡"。成年人每天摄入水量为 2 000～2 500 mL，其中饮水 1 000～1 500 mL、从食物中摄入水约 700 mL、体内代谢水（内生水，即脂肪、蛋白质、糖代谢产生的水）约 300 mL。成人每天排出水量为 2 000～2 500 mL。其中，尿排出 1 000～1 500 mL、粪排出约 150 mL、无形失水（呼吸蒸发约 350 mL、皮肤蒸发约 500 mL）约 850 mL。

三、老年人饮水的观察与异常情况识别

1. 饮水的总量

老年人每日饮水量为 2 000～2 500 mL（除去饮食中的水），平均以 1 500 mL 为宜。

2. 饮水的温度

老年人饮水的温度以温热不烫嘴为宜，不宜过凉或过热。

3. 饮水的时间

根据老年人自身的情况指导其日间摄取足够的水分，晚上 7 点后应控制饮水量，少饮

咖啡和茶水，以免夜尿增多，影响睡眠。

　　饮水过程中注意观察老年人有无呛咳现象发生，如有发生应立即停止进水，休息片刻后再继续饮水。发生误吸时，常伴有呼吸困难、面色苍白或发绀等情况，应立即停止饮水并及时报告医护人员处理。

四、老年人饮水体位

本部分内容详见本项目子任务 2——协助老年人进食以及协助老年人进食体位种类。

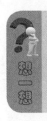

老年人饮水后能够立即平卧休息吗？为什么？

五、实践技能操作

职业能力：为老年人摆放饮水体位并协助老年人饮水。其操作流程见表 3-2-2-5。

表 3-2-2-5　协助老年人饮水操作流程

步骤	项目	操作及说明	照护标准
步骤一	准备评估工作	1. 老年照护人员：着装整洁，洗净双手。 2. 环境：安静整洁，温度适宜，光线充足，房间半小时前已通风，无异味。 3. 评估与沟通： 3.1　核对并问候老年人，提醒老年人饮水并询问需求，解释操作目的、需要配合的事项。 3.2　评估老年人意识状态、自理能力及身体状况，评估老年人吞咽反射情况、情绪、进水意愿、病情、肢体活动等。 3.3　询问是否需要大小便，协助老年人洗手。 4. 准备物品：根据评估情况准备，一般包括茶杯或小水壶盛装 2/3 满的温开水（触及杯壁时温热不烫）、吸管、汤匙及小毛巾、记录本、笔等。按需备轮椅、小餐桌、垫枕等。物品摆放位置合理，便于老年人取放（图 3-2-2-9）	1. 给老年人创造良好的饮水环境。 2. 与老年人耐心沟通，态度和蔼

老年照护（上册）

步骤	项目	操作及说明	照护标准
步骤一	准备评估工作	（此处实际为准备物品图） 图 3-2-2-9　准备物品	3. 根据评估情况给老年人准备合适的饮品
步骤二	实施操作	1. 协助老年人取安全、舒适可操作体位（如轮椅坐位、床上坐位、半坐卧位、侧卧位等）。 2. 为老年人带上围裙或铺垫毛巾，洗净并擦干双手。 3. 老年照护人员用手腕内侧测试水温，以不烫为宜。 4. 协助进水： 4.1 能够自己饮水的老年人：鼓励手持水杯或借助吸管饮水（见图 3-2-2-10）。叮嘱老年人饮水时身体坐直或稍前倾，小口饮用，以免呛咳。出现呛咳，应稍休息再饮用。 4.2 不能自理的老年人：可指导协助老年人借助吸管饮水；使用汤匙喂水时，水盛汤匙的 2/3 为宜，等老年人完全咽下一口后，再喂下一口，不宜太急。 5. 指导老年人避免边进水边说话，防止呛咳，用纸巾擦干嘴角水痕 图 3-2-2-10　使用吸管进水	1. 协助老年人采取舒适的进水姿势。 2. 操作流程合理、流畅、全面，具有主动服务意识，充分为老年人考虑，保证老年人的安全及自尊。 3. 尊老、爱老，有责任心
步骤三	整理记录	1. 整理老年人仪态，整理床单位。 2. 将水杯或小水壶清洗、晾干、备用。 3. 洗手，记录老年人进水时间、种类、量，老年人进水的反应	1. 环境及物品干净整洁，有序放置。 2. 老年人感觉舒适。 3. 记录准确无误

续表

步骤	项目	操作及说明	照护标准
注意事项		1. 开水晾至温度适宜后再递交到老年人手中或进行喂水，防止发生烫伤事故。 2. 老年人饮水后不能立即平卧，防止返流，发生呛咳、误吸。 3. 对不能自理的老年人，每日分次定时喂水，出现呛咳应稍作休息。 4. 如发生误吸等情况，立即停止操作并通知医护人员和老年人家属	1. 能为老年人选择适宜的饮品。 2. 能观察并发现异常情况，及时正确地处理。 3. 与老年人有效沟通，关爱老年人
步骤四	小结与反思	1. 本次照护体会及反思。 2. 制定下一步进水照护计划	根据老年人的反馈调整照护方案并持续改进

【课后练习】

1. 协助老年人进水时，应用（　　）测水温。

A. 水温计　　　　　　　　　　B. 耳后

C. 手腕内侧　　　　　　　　　D. 体温计

E. 手指

2. 以下并非水排出体外主要途径的是（　　）。

A. 消化道　　　　　　　　　　B. 呼吸道

C. 皮肤　　　　　　　　　　　D. 泌尿系统

E. 眼泪

3. 能帮助老年人预防糖尿病和高血压病的饮品是（　　）。

A. 水　　　B. 豆浆　　　C. 酸奶　　　D. 红酒　　　E. 绿茶

子任务4　为鼻饲老年人进食照料

案例导入

李奶奶，78岁，长期卧床，因脑卒中致左侧瘫痪，处于嗜睡状态，吞咽困难，医生给予鼻饲处理，请老年照护人员中午12点通过鼻饲管帮李奶奶进食。

思考：应该给李奶奶准备什么样的鼻饲食物？安排怎样的进食体位？如何有效地为李奶奶实施鼻饲进食操作？

一、鼻饲饮食及鼻饲法定义

对于不能经口进食的老年人，为保证其摄入足够的蛋白质和热量，应通过导管将营养丰富的流质饮食、营养液、水或药物等灌入胃内或肠道内，这种方法称为管饲饮食。根据导管插入的途径不同，其可分为口胃管、鼻胃管、鼻肠管、胃造瘘管、空肠造瘘管等。其中通过鼻胃管进行营养摄入的称为鼻饲饮食，该途径最为常见。鼻饲法是指将胃管经老年人鼻腔插入胃肠道，从管内输注流质食物、水分和药物，以维持老年人营养和治疗需要的一种方法。

二、鼻饲饮食种类

根据老年人的身体状况和消化能力，常用的鼻饲饮食包括混合奶、匀浆膳和要素饮食三类。

1. 混合奶

混合奶是由牛奶、豆浆、鸡蛋、糖、盐、藕粉、米粉、豆粉、浓肉汤、鸡汤、奶粉、麦乳精、西红柿汁、新鲜果汁、菜汁等混合加工制成，按其所含各种物质的比例不同又可分为普通混合奶和高蛋白混合奶。混合奶适用于身体虚弱、消化功能差的鼻饲老年人，尤其是由脑血管疾患导致意识不清或需要高蛋白却不能经口进食的老年人。其特点为营养丰富，且易于老年人消化吸收。

2. 匀浆膳

匀浆膳采用天然食物如煮蔬菜、稠粥等经捣碎并搅拌后制成，其成分需经肠道消化后才能被人体吸收利用，且残渣量较大，适用于肠道功能正常的鼻饲老年人。其特点为营养均衡，富含膳食纤维，易消化，配置方便。

3. 要素饮食

要素饮食又称元素饮食，是一种人工精制、营养素齐全、由无渣小分子物质组成的水溶性营养合成剂。要素饮食的主要特点是不需要经过消化过程，可直接被肠道吸收，且营养价值高，营养全面，用于改善患有严重胃肠道疾病、特种感染、慢性消耗性疾病老年人的营养状况，以达到辅助治疗的目的，但糖尿病及胃切除术后的老年人应慎用。其特点为不需要经过消化过程即可直接被人体吸收和利用，可以快速为老年人提供热量和营养。

三、鼻饲前的观察与异常情况识别

1. 灌注饮食前后要注意观察胃管是否在胃内

老年人剧烈咳嗽或出现呕吐反射可导致胃内压上升而发生反流现象，有可能使胃管脱出而盘绕在口腔内。每次鼻饲前应先确认胃管在胃内。一般可采用三种方法确认：

①将注射器与胃管末端连接，抽吸胃内容物。②快速向胃管内注入 10 mL 空气，同时，将听诊器置于老年人胃部听有无气过水声。③将胃管末端置于盛水的碗内，察看有无气泡逸出。最常用的方法为注射器回抽法，回抽有胃液时，老年照护人员需观察抽出物的性状，如胃液为咖啡色，则可能发生了消化道出血，此时应停止鼻饲并报告医护人员。

2. 确保鼻饲液温度合适且无变质

应灌入新鲜制作或配置的鼻饲液，杜绝灌入已经变质的鼻饲液，以防导致老年人发生胃肠炎、腹泻等。鼻饲液适宜温度一般为 38 ~ 40℃。

3. 防止胃管堵塞

每次鼻饲前后应先注入少量温开水（一般约 30 mL）冲洗胃管，以防食物积存在胃管内堵塞胃管或变质。

4. 注意观察老年人口腔清洁情况，每日进行口腔护理

鼻饲前观察老年人口腔情况，及时发现有无溃疡、口臭，或者感染等。帮助老年人清洁和护理口腔，这样可以保持老年人口腔清洁、湿润、预防口腔的溃疡以及感染等并发症，可防止口臭，增强老年人的食欲。

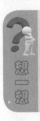

想一想

未用完的鼻饲液应如何保存？有效期限是多久？

四、鼻饲体位

根据具体情况综合判断，上半身功能较好的老年人，采用坐位或半坐位鼻饲进食；平卧的老年人，可将床头摇高或使用软枕垫高鼻饲进食。由于咳嗽、吞咽反射功能低下及贲门括约肌处于开放状态等，老年人的胃液易返流而造成误吸，甚至合并发展成肺炎。鼻饲前应将老年人床头抬高 30° ~ 45°，可避免进食过程中及进食后的呛咳、返流、呕吐等情况，降低肺炎发生的概率；同时，由于脑卒中后的老年人肢体健侧吞咽功能好于患侧，鼻饲时头偏向健侧，可明显降低胃返流的食物误吸入气管。老年照护人员特别应注意的是，鼻饲后老年人需保持半卧位 30 ~ 60 min 后再恢复平卧位，以免吸气时将食物吸入肺部，造成窒息。

五、实践技能操作

职业能力：协助老年人鼻饲进食，为鼻饲老年人提供进食照料。其操作流程见表 3-2-2-6。

表 3-2-2-6　协助鼻饲老年人进食操作流程

步骤	项目	操作及说明	照护标准
步骤一	准备评估工作	1. 老年照护人员：着装整洁，洗净双手。 2. 环境：安静整洁、温度适宜，无异味。 3. 评估与沟通： 3.1　核对老年人床号、姓名、饮食单并说明进食的种类和量。 3.2　说明操作目的及需要配合的事项。 3.3　评估老年人意识状态、自理能力及身体状况。 3.4　询问是否需要大小便，根据需要协助排便。 4. 准备物品：饮食单、餐具及鼻饲饮食 200 mL、水杯（内盛 100 mL 温开水）、灌注器或 50 mL 注射器、弯盘、餐巾纸、毛巾、纱布、橡皮筋、别针、记录单、笔，必要时备软枕（图 3-2-2-11） 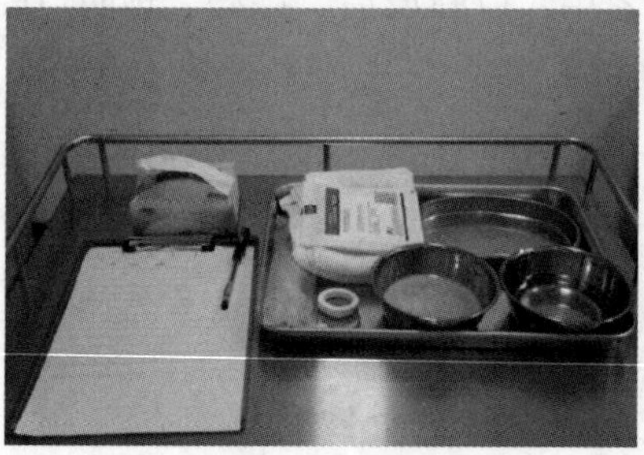 图 3-2-2-11　准备物品	1. 给老年人创造良好的用餐环境。 2. 进食前协助保持老年人口腔清洁。 3. 与老年人耐心沟通，态度和蔼
步骤二	实施操作	1. 摆放体位：对于上半身功能较好的老年人，老年照护人员应协助老年人取坐位或半坐位；对于平卧的老年人，应将床头摇高或使用软枕垫起，使之与床水平线呈 30°～45°。 2. 在老年人颌下垫毛巾。 3. 检查鼻饲管： 3.1　首先检查固定是否完好，插入长度是否与鼻饲管标记一致，有无盘曲在口腔内。 3.2　检查鼻饲管是否在胃内，打开盖帽，用灌注器抽吸胃液，有胃液表示在胃内，推回胃液，盖好盖帽。 3.3　测试鼻饲饮食温度：手腕内侧测试食物温度，以不烫为宜。 3.4　用灌注器抽吸约 20 mL 温开水注入胃管，以确定胃管通畅，同时，冲洗并润滑管腔，刺激胃液分泌	1. 协助老年人采取适宜的进食姿势。 2. 操作流程合理、流畅、全面，具有主动服务意识，充分为老年人考虑，保证老年人的安全及自尊

步骤	项目	操作及说明	照护标准
步骤二	实施操作	3.5 用灌注器抽吸鼻饲饮食，每次 50 mL/管，打开盖帽；缓慢注入胃管，速度：约 13 mL/min，注完后盖好盖帽，再次抽吸鼻饲饮食，同样方法至鼻饲饮食全部灌注完毕。 3.6 每次鼻饲量不超过 200 mL，推注时间以约 20 min 为宜，两次鼻饲间隔时间大于 2 h。 3.7 鼻饲完毕，用灌注器抽吸约 20 mL 温开水注入胃管，冲净鼻饲管内食物残渣，盖好盖帽。 3.8 叮嘱老年人不能立即平卧，保持进餐体位 30 min 后再卧床休息，有利于食物消化与吸收，以防喂食后食物返流引发误吸（图 3-2-2-12） 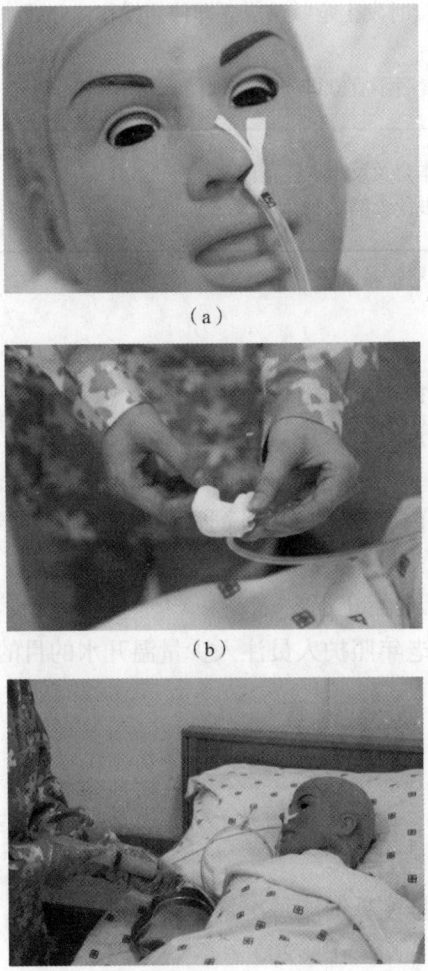 （a） （b） （c） 图 3-2-2-12 推注鼻饲饮食	3. 尊老、爱老，有责任心

续表

步骤	项目	操作及说明	照护标准
步骤三	整理记录	1. 撤去毛巾，整理床单位。清洗物品，将灌注器在流动水下清洗干净后放入碗内晾干，上面覆盖纱布备用。每周更换一次灌注器。 2. 洗手。 3. 准确记录食物种类、鼻饲时间、量及老年人的反应。 4. 注意观察鼻饲后老年人有无腹胀、腹泻等不适症状	1. 环境及物品干净整洁，有序放置。 2. 老年人感觉舒适。 3. 记录准确无误
	注意事项	1. 食物温度适宜。鼻饲饮食应现配现用，未用完的放冰箱保存，在24 h内用完，禁止使用变质或疑似变质的食物。 2. 老年人进食时发生呛咳，应立即停止操作，并通知医护人员。 3. 老年人进食后不宜立即平卧，以防食物返流	1. 能为老年人选择准备适宜的食物。 2. 能观察并发现异常情况，及时正确地处理。 3. 与老年人有效沟通，关爱老年人
步骤四	小结与反思	1. 本次照护体会及反思。 2. 制定下一步饮食照护计划	根据老年人的反馈调整照护方案并持续改进

【课后练习】

1. 关于协助老年人鼻饲饮食，下列叙述不正确的是（　　　）。

A. 每次鼻饲量不超过200 mL

B. 检查鼻饲管是否通畅

C. 用灌注器抽取胃液或胃内容物，证实鼻饲管是否在胃内

D. 药物研碎溶解后再灌入

E. 抽吸鼻饲饮食时，每次120 mL/管

2. 为老年人鼻饲饮食后，老年照护人员注入少量温开水的目的是（　　　）。

A. 避免胃胀气

B. 防止出现恶心

C. 防止鼻饲液返流

D. 冲净胃管内壁食物残渣，避免管道堵塞

E. 便于测量和记录灌注量

3. 老年照护人员为老年人推注鼻饲液每次量不宜超过（　　　）mL。

A. 80　　　　　　B. 300　　　　　　C. 200　　　　　　D. 350　　　　　　E. 500

任务三
排泄照护

子任务 1　协助老年人正常上厕所

案例导入

　　朱奶奶，80 岁，认知症患者，患有高血压病 5 年，患有轻度便秘，能与他人简单交流，可以在照护人员的搀扶下行走，日常生活需要有人督促或协助，现已入住某医养结合养老机构失智区 401 室 1 床。

　　作为朱奶奶的照护人员，请按时督促老年人上厕所。

　　思考： 如何掌握老年人的大小便规律？应为老年人选择怎样的上厕所姿势？如何帮助老年人养成定时排便的习惯？

一、排泄的定义

　　排泄是维持生命的必要条件，是人体将新陈代谢的产物和机体不需要或过剩的物质排出体外的生理过程。老年照护人员通过对老年人排泄物的观察，可了解老年人机体的消化系统、泌尿系统功能，为疾病的诊断提供依据，并根据老年人的个体情况，选择合适的排泄体位，最大限度地满足其个体需求。

二、老年人胃肠活动及排泄功能

　　胃具有储存食物，形成食糜的作用。食物入胃 5 min，即开始蠕动，蠕动波从贲门开始向幽门方向进行，约 3 次 /min，胃的蠕动一方面可使食物与胃液充分混合，有利于消化，另一方面可以搅拌和粉碎食物，并不断地将食糜推向十二指肠。胃排空的速度与食物成分和形状有关。

　　排泄途径有皮肤、呼吸道、消化道及泌尿道，而消化道和泌尿道是最主要的排泄途径，即排便和排尿。排便是反射动作，当粪便充满直肠刺激肠壁感受器，冲动传入初级排便中枢，同时上传至大脑皮层而产生便意。排尿是尿液在肾脏生成后经输尿管暂储存于膀胱中，储存到一定量后，一次性通过尿道排出体外的过程。排尿是指受中枢神经系统控制的复杂反射活动。

老年人正常上厕所要求

（1）老年人应养成良好的生活习惯，有规律地按时排便。

（2）安静、独立、宽松的环境有利于老年人排泄。

（3）根据老年人肢体情况选择舒适的排泄姿势。

（4）老年照护人员全面观察老年人排泄的情况，有异常立即就医。

三、老年人正常上厕所的体位

1. 蹲位排泄

蹲位排泄是最佳的排泄姿势，蹲位时腹部的肌肉受压，使腹腔压力增加，促进二便的排出，但患有高血压病、心脏病等的老年人，下蹲时间过久会导致血压改变、心脏负担加重而发生意外，应采取坐位脚部垫高的方法，促进排泄。蹲位排泄设施如图3-2-3-1所示。

2. 坐位排泄

蹲位易疲劳或不宜蹲位排泄的老年人，可以采取坐位排泄（图3-2-3-2），排泄时身体应向前倾斜，增加腹部压力。老年照护人员应指导老年人手扶身旁的支撑物，以免发生摔倒。

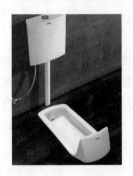

图3-2-3-1 蹲位排泄设施

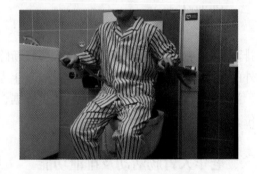

图3-2-3-2 坐位排泄

最佳的排便时间

符合生理需求的排便时间应该是晨起或早餐后，食物经过一昼夜的消化和吸收，形成粪便储存在乙状结肠里，因此早晨起床活动后易发生排便反应。按时督促老年人上厕所，有利于他们养成健康、规律的排便习惯，同时还可以提高老年人的自理能力。

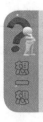

采用坐位上厕所时，为了增加腹部压力，促进排便，可以采用什么方法来帮助老年人？

四、实践技能操作

职业能力：协助老年人正常上厕所。其操作流程见表 3-2-3-1。

表 3-2-3-1　协助老年人正常上厕所操作流程

步骤	项目	操作及说明	照护标准
步骤一	准备评估工作	1. 老年照护人员：着装整洁，洗净并温暖双手，戴口罩。 2. 环境：安静整洁，温度适宜，注意遮挡，保护隐私。 3. 评估与沟通： 3.1 核对并问候老年人，说明操作的目的及需要配合的事项，取得老年人配合。 3.2 评估老年人意识状态、自理能力、身体状况及肢体活动能力等。 3.3 询问老年人是否有便意，根据老年人自理能力和肢体情况选择运送方法（搀扶或轮椅）。 4. 准备物品：厕所有坐便器及扶手设备、卫生纸、必要时可在床旁放置上厕所用的床旁坐便椅。物品摆放位置合理，便于老年人取放。厕所环境如图 3-2-3-3 所示 图 3-2-3-3　厕所环境	1. 给老年人创造良好、安全的上厕所环境。 2. 注意老年人保暖和隐私的保护。 3. 与老年人耐心沟通，态度和蔼。 4. 根据评估情况选择舒适的上厕所方法，帮助老年人养成定时上厕所的良好习惯
步骤二	实施操作	1. 协助老年人站起，安全搀扶行走或坐于轮椅上进入厕所。 2. 协助老年人平稳站立，面向老年照护人员，叮嘱老年人双手扶住坐便器旁的扶手	1. 根据评估的情况，选择合适的方法协助老年人上厕所

步骤	项目	操作及说明	照护标准
步骤二	实施操作	3. 老年照护人员一手搀扶老年人，另一只手协助老年人脱裤（老年人能自行脱裤时，老年照护人员搀扶老年人身体，保持老年人身体平稳）。 4. 协助老年人缓慢坐于坐便器上，老年人双手扶稳扶手，协助老年人调整坐姿，使老年人体位舒适地排泄。 5. 能采取坐位上厕所但行走不便的老年人，老年照护人员除了用轮椅运送外，还可以采取床旁坐便椅排泄。 6. 老年人排泄时不可催促，能独立上厕所时叮嘱老年人不可将厕所门反锁，必要时，老年照护人员在老年人身旁守护，物品放置在老年人方便拿取的地方。 7. 老年人排泄后自己擦净或者老年人身体前倾由照护人员为老年人擦净肛门，按压便器开关冲水。 8. 协助老年人站起或老年人借用扶手支撑站起，确保站立平稳后，协助老年人穿好裤子	2. 操作流程合理、流畅、全面，具有主动服务意识，充分为老年人考虑，保证老年人的安全及自尊。 3. 尊老、爱老，有责任心
步骤三	整理记录	1. 协助老年人洗手后将其安全送至床旁，取舒适体位。 2. 厕所打开门窗通风换气。 3. 老年人使用坐便椅后应及时倾倒污物，洗净备用，定期消毒。 4. 洗手，摘口罩。 5. 记录老年人的排泄时间及老年人的反应。 6. 老年人排泄物异常时，留样通知医生并做好相应记录	1. 环境及物品干净整洁，有序放置。 2. 老年人感觉舒适。 3. 记录准确无误。 4. 污物分类处理
	注意事项	1. 房间内配有厕所，方便老年人上厕所。 2. 厕所安装扶手，方便老年人坐下或站起。 3. 注意老年人上厕所时的隐私保护。 4. 老年人上厕所前，老年照护人员要做好厕所环境和设备评估，确保老年人的安全。 5. 老年人上厕所后观察排泄物，发现异常留样送医检验	1. 能为老年人选择最佳的上厕所方式。 2. 能观察并发现异常情况，及时正确地处理。 3. 与老年人有效沟通，关爱老年人
步骤四	小结与反思	1. 评估本次照护中老年人的反馈。 2. 本次照护中需改进的照护方法	根据老年人情况采取有效上厕所方法，及时调整照护方案并持续改进

【课后练习】

1. 使用轮椅协助老年人上厕所时，轮椅应推至老年人（　　）侧。

A. 右 　　　　　　　　　　　　B. 左

C. 健 　　　　　　　　　　　　D. 患

E. 根据老年人习惯

2. 老年人最佳的排便时间为（　　）。

A. 晨起或早餐后 　　　　　　　　B. 午饭前

C. 午饭后　　　　　　　　　　　　　D. 午睡后

E. 临睡前

3. 对于便秘老年人，老年照护人员不宜采取的措施是（　　　）。

A. 协助老年人按时上厕所，建立良好排便习惯

B. 协助老年人调节饮食结构

C. 便秘时给老年人服用泻药

D. 协助老年人进行适量活动并为其进行腹部按摩

E. 使用开塞露辅助排便

子任务 2　采集老年人的大便标本

案例导入

　　朱奶奶，82 岁，有脑梗死后遗症，右侧肢体偏瘫，行走需搀扶，上厕所需有人协助。今天早上，老年照护人员协助老年人上厕所时发现大便颜色为咖啡色，立即报告医生，医嘱采集老年人大便送检。若你是老年照护人员，请采集朱奶奶的大便标本。

　　作为朱奶奶的照护人员，请遵医嘱采集老年人大便标本送检。

　　思考：采集大便标本前应做好哪些准备？采集水样大便标本时应放置于什么容器中送检？

一、采集老年人的大便标本概述

采集老年人的大便标本送检，可以便于医生了解老年人疾病的进展情况，为诊断提供依据，有利于医生制定合理的治疗方案。

二、采集老年人的大便标本的目的

采集老年人的大便标本的目的如图 3-2-3-4 所示。

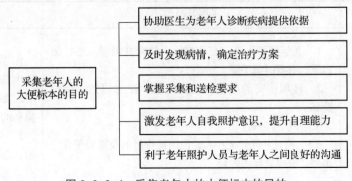

图 3-2-3-4　采集老年人的大便标本的目的

三、采集老年人的大便标本的意义

采集老年人的大便标本（图3-2-3-5）通常用于常规体检，检查有无消化道系统感染、出血、肠道寄生虫及肠道传染性疾病等。

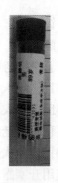

图3-2-3-5　采集老年人的大便标本

知识拓展

排泄物的观察

（1）便秘时粪便硬结、呈粟子样；消化不良或急性肠炎时会出现稀便或水样便，肠道部分梗阻或直肠狭窄时，大便呈扁条状。

（2）上消化道出血时呈柏油色，胆道梗阻呈白陶土色，下消化道出血呈暗红色，肠套叠时呈果酱色，痔疮或肛裂时大便表面有鲜红血液。

（3）若发现老年人粪便有异常时，应及时报告医生和家属并留取样本送检。

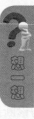想一想

及时掌握老年人的大便次数、量、颜色、气味，做到早发现、早治疗，是否能有效缓解老年人疾病的进程？采集大便标本后为什么需立即送检？

四、实践技能操作

职业能力：采集老年人的大便标本。其操作流程见表3-2-3-2。

表3-2-3-2　采集老年人的大便标本操作流程

步骤	项目	操作及说明	照护标准
步骤一	准备评估工作	1. 老年照护人员：着装整洁，洗净并温暖双手，戴口罩，必要时戴手套。 2. 环境：安静整洁，温度适宜，注意遮挡，保护隐私。 3. 评估与沟通： 3.1　核对并问候老年人，说明操作目的及需要配合的事项，取得老年人配合	1. 在老年人熟悉的环境中操作。 2. 注意老年人保暖和隐私的保护。 3. 与老年人耐心沟通，态度和蔼

步骤	项目	操作及说明	照护标准
步骤一	准备 评估 工作	3.2　评估老年人意识状态、自理能力、身体状况及肢体活动能力等。 3.3　询问老年人是否有便意，根据老年人自理能力和肢体情况选择上厕所体位。 4.　准备物品：清洁干燥的便标本盒、化验单、化验标贴、便盆、必要时备一次性手套、屏风如图3-2-3-6所示。 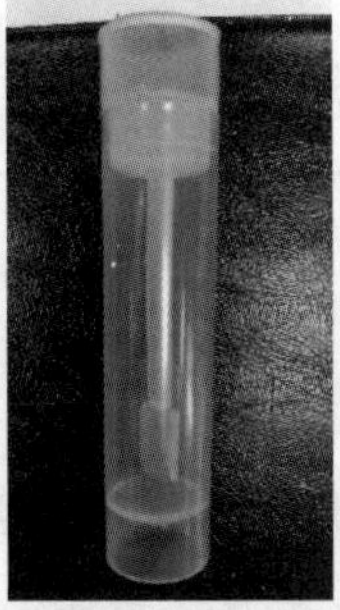 图 3-2-3-6　采集大便标本	4.根据评估情况选择舒适的排便姿势，便于采集
步骤二	实施 操作	1.　核对化验单后将化验标签贴于便标本盒上，将物品携至老年人居室，放置合理。 2.　根据老年人情况选择采集方法。 3.　老年照护人员可将便标本盒交给自理老年人，向老年人讲解采集便样本的方法。 4.　不能自理的老年人，老年照护人员帮助老年人使用便盆排便后采集便样本。 5.　采集便样本时用采便签取蚕豆大小的粪便，如大便中有异常粪便时，采集异常处放于便标本盒中，盖上盖子	1.　协助老年人采取舒适的坐姿。 2.　操作流程合理、流畅、全面，具有主动服务意识，充分为老年人考虑，保证老年人的安全及自尊。 3.　尊老、爱老，有责任心
步骤三	整理 记录	1.在协助老年人洗好手后再协助老年人取舒适体位。 2.打开门窗通风换气。 3.便器及时倾倒，洗净备用，定期消毒。 4.将便标本盒和化验单一起送至化验室化验	1.　环境及物品干净整洁，有序放置。 2.　老年人干净舒适。 3.　分类处理污物

续表

步骤	项目	操作及说明	照护标准
注意事项		1. 腹泻时应留取有黏液或脓血的部分送检。 2. 水样腹泻时应用大口清洁容器盛装送检。 3. 检验项目为寄生虫卵时，应采集适量粪便不同部分送检。 4. 检查项目为阿米巴原虫时，应将便器加温后再让老年人排便，便后及时采集立即送检	1. 能熟练采集样本送检。 2. 对异常问题能及时调整并准确地处理。 3. 与老年人有效沟通，关爱老年人
步骤四	小结与反思	1. 本次照护体会。 2. 本次照护中需改进的照护方法	根据老年人需求及时调整照护方法，充分体现人文关怀

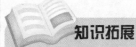

知识拓展

大便失禁老年人照护

（1）老年照护人员应时刻关心老年人，及时给予心理和精神安慰，树立信心。

（2）保持居室空气清新无异味，按时通风，避免对流风。

（3）保持老年人臀部周围皮肤清洁，及时更换尿垫（布），预防压疮。

（4）掌握老年人的排泄规律，适时给予便盆，帮助老年人建立排便反射。

【课后练习】

1. 老年人正常的排便频率是每日（　　　）次。

A. 1～2　　　　　　　　　　　B. 2～3

C. 1～3　　　　　　　　　　　D. 0～1

E. 以上均可

2. 老年人大便为暗红色时提示（　　　）。

A. 上消化道出血　　　　　　　B. 下消化道出血

C. 胆道梗阻　　　　　　　　　D. 肛裂

E. 痔疮

3. 对于便秘的老年人，老年照护人员要告知不可用力过度，特别是患有（　　　）的老年人。

A. 上呼吸道感染　　　　　　　B. 尿路感染

C. 胃炎　　　　　　　　　　　D. 心脑血管疾病

E. 消化不良

子任务 3　采集老年人的尿标本

案例导入

朱奶奶，80 岁，脑卒中后遗症导致左侧肢体无力，白天以坐轮椅为主，上厕所需有人协助。某天晚饭后上厕所时，发现老年人小便颜色偏黄而且浑浊，老年照护人员立即留样报告医生，并遵医嘱采集老年人晨尿中段尿液 30 mL 送检。作为老年照护人员，请你协助老年人采集晨尿标本。

思考： 采集尿标本为什么选择晨尿的中段尿？老年人自己采集尿标本时照护人员需提前指导吗？

一、采集老年人尿标本概述

采集老年人尿标本送检，可以了解老年人疾病的进展情况，为医生诊断提供信息，便于医生制定合理的治疗方案。

二、采集老年人的尿标本的目的

采集老年人的尿标本的目的如图 3-2-3-7 所示。

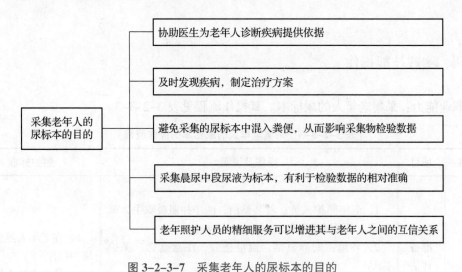

图 3-2-3-7　采集老年人的尿标本的目的

三、采集老年人的尿标本的意义

采集老年人的尿标本送检（图3-2-3-8），可以检验出有无泌尿系统感染、出血等肾脏器官的疾病，有利于疾病的诊断和观察。

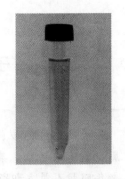

图 3-2-3-8　采集老年人的尿标本

知识拓展

老年人正常尿的性状、颜色、量

正常老年人每昼夜尿量为 1 000～2 000 mL，排尿频率和次数一般为日间4～6次，夜间0～2次，外观呈淡黄色至深褐色，澄清透明，放置后可转为混浊并出现氨味，食物和药物也可改变尿液的颜色，如服用大量胡萝卜素时，尿液呈鲜黄色。

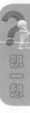

留置导尿的老年人怎样采集尿标本？对于使用尿布的老年人应采取什么方法采集尿标本？

四、实践技能操作

职业能力：采集老年人的尿标本。其操作流程见表3-2-3-3。

表 3-2-3-3　采集老年人的尿标本的操作流程

步骤	项目	操作及说明	照护标准
步骤一	准备 评估 工作	1. 老年照护人员：着装整洁，洗净并温暖双手，戴口罩，必要时戴手套。 2. 环境：安静整洁，温度适宜，注意遮挡，保护隐私。 3. 评估与沟通： 3.1　核对并问候老年人，说明操作目的及需要配合的事项，取得老年人配合	1. 在老年人熟悉的环境中操作。 2. 注意老年人保暖和隐私的保护

步骤	项目	操作及说明	照护标准
步骤一	准备 评估 工作	3.2　评估老年人意识状态、自理能力、身体状况及肢体活动能力等。 3.3　晨起时询问老年人是否有尿意，根据老年人自理能力和肢体情况选择上厕所方式。 4. 准备物品：屏风、清洁干燥的尿杯、尿标本瓶、化验单、化验标贴、便盆（尿壶）、温水或碘酊棉签（球），如图3-2-3-9所示 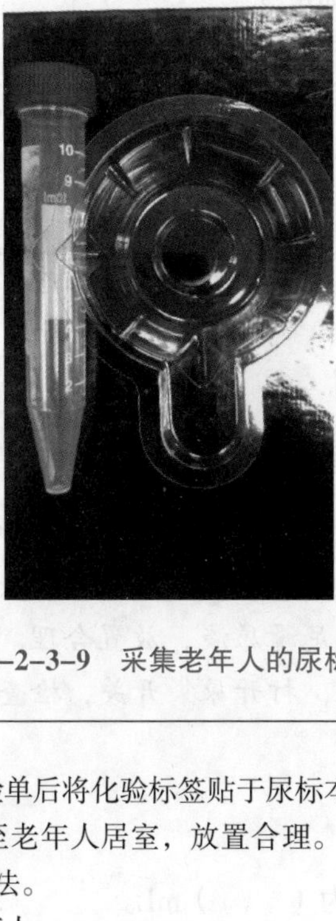 图 3-2-3-9　采集老年人的尿标本	3. 与老年人耐心沟通，态度和蔼。 4. 指导自理老年人正确采集尿液
步骤二	实施 操作	1. 核对化验单后将化验标签贴于尿标本瓶上。 2. 物品携至老年人居室，放置合理。根据老年人情况选择采集方法。 3. 自理老年人。 3.1　老年照护人员可将尿标本杯交给老年人，叮嘱老年人清洁会阴部。 3.2　排尿见尿液后用尿杯接 30 mL。 3.3　排尽尿液整理衣裤后，协助老年人将尿液倒入标本瓶中，老年照护人员及时送检。 4. 不能自理的老年人。 4.1　老年照护人员帮助老年人清洁尿道口。 4.2　用便盆（尿壶）协助老年人接尿。 4.3　见有尿液后，立即用尿杯接取 30 mL 尿液。 4.4　老年人排尿结束后，老年照护人员立即将尿液倒入标本瓶中	1. 协助老年人采取舒适的坐姿。 2. 指导老年人采集晨尿中段的方法。 3. 操作流程合理、流畅、全面，具有主动服务意识，充分为老年人考虑，保证老年人的安全及自尊。 4. 尊老、爱老，有责任心

续表

步骤	项目	操作及说明	照护标准
步骤三	整理记录	1. 老年人洗手后，协助其取舒适体位。 2. 打开门窗通风换气。 3. 便器及时倾倒污物，洗净备用，定期消毒。 4. 将尿标本瓶和化验单一起送至化验室检验	1. 环境及物品干净整洁，有序放置。 2. 老年人感觉舒适。 3. 污物分类处理
	注意事项	1. 采集样本时不可将粪便混入尿标本中。 2. 采集尿标本的容器清洁干燥，一次性使用。 3. 明确采集晨尿的中段尿液送检。 4. 采集的尿标本立即送检。 5. 昏迷或尿潴留时可采用导尿法采集标本	1. 熟练采集样本送检。 2. 能对异常问题进行及时调整和准确处理。 3. 与老年人有效沟通，关爱老年人
步骤四	小结与反思	1. 反思本次照护体会。 2. 本次照护中需改进的照护方法	根据老年人需求及时调整照护方法，充分体现人文关怀

知识拓展

留置导管尿样本的采集方法

采集尿样本时，反折导尿管，关闭尿袋上的放尿开关，分离尿管与尿袋连接处并用碘酊棉签消毒导管末端，打开尿管放出部分尿液后，再次反折尿管，将尿标本瓶（杯）放于尿管末端采集足量尿液，放置合理。用碘伏棉签消毒导管末端和尿袋衔接处，连接尿管与尿袋，打开尿袋开关，检查是否通畅并固定。

【课后练习】

1. 老年人每日的正常饮水量约为（　　　）mL。

A. 2 000　　　　　　　　　　　B. 1 500

C. 1 800　　　　　　　　　　　D. 1 600

E. 以上均可

2. 采集尿标本时，老年照护人员应采集老年人晨尿的（　　　）。

A. 上段尿液送检　　　　　　　　B. 中段尿液送检

C. 末端尿液送检　　　　　　　　D. 全尿

E. 以上均可

3. 老年照护人员护理留置导尿老年人时，使用的措施中错误的是（　　　）。

A. 集尿袋低于会阴部　　　　　　B. 每周更换一次集尿袋

C. 每周更换一次导尿管　　　　　D. 密切观察老年人尿液有无异常

E. 每日更换一次集尿袋

子任务4　使用开塞露辅助老年人排便

　　朱奶奶，81岁，患有高血压病8年，1年前突发脑梗死，现长期卧床，能与他人进行简单交流，日常生活需协助完成，有便秘史，平时2~3天大便一次，现已入住某养老机构失智区域401室2床。今天，朱奶奶口述有便意但排不出，老年照护人员安抚她并告知医生。医生叮嘱老年照护人员使用开塞露辅助朱奶奶排便。

　　作为朱奶奶的照护人员，请遵医嘱为老年人使用开塞露辅助排便。

　　思考：什么样的老年人需使用开塞露辅助排便？朱奶奶应该采取什么体位使用开塞露？应如何帮助朱奶奶顺利排便？

一、使用开塞露辅助老年人排便的意义

开塞露有高渗作用，可以软化粪便，刺激肠壁，使用后引起反射性的排便反应，常给年老体弱的便秘群体使用。

二、使用开塞露的目的

使用开塞露辅助老年人排便的目的如图3-2-3-10所示。

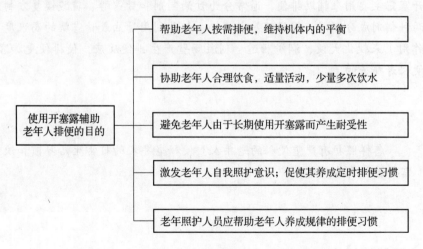

图3-2-3-10　使用开塞露辅助老年人排便的目的

常用的简易通便法及其作用

（1）开塞露通便法：软化粪便，刺激并润滑肠壁，帮助排便。

（2）甘油栓通便法：软化粪便，刺激并润滑肠壁，帮助排便。

（3）肥皂栓通便法：化学性和机械性刺激作用可引起排便。

（4）腹部按摩法：刺激肠蠕动，帮助排便。

（5）人工取便法：将淤积、嵌顿在直肠的硬粪便取出。

三、使用开塞露的时机和方法

开塞露（图3-2-3-11）应在老年人便秘、不易排出有大便感觉时使用，轻度便秘的老年人使用开塞露后5～10 min就会见效；便秘较严重的老年人，需要的时间应长一些。

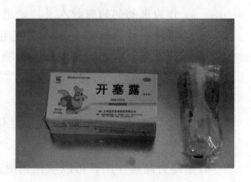

图3-2-3-11　开塞露

开塞露的分类及作用机制

开塞露主要用来辅助排便，通常分为甘油制剂和甘露醇、硫酸镁复方制剂两种，两种制剂成分不同，但原理基本一样，都是利用甘油或甘露醇的高浓度（即高渗作用）来软化大便、润滑肠道、刺激肠壁产生排便反应，使排便更加容易，减轻便秘者痛苦的。

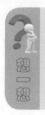

怎样照护有严重便秘的老年人？便秘老年人的日常生活习惯和饮食需要进行哪些调整？

四、实践技能操作

职业能力：使用开塞露辅助老年人排便。其操作流程见表3-2-3-4。

表 3-2-3-4 使用开塞露辅助老年人排便操作流程

步骤	项目	操作及说明	照护标准
步骤一	准备评估工作	1. 老年照护人员：着装整洁，洗净并温暖双手，戴口罩。 2. 环境：安静整洁，温度适宜，注意遮挡，保护隐私。 3. 评估与沟通： 3.1 核对并问候老年人，说明并解释操作目的及需要配合的事项，取得老年人配合。 3.2 评估老年人意识状态、自理能力、身体状况及肢体活动能力等。 3.3 询问老年人是否有便意，有无其他需要。 4. 准备物品：有效期内的开塞露、卫生纸、便盆、一次性护理垫、一次性手套、屏风，如图 3-2-3-12 所示 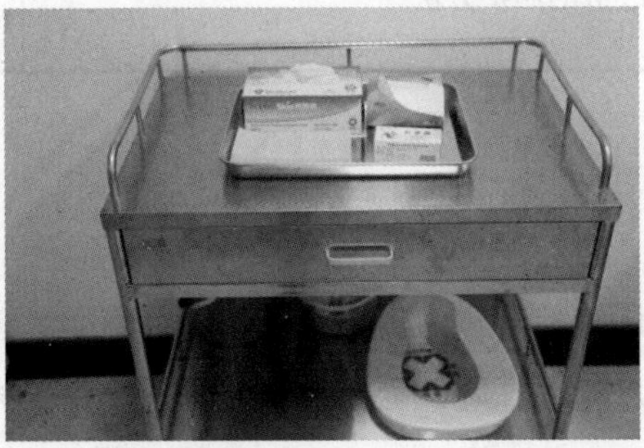 图 3-2-3-12 准备物品	1. 给老年人创造良好、安全的上厕所环境。 2. 注意老年人保暖和隐私的保护。 3. 与老年人耐心沟通，态度和蔼
步骤二	实施操作	1. 物品携至老年人居室，放置合理。 2. 老年照护人员在老年人臀部下方垫上一次性护理垫，协助脱裤子至膝部。 3. 将老年人移至近侧床沿后协助老年人翻身，背对老年照护人员，根据老年人情况取左侧卧位。 4. 老年照护人员戴好手套拧开开塞露盖帽，润滑开塞露前端并检查有无毛刺。 5. 老年照护人员左手分开老年人臀部，右手持开塞露球部挤出少许药液润滑肛门口。 6. 叮嘱老年人吸气，在老年人呼气的时候将开塞露细管沿直肠壁插入肛门内。 7. 叮嘱老年人深吸气时用力挤压开塞露球部，将药液全部挤入肛门内。 8. 停留片刻后慢慢将开塞露细管退出，用左手取纸巾按压肛门 5 min。 9. 叮嘱老年人保持 5～10 min，待老年人有便意后，协助其排便	1. 根据评估情况选择舒适的体位。 2. 操作流程合理、流畅、全面，具有主动服务意识，充分为老年人考虑，保证老年人的安全及自尊。 3. 尊老、爱老，有责任心

续表

步骤	项目	操作及说明	照护标准
步骤三	整理记录	1. 整理床单位，协助老年人取舒适体位。 2. 打开门窗通风。 3. 观察老年人排泄物有无异常，物品分类处理。 4. 洗手，记录使用开塞露的量及排便情况	1. 环境干净整洁，老年人舒适。 2. 记录准确无误。 3. 污物分类处理
	注意事项	1. 为患有痔疮的老年人使用开塞露时，老年照护人员应充分润滑其肛门口，动作应缓慢轻柔。 2. 开塞露不可以长期使用，以免产生耐受而失去作用。 3. 使用开塞露前检查其头端并在充分润滑后使用。 4. 对本品过敏者禁用，过敏体质者慎用	1. 能观察并发现异常情况，及时正确地处理。 2. 与老年人有效沟通，关爱老年人。 3. 操作前、中、后按需洗手
步骤四	小结与反思	1. 评估本次照护中存在的风险因素。 2. 照护中需改进的照护方法	根据老年人情况采取有效方法，减轻老年人的痛苦

📖 知识拓展

给认知症老年人使用开塞露的要点

（1）认知症老年人使用开塞露时，老年照护人员应先评估老年人情绪，以免由于强行操作而使其受伤。

（2）认知症老年人使用开塞露前，老年照护人员必须先温暖双手，以免双手过凉而刺激引起老年人的情绪异常。

（3）开塞露已经全部注入直肠后，对于患有认知症的老年人，老年照护人员不要急于拔出开塞露细管，可以暗示老年人还没有结束，请其保持原体位不动，以保证开塞露有充分的时间软化大便。

【课后练习】

1. 下列关于开塞露的作用中，错误的是（　　　）。

A. 软化大便　　　　　　　　　　B. 刺激肠蠕动

C. 促进排便　　　　　　　　　　D. 利于消化

E. 润滑肠壁

2. 下列防止老年人便秘的习惯中错误的是（　　　）。

A. 多饮水　　　　　　　　　　　B. 适量活动

C. 多食蔬菜　　　　　　　　　　D. 规律排便

E. 服用泻药

3. 照护排便困难的脑卒中后遗症老年人，可采取（　　）的措施。

A. 人工取便　　　　　　　　　　B. 吃泻药

C. 使用开塞露　　　　　　　　　D. 灌肠

E. 长时间坐便器

子任务 5　为卧床老年人使用便盆

案例导入

　　刘奶奶，85 岁，患有高血压病 8 年，部分日常生活需要有人协助完成。一周前，刘奶奶突发脑出血需要卧床休息，大小便经常失禁，现入住某养老机构失智区域 301 床。作为朱奶奶的老年照护人员，请适时为她使用便盆。

　　思考： 为什么不给刘奶奶使用尿布？如何有效帮助朱奶奶提升控制大小便的能力？

一、卧床老年人使用便盆的意义

老年人由于疾病和衰老等因素需长期卧床，大小便不能自理，老年照护人员适时为卧床老年人使用便盆，不仅可以满足老年人的生理需求，使其养成定时排泄的习惯，还能帮助老年人树立控制大小便的信心。

二、卧床老年人使用便盆的目的

卧床老年人使用便盆的目的如图 3-2-3-13 所示。

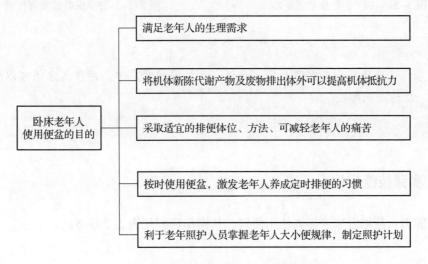

图 3-2-3-13　为卧床老年人使用便盆的目的

三、卧床老年人放置便盆的方法

1. 仰卧位放置法

此法常用于能配合老年照护人员将臀部抬起的老年人。老年照护人员将一次性护理垫平整地垫于老年人臀部下方，掀开盖被中段折于对侧（呈 U 形），将老年人裤子脱至膝部，老年人屈膝双脚平踏床面，双手放于身体两侧，利用肢体力量协助老年照护人员抬高臀部，以便老年照护人员放置便盆（便盆窄口朝向足部）。仰卧位放置便盆如图 3-2-3-14 所示。

2. 侧卧位放置法

肢体无力，体型偏胖而且不能配合的老年人使用侧卧位放置法。老年照护人员将一次性护理垫平整地垫于老年人臀部下方，掀开盖被中段折于对侧（呈 U 形），将老年人裤子脱至膝部，帮助老年人侧身（老年人面向或背向老年照护人员），将盖被掀开暴露臀部后将便盆扣在老年人臀部（便盆窄口朝向足部），协助老年人恢复平卧姿势排便。侧卧位放置便盆如图 3-2-3-15 所示。

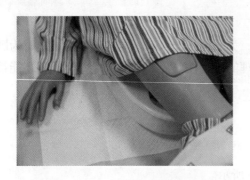 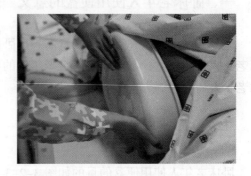

图 3-2-3-14　仰卧位放置便盆　　　　　图 3-2-3-15　侧卧位放置便盆

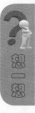

老年人使用完便盆后，粪便容易黏在便盆底部，用什么方法可以解决这个问题？

四、实践技能操作

职业能力：帮助卧床老年人使用便盆。其操作流程见表 3-2-3-5。

表 3-2-3-5 帮助卧床老年人使用便盆操作流程

步骤	项目	操作及说明	照护标准
步骤一	准备评估工作	1. 老年照护人员：着装整洁，洗净并温暖双手，戴口罩。 2. 环境：安静整洁，温度适宜，注意遮挡，保护隐私。 3. 评估与沟通： 3.1 核对并问候老年人，说明解释操作目的及需要配合的事项，获得的老年人配合。 3.2 评估老年人意识状态、自理能力、情绪状况及肢体活动能力等。 3.3 引导老年人定时排便，询问有无其他需求。 4. 准备物品：毛巾、温水盆盛温水（40～45℃）、纸巾、一次性护理垫、温暖的便盆、一次性手套、屏风，如图 3-2-3-16 所示 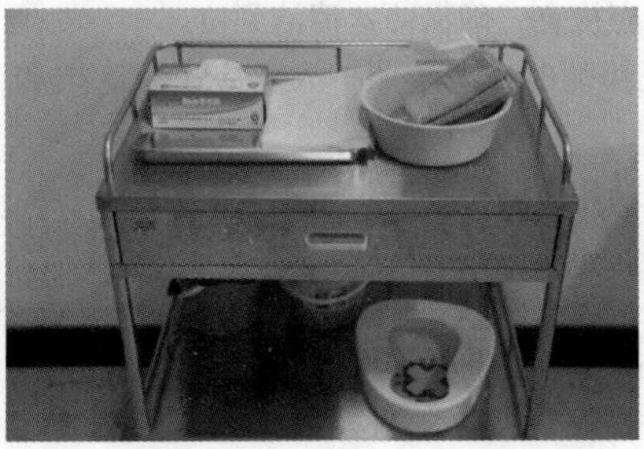 图 3-2-3-16 准备物品	1. 在老年人熟悉的环境中操作。 2. 注意老年人保暖和隐私的防护。 3. 与老年人耐心沟通，态度和蔼。 4. 注意老年人情绪有无异常。 5. 冬天使用便盆时应温暖便盆或加上布套，以免冷刺激影响老年人正常排泄
步骤二	实施操作	1. 物品携至老年人居室，放置合理。 2. 仰卧位放置便盆： 2.1 老年照护人员协助老年人取仰卧位，将一次性护理垫垫于老年人臀部下方。 2.2 协助老年人将裤子脱至膝部，屈膝双脚平踏床面。 2.3 叮嘱老年人配合抬高臀部，照护人员一手托起老年人臀部，一手将便盆放置于老年人臀下。 2.4 在会阴部上方覆盖卫生纸巾（或一次性护理垫），避免尿液溅湿裤。 2.5 老年人卧位舒适，盖好盖被。 3. 侧卧位放置便盆： 3.1 老年照护人员在老年人臀部下方垫上一次性护理垫，协助老年人脱裤至膝部。 3.2 协助老年人翻身侧卧后将便盆扣于老年人臀部，便盆窄口朝向足部。 3.3 协助老年人平卧，会阴部上方覆盖卫生纸巾（或一次性护理垫），避免尿液溅湿被裤。 3.4 老年人卧位舒适，盖好盖被	1. 根据评估情况选择合适的放置方法。 2. 操作流程合理、流畅、全面，具有主动服务意识，充分为老年人考虑，保证老年人的安全及自尊

续表

步骤	项目	操作及说明	照护标准
步骤二	实施操作	4. 老年人排便后，老年照护人员戴上手套，将覆盖会阴部上的卫生纸巾（或一次性护理垫）取出，一手扶稳便盆取出，另一手协助老年人侧卧，便盆放于床下后取纸巾擦净肛门后用温水擦拭会阴部、臀部、肛门，并擦干。 5. 检查老年人肛门周围皮肤有无异常，协助老年人穿上裤子，撤去一次性护理垫	3. 尊老、爱老，有责任心
步骤三	整理记录	1. 按需协助老年人洗手并取舒适体位。 2. 整理床单位，打开门窗通风。 3. 观察排泄物情况，如有异常立即通知医生。 4. 便器及时倾倒，洗净备用，定期消毒。 5. 垃圾分类处理，洗手，按需做好记录	1. 环境干净整洁无异味，垃圾分类处理。 2. 排泄物有异常时立即送检并做好详细记录
	注意事项	1. 便盆使用前应检查，确保便盆清洁到位。 2. 协助老年人排便时，老年照护人员应注意遮挡和保暖。 3. 放置便盆时动作应轻快，避免老年人疲劳。 4. 不可硬塞便盆，避免造成皮肤损伤	1. 操作过程中注意安全。 2. 污物分类处理
步骤四	小结与反思	1. 评估本次照护中存在的风险因素。 2. 本次照护中需改进的照护方法	与老年人有效沟通，充分体现人文关怀

知识拓展

排泄异常老年人的照护

（1）对于腹泻的老年人，老年照护人员首先要全面观察，准确记录排泄物的性质、颜色及次数，及时报告医生，做好留样送检工作，怀疑有传染性疾病时，做好床边隔离工作。急性腹泻的老年人要多次少量让其饮水，并注意休息，给腹部做好保暖，及时清洁肛门周围皮肤，遵医嘱按时让其服药，并观察老年人服药后的反应和饮食宣教。

（2）对于失禁的老年人，老年照护人员要了解老年人大小便规律，适时协助上厕所，保持肛门周围皮肤清洁干燥，必要时用温水擦净后涂上油膏，选择吸湿性强、通气性能好、柔软的尿垫，防止老年人发生皮疹等情况，居室经常通风，保持室内空气清新、无异味。

（3）对于便秘的老年人，老年照护人员要帮助其养成定时上厕所的习惯，并建议老年人调整饮食习惯，适当增加粗粮，多食用新鲜水果和蔬菜，多次少量饮水，每天的进水量不低于 2 500 mL。另外，还要鼓励老年人进行适量运动，保证生活有规律。

（4）对于结肠造瘘的老年人，老年照护人员要注意观察其排便情况，若发现有排便困难等情况，应及时报告医生。老年人日常的衣着应宽松、舒适、柔软，以免刺激造瘘口周围的皮肤，便袋内粪便超过 1/3 时应及时更换。

（5）对于尿潴留的老年人，老年照护人员配合医生或护士执行各种排尿操作。例如，利用条件反射、按摩腹部、热敷腹部等方法促使老年人排尿，注意观察情况，若有异常，应及时报告医生。

【课后练习】

1. 老年人使用便盆时，在便盆底部放入一张卫生纸的目的是（　　）。

A. 防溅　　　　　　　　　　　B. 防臭

C. 方便倾倒粪便　　　　　　　D. 方便观察粪便

E. 以上均有

2. 患有高血压病且有轻度便秘的自理老年人，应采取（　　）体位上厕所，这样有利于其顺利排便。

A. 蹲位　　　　　　　　　　　B. 卧位

C. 坐位　　　　　　　　　　　D. 坐位抬高腿部

E. 半卧位

3. 长期卧床老年人使用便器前，老年照护人员应做的最重要的工作是（　　）。

A. 准备好温水　　　　　　　　B. 便器放置的位置

C. 老年人的情绪　　　　　　　D. 检查便器有无破损

E. 铺好一次性护理垫

子任务6　使用人工取便的方法辅助老年人排便

案例导入

赵奶奶，85 岁，日常生活需协助完成，患有严重便秘，平时每周大便 1～2 次，而且有便意时使用开塞露才能顺利排便。今天赵奶奶使用开塞露近 20 min，还是不能将大便排出，赵奶奶表情痛苦，经医生检查肛门口有硬便嵌顿，要求老年照护人员使用人工取便法辅助赵奶奶排便。赵奶奶现已入住养老机构介护区域 408 室 2 床。

作为赵奶奶的老年照护人员，请使用人工取便法辅助赵奶奶排便。

思考：人工排便适用于哪些老年人？给患有认知症的老年人人工取便时有哪些注意事项？

一、人工取便的定义

人工取便是指老年照护人员用手指将嵌顿在直肠内的硬便取出的过程。

二、使用人工取便法辅助老年人排便的目的

使用人工取便法辅助老年人排便的目的如图 3-2-3-17 所示。

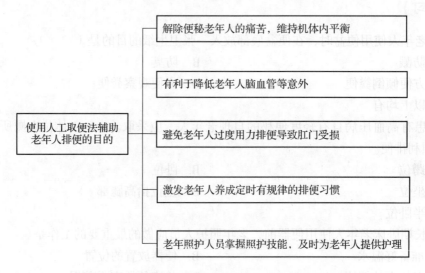

图 3-2-3-17　使用人工取便法辅助老年人排便的目的

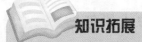

知识拓展

人工取便的时机

　　当老年人排便不畅，排便时间延长，并表示其肛门疼痛，肛门外有少量液化的粪便渗出时，老年照护人员应及时用手指伸入肛门内取出干硬的粪块。这样可以解除老年人的痛苦，避免老年人肛周损伤及便血。

三、使用人工取便法辅助老年人排便

协助老年人取左侧卧位后，老年照护人员左手分开老年人臀部，右手戴手套，右手指涂上润滑液后伸入直肠内，慢慢将硬便取出，如果硬便较长，应切断后分块取出。人工取便示意如图 3-2-3-18 所示。

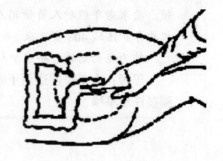

图 3-2-3-18　人工取便示意

知识拓展

人工取便适用的服务对象

对于大便硬结滞留直肠的老年人或使用常用通便法后仍不能将大便排出的老年人，为了减轻他们的痛苦，必要时应采用人工取便法辅助排便。

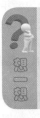

老年人发生便秘的常见原因有哪些？老年人排便过度用力会造成哪些不良后果？在什么样的情况下才能实施人工取便？

四、实践技能操作

职业能力：使用人工取便法辅助老年人排便。其操作流程见表3-2-3-6。

表3-2-3-6　使用人工取便的方法辅助老年人排便操作流程

步骤	项目	操作及说明	照护标准
步骤一	准备评估工作	1. 老年照护人员：着装整洁，洗净并温暖双手，戴口罩。 2. 环境：安静整洁，关闭门窗，温度适宜，注意遮挡，保护隐私。 3. 评估与沟通： 3.1 核对并问候老年人，说明操作目的及需要配合的事项，消除老年人紧张、恐惧心理，取得老年人配合。 3.2 评估老年人意识状态、自理能力、身体状况及肢体活动能力等。 3.3 询问老年人是否有便意，有无其他需要。 4. 准备物品：润滑液、卫生纸、便盆、一次性护理垫、毛巾、温水盆（水温40～45℃）、手套、屏风，如图3-2-3-19所示 图3-2-3-19　准备物品	1. 在老年人熟悉的环境中进行。 2. 注意老年人保暖和隐私的保护。 3. 评估老年人情绪，与老年人耐心沟通，态度和蔼。 4. 告知老年人取便的目的与方法，让老年人有心理准备

续表

步骤	项目	操作及说明	照护标准
步骤二	实施操作	1. 物品携至老年人居室，放置合理。在老年人臀部下方垫上一次性护理垫。 2. 老年照护人员协助老年人脱裤子至大腿部，充分暴露臀部。 3. 老年照护人员将老年人移至近侧床沿后协助老年人翻身，背对老年照护人员，根据老年人情况取左侧卧位。 4. 老年照护人员右手戴好手套，左手分开臀部，右手食指涂上润滑液。 5. 老年照护人员叮嘱老年人深呼吸，在老年人呼气肛门松弛时，右手食指轻柔地插入肛门内，手指触及硬便后慢慢由浅入深地将嵌顿的硬便一块一块取出，放于便盆中。 6. 脱去手套，先用温水擦净老年人肛门，再用温水热敷肛门	1. 根据评估情况选择舒适的体位。 2. 操作流程合理、流畅、全面，具有主动服务意识，充分为老年人考虑，保证老年人的安全及自尊。 3. 体现尊老、爱老，有责任心。 4. 手指必须润滑并且在老年人身体放松时插入肛门取便。 5. 硬便较长时，用手指切成小段后逐一取出
步骤三	整理记录	1. 整理床单位，协助老年人取舒适体位。 2. 打开门窗通风换气，保持居室无异味。 3. 观察老年人排泄物有无异常。 4. 洗手、记录排便情况	1. 环境干净整洁，老年人舒适。 2. 记录准确无误。 3. 污物分类处理
注意事项		1. 操作中动作轻柔、缓慢，密切观察老年人情况，有异常立即停止，必要时就医。 2. 人工取便后用温水热敷肛门周围，以促进肛门括约肌的回缩。 3. 插入手指时必须使用润滑液，禁止使用器械进行人工排便	1. 能观察并发现异常情况，及时正确地处理。 2. 与老年人有效沟通，充分体现人文关怀
步骤四	小结与反思	1. 评估本次照护中存在的风险因素。 2. 制定该老年人下一步照护计划	根据老年人情况制定有效照护计划，以减轻老年人痛苦

　知识拓展

手法按摩通便法

老年人取仰卧位，屈膝脚心踏于床面，老年照护人员洗净并温暖双手后将手重叠放置于老年人腹部，依据结肠行走方向做顺时针环形按摩 5～10 min（或老年照护人员食指、中指、无名指放在老年人腹部左侧于肚脐平行处，自上而下、螺旋形、顺时针按摩 5～10 min），可以起到刺激肠蠕动，辅助老年人排便的作用。

【课后练习】

1. 老年人服泻药使便秘情况改善后，应（   ）。

A. 停用药物   B. 逐步减量

C. 继续服用一段时间   D. 长期用药

E. 适量服药

2. 与老年人谈心时，最重要的技巧是（   ）。

A. 耐心倾听   B. 及时解释

C. 随时提问   D. 适当回答

E. 心不在焉

3. 记录重病照护老年人出量的内容为（   ）。

A. 呕吐量   B. 粪便量

C. 尿量   D. 引流液的量

E. 以上均是

子任务7　为卧床老年人使用尿壶

案例导入

王奶奶，89岁，两个月前突发脑卒中，导致右侧肢体偏瘫，日常生活需要有人帮助才能完成，以卧床状态为主，小便经常失禁，现入住某养老机构介护区域403室2床。

作为王奶奶的照护人员，为了提升王奶奶的小便功能，请按时为她使用尿壶。

思考： 过早为卧床老年人使用尿布，有利于老年人的健康吗？按时协助老年人排尿，有利于老年人自理能力的提升吗？

一、为卧床老年人使用尿壶的意义

对于运动功能减退不能下床或因疾病治疗原因需要卧床的老年人，老年照护人员帮助他们在床上小便，以满足其排泄需求，这就是使用尿壶的意义。

二、为卧床老年人使用尿壶的目的

为卧床老年人使用尿壶的目的如图3-2-3-20所示。

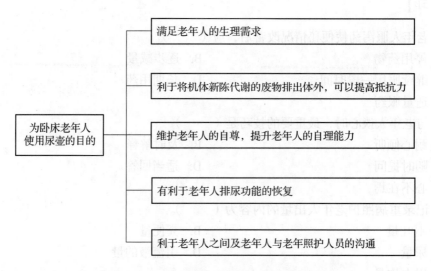

满足老年人的生理需求

利于将机体新陈代谢的废物排出体外，可以提高抵抗力

为卧床老年人
使用尿壶的目的

维护老年人的自尊，提升老年人的自理能力

有利于老年人排尿功能的恢复

利于老年人之间及老年人与老年照护人员的沟通

图 3-2-3-20　为卧床老年人使用尿壶的目的

知识拓展

老年人泌尿系统退化表现

　　老年人的膀胱、输尿管、尿道的肌张力降低和膀胱容量的减少，使老年人无法有效地将尿液排尽，导致尿液在膀胱中潴留，易发生尿路感染。女性老年人由于盆底肌肉松弛，会阴部肌肉张力降低、阴道萎缩等生理变化，容易造成尿急和压力性尿失禁。男性老年人因前列腺增生，常有慢性尿潴留、尿频、尿失禁和排尿困难。

三、卧床老年人使用尿壶的方法

1. 女性卧床老年人使用尿壶法

　　做好遮挡，保护老年人隐私，垫上一次性护理垫后协助老年人取仰卧位，脱裤至膝部，双脚踏于床面，双腿分开，老年人双腿无力支撑时，可在膝关节下方垫上抱枕支撑下肢，中段盖被呈 U 形暴露会阴部，老年照护人员手持尿壶将开口边缘贴紧阴部，盖好盖被。女性老年人使用的尿壶如图 3-2-3-21 所示。

2. 男性老年人使用尿壶法

　　做好遮挡，保护老年人隐私，垫上一次性护理垫后协助老年人取侧卧位，叮嘱老年人双膝并拢，将老年人阴茎插入尿壶接尿口，老年照护人员用手握住尿壶把手以固定，盖好盖被。男性老年人使用的尿壶如图 3-2-3-22 所示。

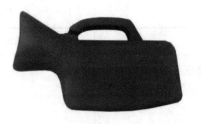

图 3-2-3-21 女性老年人使用的尿壶

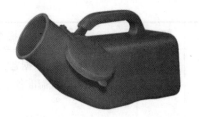

图 3-2-3-22 男性老年人使用的尿壶

知识拓展

使用尿壶排尿的照护要求

（1）尽量选择老年人熟悉的环境，做好隐私保护和保暖。

（2）多次少量给老年人饮水，确保每天有足够的饮水量，养成规律的排尿习惯和排尿量。

（3）根据个体情况选择合适的活动和排尿姿势，促进排尿。

（4）及时为老年人清洗、消毒尿壶，避免因尿渍附着产生异味。

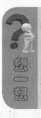

女性老年人和男性老年人使用的尿壶口外形是否一样？在尿壶的使用过程中，女性老年人和男性老年人的体位是否一致？

四、实践技能操作

职业能力：为卧床老年人使用尿壶。其操作流程见表 3-2-3-7。

表 3-2-3-7 为卧床老年人使用尿壶操作流程

步骤	项目	操作及说明	照护标准
步骤一	准备评估工作	1. 老年照护人员：着装整洁，洗净并温暖双手，戴好口罩。 2. 环境：安静整洁，温度适宜，关闭门窗，注意遮挡。 3. 评估与沟通： 3.1 核对并问候老年人，说明操作目的及需要配合的事项。 3.2 评估老年人意识状态、自理能力、身体状况及肢体活动能力等。 3.3 询问是否有尿意和其他需求	1. 帮助老年人养成定时排尿的习惯。 2. 与老年人耐心沟通，态度和蔼。 3. 根据评估情况给老年人准备合适的尿壶

步骤	项目	操作及说明	照护标准
步骤一	准备评估工作	4. 准备物品：根据老年人性别准备尿壶、一次性护理垫、卫生纸、按需准备水盆、毛巾、屏风，如图3-2-3-23所示 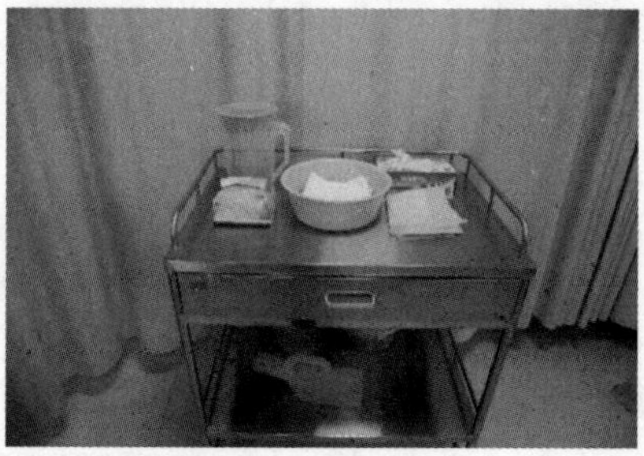 图3-2-3-23　准备物品	4. 注意老年人保暖和隐私保护
步骤二	实施操作	1. 物品携至老年人居室，放置合理。 2. 将一次性护理垫平铺于老年人臀部下方，协助老年人脱裤，女性老年人脱至膝部。 3. 协助女性老年人取仰卧位，男性老年人取侧卧位。 4. 掀开盖被中段，暴露会阴部。 5. 按老年人体位合理放置尿壶（①女性老年人双脚踏于床面，双腿分开，老年照护人员手持尿壶将开口边缘贴紧会阴部，盖好盖被。②男性老年人双膝并拢，将老年人阴茎插入尿壶接尿口，老年照护人员用手握住尿壶把手以固定，盖好盖被）。 6. 老年人排尿后，老年照护人员撤去尿壶，用卫生纸擦干老年人会阴部（必要时用温水擦拭）。 7. 协助穿裤并撤去护理垫	1. 协助老年人采取舒适的体位。 2. 操作流程合理、流畅、全面，具有主动服务意识，充分为老年人考虑，保证老年人的安全及自尊。 3. 体现尊老、爱老，有责任心
步骤三	整理记录	1. 整理老年人床单位，老年人卧位舒适。 2. 开窗通风，询问老年人有无其他需求。 3. 观察、倾倒尿液，洗净尿壶，必要时消毒。 4. 洗手，必要时记录老年人的尿量	1. 环境及物品干净整洁，有序放置。 2. 老年人感觉舒适。 3. 记录准确无误
	注意事项	1. 操作中注意保暖和隐私保护。 2. 操作中不可催促老年人，要给予足够的时间。 3. 尿壶使用前检查有无破损。 4. 尿壶及时倾倒洗净，定期消毒。 5. 女性老年人使用时，应紧贴会阴部，以免弄脏床单位	1. 能观察并发现异常情况，及时正确地处理。 2. 与老年人有效沟通，关爱老年人。 3. 污物分类处理
步骤四	小结与反思	1. 本次照护体会及反思。 2. 根据老年人排尿规律制定尿壶使用计划	根据老年人的反馈调整照护方案并持续改进

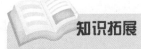

知识拓展

老年人膀胱功能训练

（1）按时为老年人使用尿壶，白天每隔1~2 h使用一次尿壶，夜间每隔4 h一次，建立规律的排尿习惯，促进排尿功能恢复。

（2）使用尿壶时，可用手按压膀胱，协助老年人排尿。

【课后练习】

1. 人体中贮存尿液的器官是（　　　　）。
A. 肾脏 　　　　　　　　　　B. 膀胱
C. 输尿管 　　　　　　　　　D. 尿道
E. 泌尿系统

2. 给长期卧床的女性老年人清洗会阴部的方法是（　　　　）。
A. 耻骨联合处往肛门方向擦 　　B. 从肛门往前擦至会阴部
C. 前后可重复擦 　　　　　　　D. 随意擦
E. 根据老年人要求擦拭

3. 协助女性老年人使用尿壶时，下列操作错误的是（　　　　）。
A. 贴近会阴部，用一次性护理垫防漏尿
B. 适度贴紧会阴部，防尿路感染
C. 放置在会阴部，保护好隐私
D. 确定贴紧会阴部，防漏尿打湿床单
E. 根据老年照护人员经验，随意放置会阴部位

子任务 8　为老年人更换尿垫（尿布）

案例导入

孙奶奶，87岁，两个月前因脑出血导致日常生活不能自理，大小便失禁，需要卧床。现已入住某医养结合养老机构特护楼301室1床。作为孙奶奶的老年照护人员，请及时为其更换尿垫（尿布）。

思考： 及时更换尿垫（尿布）对预防压疮有作用吗？尿垫（尿布）的适用范围有哪些？

一、尿垫（尿布）的适用范围

尿垫（尿布）适用于完全卧床、意识不清、尿失禁等老年人，按时更换可以预防压

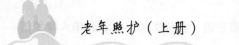
疮、尿布炎症的发生，使老年人感觉舒适。

二、为老年人更换尿垫（尿布）的目的

为老年人更换尿垫（尿布）的目的如图3-2-3-24所示。

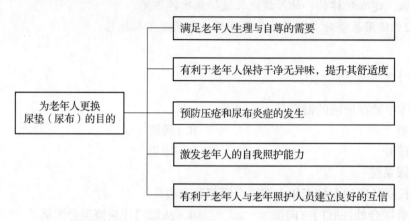

为老年人更换尿垫（尿布）的目的
- 满足老年人生理与自尊的需要
- 有利于老年人保持干净无异味，提升其舒适度
- 预防压疮和尿布炎症的发生
- 激发老年人的自我照护能力
- 有利于老年人与老年照护人员建立良好的互信

图3-2-3-24　为老年人更换尿垫（尿布）的目的

知识拓展

使用尿布老年人的用药照护

夏季，老年照护人员为了保持老年人臀部干燥，可选择使用滑石粉或爽身粉，使用时应涂擦于腹股沟和臀部，避免涂擦会阴部，以免对尿道产生刺激。会阴部皮肤有异常时遵医嘱涂药，涂药时应先涂会阴部，再涂肛门。

三、为老年人更换尿垫（尿布）的方法

老年照护人员将温水盆放置于床尾椅上，松开盖被，用温水擦净会阴部皮肤，协助老年人翻身侧卧，将一侧的一次性污尿垫（尿布）向侧卧位方向折叠，用温水擦净老年人臀部，并观察老年人皮肤情况，将清洁的一次性尿垫（尿布）一半对折，另一半平铺在老年人臀下，协助老年人平卧后向近侧侧卧，温水擦净臀部。然后老年照护人员一边撤去污染的一次性尿垫（尿布），一边将干净的一次性尿垫（尿布）平铺于老年人臀下，污尿垫（尿布）放入专用污物桶内，老年人取舒适卧位。更换一次性尿垫如图3-2-3-25所示。

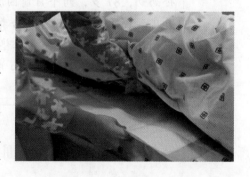

图3-2-3-25　更换一次性尿垫

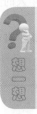

知识拓展

尿失禁的原因

随着年龄的增长，老年人排尿器官功能的退化，膀胱、尿道括约肌的收缩能力衰退，大脑皮层对排尿的控制能力减弱，部分老年人因疾病导致意识障碍，使老年人的排尿失去控制，尿液会不由自主地从尿道排出。

你认为需要对尿失禁的老年人进行心理疏导吗？需要对尿失禁的老年人进行排尿功能反应训练吗？

四、实践技能操作

职业能力：为老年人更换尿垫（尿布）。其操作流程见表3-2-3-8。

表3-2-3-8　为老年人更换尿垫（尿布）操作流程

步骤	项目	操作及说明	照护标准
步骤一	准备评估工作	1. 老年照护人员：着装整洁，洗净温暖双手，戴口罩。 2. 环境：安静整洁，温度适宜，无异味，关闭门窗，注意遮挡。 3. 评估与沟通： 3.1 核对并问候老年人，说明操作目的及需要配合的事项。 3.2 评估老年人意识状态、自理能力、身体状况及肢体活动能力等。 3.3 查看尿垫（尿布）并询问有无其他需求。 4. 准备物品：一次性尿垫（尿布）、温水盆（40~45℃水）、毛巾、污物桶、屏风，如图3-2-3-26所示 图3-2-3-26　准备物品	1. 给老年人创造良好的环境。 2. 与老年人耐心沟通，态度和蔼。 3. 及时更换潮湿物，保持老年人舒适，预防压疮及皮肤炎症

步骤	项目	操作及说明	照护标准
步骤二	实施操作	1. 物品携至老年人床旁，放置合理。 2. 松开盖被，用温水清洁老年人会阴部皮肤。 3. 协助老年人侧身用温水擦净近侧臀部。 4. 折叠一侧污尿垫（尿布）在老年人身下，铺上一侧干净尿垫（尿布）。 5. 协助老年人平卧后即刻向对侧侧身，温水擦净对侧臀部。 6. 撤去污尿垫（尿布）并将其放置在污物桶内，铺平干净尿垫（尿布）。 7. 协助老年人取舒适卧位	1. 老年人体位舒适，注意保暖和隐私防护。 2. 操作流程合理、流畅、全面，具有主动服务意识，充分为老年人考虑，保证老年人的安全及自尊。 3. 尊老、爱老，有责任心
步骤三	整理记录	1. 整理床单位，开窗通风。 2. 询问老年人有无其他需求，必要时协助老年人洗手。 3. 污物分类处理。 4. 尿布集中清洗消毒晾干备用。 5. 洗手，记录更换时间	1. 老年人感觉舒适。 2. 记录准确
	注意事项	1. 更换时，老年照护人员的动作轻柔，尿垫（尿布）无皱褶，做好保暖和隐私保护。 2. 每次更换尿垫（尿布）时，用温水清洁老年人皮肤，减轻异味，保持皮肤清洁干燥。 3. 经常检查老年人尿垫（尿布）情况，做到及时更换，防止尿布炎症的发生。 4. 更换时检查大小便情况，有异常时留样汇报医生。 5. 患有传染性疾病时，尿垫（尿布）放入医用黄色垃圾袋，集中处理	1. 能与老年人有效沟通，关爱老年人。 2. 污物分类处理正确
步骤四	小结与反思	1. 本次照护体会及反思。 2. 制定下一步照护计划	根据老年人的情况调整照护方案并持续改进

【课后练习】

1. 为女性老年人擦洗会阴部时，首先清洁（　　　）。

A. 肛门　　　　　　　　　　　B. 腹股沟

C. 尿道口　　　　　　　　　　D. 大阴唇

E. 以上均可

2. 马斯洛需要理论中最高层次的需要是（　　　）。

A. 安全的需要　　　　　　　　B. 爱与归属的需要

C. 被尊重的需要　　　　　　　D. 自我成就的实现

E. 生理的需要

3. 不良的生活方式是指（　　）。

A. 定时上厕所 B. 久坐不起

C. 饮食清淡 D. 少食多餐

E. 适量活动

子任务 9　为老年人更换纸尿裤

案例导入

　　刘奶奶，88 岁，认知症患者，日常生活需协助完成，在老年照护人员搀扶下勉强能行走，大小便无规律失禁，已使用纸尿裤半年，已入住某医养结合养老机构介护楼 102 室 1 床。

　　作为刘奶奶的老年照护人员，请及时为其更换纸尿裤。

　　思考：你知道纸尿裤的适用群体吗？在更换纸尿裤时，污尿裤上的粘扣为什么要粘回原处？

一、纸尿裤的适用范围

纸尿裤适用于能够行走、坐轮椅、卧床、躁动不安、尿失禁、尿滴沥的老年人。

二、为老年人更换纸尿裤的目的

为老年人更换纸尿裤的目的如图 3-2-3-27 所示。

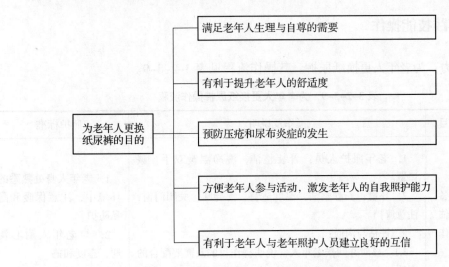

图 3-2-3-27　为老年人更换纸尿裤的目的

三、为老年人更换纸尿裤的意义

对于使用纸尿裤的老年人，老年照护人员要及时为其更换，保持老年人皮肤清洁干燥，更换时注意保暖和隐私保护并用温水擦拭会阴部和臀部，减少尿液对局部皮肤的刺激，保持老年人舒适无异味，预防压疮和尿布炎症。为老年人更换纸尿裤如图3-2-3-28所示。

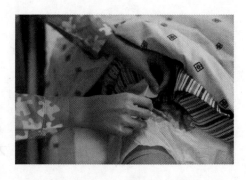

图3-2-3-28　为老年人更换纸尿裤

知识拓展

尿潴留老年人的照护方法

（1）做好老年人的心理照护，缓解老年人的焦虑和紧张情绪。

（2）用热毛巾热敷老年人腹部，以促进排尿。

（3）按摩、轻压老年人腹部，以促进排尿。

（4）使用诱导性物理方法（如听流水声、温水冲洗会阴部），促进排尿。

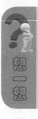

老年人出现尿失禁时应该如何照护？更换纸尿裤时不为老年人清洁会阴部会造成什么后果？

四、实践技能操作

职业能力：为老年人更换纸尿裤。其操作流程见表3-2-3-9。

表3-2-3-9　为老年人更换纸尿裤操作流程

步骤	项目	操作及说明	照护标准
步骤一	准备评估工作	1. 老年照护人员：着装整洁，洗净温暖双手，戴口罩。 2. 环境：安静整洁，温度适宜，无异味，关闭门窗，注意遮挡。 3. 评估与沟通： 3.1　核对并问候老年人，说明操作目的及需要配合的事项	1. 老年人身处熟悉的环境中，注意保暖和隐私防护。 2. 与老年人耐心沟通，态度和蔼

步骤	项目	操作及说明	照护标准
步骤一	准备评估工作	3.2　评估老年人意识状态、自理能力、身体状况及肢体活动等。 3.3　查看并询问有无其他需求。 4．准备物品：纸尿裤、温水盆（盆中水温为40～45℃）、毛巾、污物桶、屏风，如图3-2-3-29所示 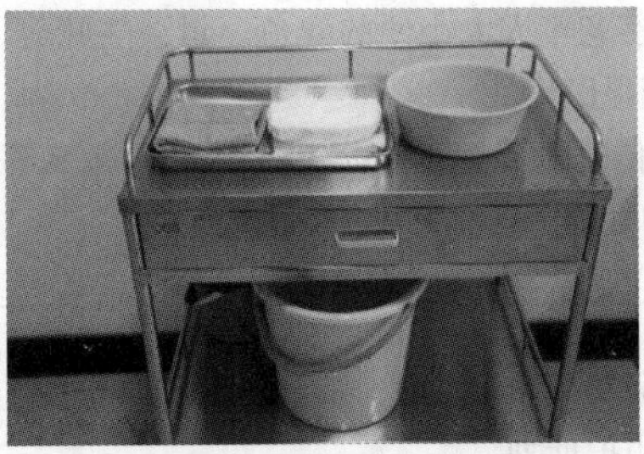 图3-2-3-29　准备物品	3．及时更换潮湿物，使老年人感觉舒适，预防压疮及皮肤炎症。 4．纸尿裤的大小要符合老年人的实际需求
步骤二	实施操作	1．物品携至老年人床旁，放置合理。 2．松开盖被，协助老年人平卧，打开盖被中段折于对侧呈U形。 3．解开尿布粘扣贴回原处，纸尿裤前端上卷（纸尿裤外侧不接触老年人皮肤）。 4．老年照护人员一手握住纸尿裤前端，另一手轻按摩并下压腹部，协助老年人排出余尿。 5．老年照护人员将污尿布平塞在老年人大腿间（有大便时用纸巾擦净粪便）。 6．老年人侧身撤去污纸尿裤，放入污物桶内。 7．用温水擦净老年人会阴及臀部，检查皮肤有无破损。 8．老年人侧身放置干净纸尿裤，平卧后粘上纸尿裤粘扣（上下交叉），展平大腿边缘防侧漏带。 9．协助老年人取舒适体位	1．协助老年人采取舒适的体位。 2．操作流程合理、流畅、全面，具有主动服务意识，充分为老年人考虑，保证老年人的安全及自尊。 3．尊老、爱老，有责任心
步骤三	整理记录	1．询问老年人有无其他需求，必要时协助老年人洗手。 2．整理床单位，开窗通风。 3．物品处理恰当。 4．洗手，记录更换纸尿裤的时间	1．老年人舒适，居室无异味。 2．记录准确。 3．照护人员应及时清洁双手

续表

步骤	项目	操作及说明	照护标准
	注意事项	1. 更换纸尿裤时，老年照护人员应动作轻柔，做好保暖和隐私保护。 2. 每次更换纸尿裤后用温水清洁老年人皮肤，减轻异味，保持皮肤清洁干燥。 3. 污纸尿裤置于污物桶或污物袋中，不可以随意放置。 4. 更换时应观察老年人大小便的颜色、量、气味等，有异常及时留样汇报医生。 5. 老年人患有传染性疾病时，尿垫（尿布）放入医用黄色垃圾袋集中处理	1. 能与老年人有效沟通，关爱老年人。 2. 污物分类处理且正确。 3. 能观察并发现异常情况，及时正确地处理
步骤四	小结与反思	1. 本次照护体会及反思。 2. 制定下一步照护计划	根据老年人的情况调整照护方案并持续改进

【课后练习】

1. 帮助老年人更换纸尿裤时，老年照护人员应做到（　　　）。

A. 用温水清洁老年人臀部　　　　　B. 用蘸消毒水的毛巾擦拭老年人臀部

C. 用潮湿毛巾清洁老年人臀部　　　D. 没有大便不需清洁老年人臀部

E. 用卫生纸巾擦拭老年人臀部

2. 失禁老年人膀胱功能初始训练时，白天一般（　　　）使用尿壶一次。

A. 30 min　　　　　　　　　　　　B. 1~2 h

C. 2~3 h　　　　　　　　　　　　D. 3~4 h

E. 越短越好

3. 老年人大小便失禁的原因不包括（　　　）。

A. 括约肌松弛　　　　　　　　　　B. 脑梗死后遗症

C. 脑出血　　　　　　　　　　　　D. 活动减少

E. 意识不清

任务四
睡眠照护

子任务 1　为老年人布置睡眠环境

案例导入

　　刘奶奶，70 岁，3 年前突发脑卒中，现已入住某医养结合养老机构 203 室 1 床。刘奶奶能与人正常沟通，左侧偏瘫，右侧肢体能活动。现在是秋天，晚上 8 点多了，刘奶奶正坐在房间里的轮椅上看电视。

　　作为刘奶奶的老年照护人员，请为她布置睡眠环境并协助她就寝。

　　思考：应该怎样给刘奶奶准备床铺？摆放什么样的睡眠体位？如何为她营造适宜的睡眠环境？

一、老年人的生理睡眠特点

　　睡眠是老年人的基本生理需要，充足良好的睡眠对于维持老年人的身心健康至关重要。正常睡眠是指在最佳睡眠时间达到充足的睡眠量，并且在 30 min 以内入睡，基本不醒或醒后能够很快再次入睡，而且睡醒后感觉精力充沛，心情愉快。最佳睡眠时间一般为晚 10 点至次晨 6 点，老年人可稍提前，一般为晚 9 点至次晨 5 点。

　　随着年龄的增长，机体的结构和功能退化，睡眠功能也是如此。老年人的生理睡眠特点如下：

　　1. 睡眠时间缩短

　　对于成年人，充足的睡眠时间一般为 7~9 h，老年人由于新陈代谢减慢，睡眠时间会减少一些，对于 60~80 岁的健康老年人，睡眠时间平均为 6~7 h。

　　2. 容易觉醒

　　老年人非常容易受到声、光、温度等外界因素以及自身老年病产生的症状的干扰，夜间更为明显，睡眠变得断断续续。

　　3. 睡眠浅

　　老年人睡眠时，大脑尚未完全休息，浅睡眠时间增多，而深睡眠时间减少，年龄越大，睡眠越浅。

4. 早睡早醒

老年人容易早醒，睡眠趋向早睡早起。

老年人睡眠时间长短因人而异，觉醒后感觉精力充沛、情绪愉快即可，不必强求统一，但是由于老年人体力减弱，很容易感到疲劳，因此合理和科学的睡眠对于老年人来说仍然十分重要。

二、老年人睡眠环境要求

睡眠环境是指老年人睡眠的居室环境。居室环境内容包括位置、墙壁和窗帘颜色、声音、光线、温度、湿度、通风及其他（如蚊虫等）。

老年人睡眠环境的具体要求如下：

1. 室内环境温度和湿度

老年人的体温调节能力降低，对温度的敏感性也变弱，室内适宜的温湿度便显得十分重要，具体来讲，为保障老年人适宜的睡眠环境，春、夏季室内温度应保持在 26~30℃，秋、冬季室内温度应保持在 18~22℃，相对湿度 50%~60% 为宜。

2. 声光及色彩

老年人睡眠易受声光的影响。居室环境应保持安静，环境噪声在 30 dB 以下为宜，老年照护人员夜间操作及巡视要做到"四轻"，即走路轻、操作轻、关门轻、说话轻。居室光线不应过强，可选用遮光性较好的窗帘，在老年人睡前应关闭大灯，但居室光线也不可过暗，老年人视觉适应力下降，光线过暗会造成看不清周围景物而发生跌倒坠床等安全问题。夜间应有适当的照明设施，如小夜灯。

知识拓展

居室色彩的选择

怀旧是老年人的一大特点，所以在居室色彩的选择上，应偏重于古朴、柔和、温馨、沉稳大方的室内装饰色，这样才契合他们的怀旧心理。比如，墙面选用乳白、乳黄、藕荷等素雅的颜色，可搭配富有生气、不显沉闷的家具。比如，可选用木料本色的家具，还可选用深棕、驼、棕黄、珍珠白、米黄等色彩的家具。浅色家具显得轻巧明快，深色家具显得平稳庄重，可根据个人喜好选择。协调居室色彩与光线、温度，能为老年人增添生活乐趣，有利于其消除疲劳。

3. 通风换气

通风换气可以清除室内异味及污浊空气，保证室内空气新鲜，使老年人感觉呼吸顺畅。另外，也可调节室温并降低室内细菌数量，减少疾病发生概率。

4. 老年人居室内设备

室内设备应简单实用，靠墙摆放，家具转角应尽量选择弧形的，以免碰伤起夜的老年人。

5. 厕所

厕所应靠近卧室，厕所内设置坐便器并设有扶手，地面铺防滑砖。叮嘱老年人上床前排空大小便，避免和减少起夜造成对睡眠的影响。对于行动不便的老年人，在睡前将所需物品放置于合适位置，如水杯、痰桶、便器等。

6. 寝具被服

老年人的床应软硬适中，高度最好因人而异，以适当低些为好，一般以略高于就寝者的膝盖骨至地面的高度，长度至少比就寝者的身长多 20 ~ 30 cm，宽度比就寝者的宽度多至少 30 ~ 40 cm。老年人枕具的高度因人而异，一般是仰卧时枕高一拳，侧卧时枕高一拳半，为 6 ~ 9 cm；长度长过双肩，宽度以超过肩宽 5 ~ 10 cm 为宜。总之，以睡眠时能自由转侧，保持身体舒展为宜。

床单、被套、枕套的布料应选择柔和贴身、吸湿性强、透气性好的天然棉布织品。枕芯的材质应柔软、有弹性。被芯和褥子同样选择舒适、吸汗、透气、保温的棉花、丝绵、羽绒等。

三、为老年人布置睡眠环境的目的

为老年人布置睡眠环境的目的如图 3-2-4-1 所示。

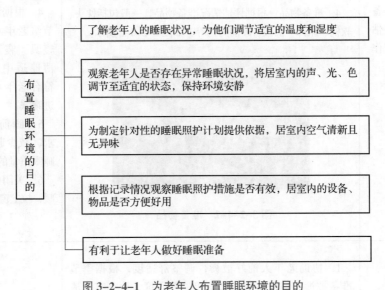

图 3-2-4-1 为老年人布置睡眠环境的目的

老年照护（上册）

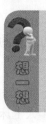

老年人最适宜采用哪种睡姿？

四、实践技能操作

职业能力：为老年人布置睡眠环境并协助就寝。其操作流程见表 3-2-4-1。

表 3-2-4-1　为老年人布置睡眠环境并协助就寝操作流程

步骤	项目	操作及说明	照护标准
步骤一	准备评估工作	1. 老年照护人员：着装整洁，洗净双手。 2. 环境：安静整洁，睡前开窗通风 30 min。 3. 评估与沟通： 　3.1　轻轻敲门后进入房间，核对问候老年人，告知老年人应该休息了。 　3.2　评估老年人意识状态、自理能力及身体状况，评估老年人肢体活动能力，明确健、患侧。 　3.3　调节温湿度，询问老年人温湿度是否适宜，是否需要排便，有无其他特殊需求，关闭门窗，拉好窗帘。 4. 准备物品：根据评估情况准备物品，一般包括枕头、软枕、床褥、棉被、睡前药物等，如图 3-2-4-2 所示。 图 3-2-4-2　准备物品	1. 睡前适当通风换气，使室内空气清新，避免空气混浊或存在异味而影响睡眠。 2. 帮助老年人养成定时就寝的良好习惯。 3. 与老年人耐心沟通，态度和蔼。 4. 根据评估情况和季节给老年人准备合适的寝具。寝具面料舒适、薄厚适中、花色淡雅，符合老年人的喜好，促进睡眠。 5. 睡前询问排便需求，减少起夜对老年人睡眠质量的影响。 6. 关闭门窗，做好保暖，拉上窗帘，保护隐私
步骤二	实施操作	1. 协助老年人铺好被褥，调整舒适度，根据季节准备被褥，铺平被褥，检查床褥软硬度，检查有无渣屑，拍松枕头，根据老年人习惯准备枕头高低，展开盖被；呈"S"形折叠至对侧。床铺的准备如图 3-2-4-3 所示	1. 协助老年人采取舒适的卧姿

184

步骤	项目	操作及说明	照护标准
步骤二	实施操作	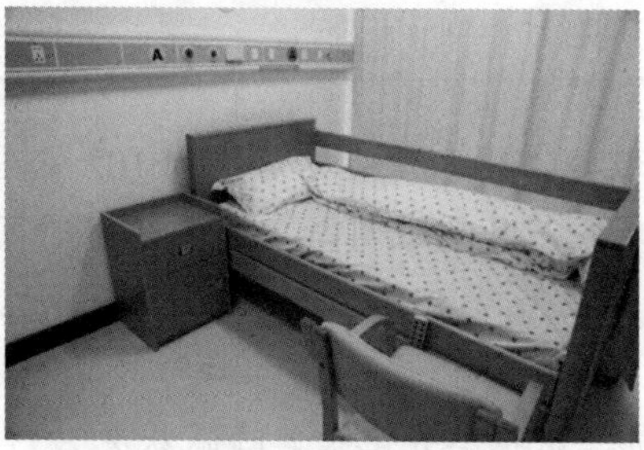 图 3-2-4-3　床铺的准备 2. 轮椅转移：将轮椅推至床尾，与床边呈30°～45°角，制动并固定；协助老年人从轮椅上站起；健侧转移到床上坐下。 3. 协助老年人调整舒适卧位：协助躺平；向床对侧移位至床中心；协助右侧卧位。 4. 正确、合理使用软枕，给予支撑，老年人卧位和软枕摆放如图 3-2-4-4 所示 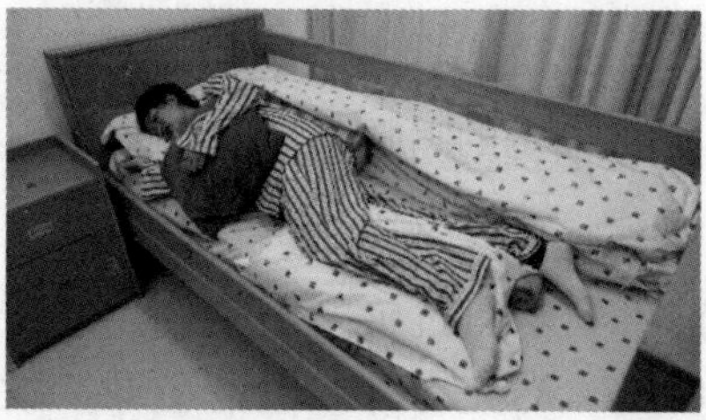 图 3-2-4-4　老年人卧位和软枕摆放	2. 操作流程合理、流畅、全面，具有主动服务意识，充分为老年人考虑，保证老年人的安全及自尊。 3. 尊老、爱老，有责任心
步骤三	整理记录	1. 整理物品：盖好盖被；支起床挡；固定轮椅。 2. 调节灯光：开启夜灯；关闭大灯。 3. 退出老年人房间：轻步退出房间；轻手关门。 4. 观察、巡视：透过门上玻璃窗进行观察。观察老年人安静入睡后，方可离开。 5. 洗手，记录老年人入睡时间	1. 环境及物品干净整洁，有序放置。 2. 老年人感觉舒适。 3. 记录准确无误
	注意事项	1. 老年人睡前卧室要通风换气，避免因空气混浊影响睡眠。 2. 根据季节准备适宜的被褥。 3. 注意枕头软硬、高低适中。 4. 操作过程注意动作轻柔、准确、安全	1. 能为老年人选择及准备适宜的寝具。 2. 能观察并发现异常情况，及时正确地处理。 3. 与老年人有效沟通，关爱老年人
步骤四	小结与反思	1. 本次照护体会及反思。 2. 制定下一步睡眠照护计划	根据老年人的反馈调整照护方案并持续改进

子任务 2　老年人睡眠状况观察记录

案例导入

　　王爷爷，72 岁，退休教师，现入住某养老机构 102 室 1 床。查房时，老年照护人员发现王爷爷入睡晚，而且睡眠间断，每次睡眠时间为 30～60 min，清晨 5 点起床，照护人员询问王爷爷有无不适，王爷爷诉说睡眠质量差，感觉疲惫。

　　作为王爷爷的照护人员，请观察并记录其睡眠状况。

　　思考：老年人睡眠的观察要点有哪些？需要记录哪些内容？

　　随着老年人年龄的增长，其睡眠时间会逐渐缩短，睡眠质量也会降低。老年照护人员应学会观察老年人的睡眠状况，做好观察记录并对其进行分析，然后有针对性地给予老年人适当的帮助。

一、老年人良好睡眠习惯

1. 按时作息

每天定时上床，按时起床，形成固定的睡眠节奏，午睡时间以 20 min 为宜。

2. 睡前饮食

按时进食，晚餐少吃，睡前不宜吃得过饱，不宜食用或饮用刺激性和兴奋性食物和饮料，如辣味调料、浓茶、咖啡、巧克力等。睡前应减少饮水量，而且避免抽烟或饮酒。

3. 睡前助眠措施

睡前洗漱，排空大小便，穿宽松的睡衣。

4. 睡前活动

入睡前避免阅读有刺激性的书刊、杂志。避免看情节刺激、激烈的电视节目，不要在床上读书、看报、看电视。睡前做一些让身体放松的活动，如按摩、推拿、气功、静坐等，但不宜剧烈运动。

5. 保持良好的睡前情绪

不要把不愉快或未完成的事情带到睡眠里，可以用笔记录下来，睡觉时不要惦念了。

二、睡眠质量

当前，大部分学者采用的是匹兹堡大学的精神科医生 Buysse 博士于 1989 年所给出的界定，其把睡眠质量分成主观睡眠质量、入睡时间、睡眠时间、睡眠效率、睡眠障碍、催眠药物以及日间功能障碍7个因子，并以匹兹堡睡眠质量指数（Pittsburgh Sleep Quality Index，PSQI）作为评判睡眠质量好坏的指标。

知识拓展

匹兹堡睡眠质量指数

在众多睡眠质量的测量工具中，较为常用的是匹兹堡睡眠指数量表。该量表由 Buysse，Reynolds，Monk，Berman 和 Kupfer（1989）编制，然后由刘贤臣等（1996）译成中文。该量表不仅适用于评价睡眠障碍和精神障碍患者的睡眠质量，同时也适用于对一般人睡眠质量的评估。而且，相比于其他测量工具，PSQI 更加简单且容易施行，在日常生活中有着广泛的应用。

该量表共24道题，包括7个因子（主观睡眠质量、入睡时间、睡眠时间、睡眠效率、睡眠障碍、催眠药物、日间功能障碍）和睡眠质量总分（24道题目计分之和），题目均采用4级计分（0=很好，1=较好，2=较差，3=很差）。一般采用睡眠质量总分作为衡量睡眠质量好坏的重要指标，得分越高，表示睡眠质量越差。

三、老年人睡眠观察要点

1. 一般睡眠状况

入睡时间、觉醒时间及次数、总睡眠时间、睡眠时间等。

2. 异常睡眠状况

入睡困难、不能维持睡眠、昼夜颠倒现象、睡眠呼吸暂停、夜间阵发性呼吸困难、嗜睡等。

3. 异常睡眠记录内容

异常睡眠记录内容包括床号、姓名、睡眠一般情况（入睡时间、觉醒时间及次数、总睡眠时间、睡眠质量）、老年人主诉、异常睡眠的表现，有无采取助眠措施等。

四、观察记录老年人睡眠状况的目的

观察记录老年人睡眠状况的目的如图3-2-4-5所示。

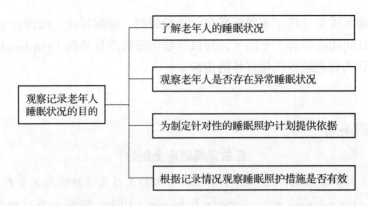

```
                    ┌─────────────────────────────┐
                    │ 了解老年人的睡眠状况           │
                    └─────────────────────────────┘
                    ┌─────────────────────────────┐
┌──────────────┐    │ 观察老年人是否存在异常睡眠状况 │
│ 观察记录老年人 │────┤                             │
│ 睡眠状况的目的 │    └─────────────────────────────┘
└──────────────┘    ┌─────────────────────────────┐
                    │ 为制定针对性的睡眠照护计划提供依据 │
                    └─────────────────────────────┘
                    ┌─────────────────────────────┐
                    │ 根据记录情况观察睡眠照护措施是否有效 │
                    └─────────────────────────────┘
```

图 3-2-4-5 观察记录老年人睡眠状况的目的

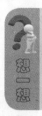

老年人睡眠状况的观察要点有哪些?需要记录什么内容?

五、实践技能操作

职业能力:观察并记录老年人睡眠状况。其操作流程见表 3-2-4-2。

表 3-2-4-2 观察并记录老年人睡眠状况操作流程

步骤	项目	操作及说明	照护标准
步骤一	准备评估工作	1. 老年照护人员:着装整洁,洗净双手。 2. 环境:安静整洁。 3. 老年人:平卧在床上。 4. 准备物品:记录单、笔,必要时备被子、褥子、毛毯等,如图 3-2-4-6 所示 图 3-2-4-6 准备物品	1. 与老年人耐心沟通,态度和蔼。 2. 物品准备齐全

步骤	项目	操作及说明	照护标准
步骤二	实施操作	1. 协助入睡： 老年照护人员为老年人布置舒适的睡眠环境，协助老年人入睡。 2. 观察睡眠： 老年照护人员夜间每 2 h 查房一次。做到走路轻，关门轻。观察老年人睡眠状况。若夜间温度下降，为老年人增盖薄被。 3. 沟通： 晨起巡视并询问老年人的睡眠情况	1. 定时查房，动作轻柔，语言亲切。 2. 操作流程合理、流畅、全面，具有主动服务意识，充分为老年人考虑，保证老年人的安全及自尊。 3. 尊老、爱老，有责任心
步骤三	整理记录	记录： 在交班本上记录内容，如 102-1 床，王××，夜间睡眠差。夜间醒来 4 次，每次睡眠时间 30～60 min。晨起感觉疲乏，应加强观察和看护	记录准确无误，字迹清楚
注意事项		1. 夜间查房注意走路轻，关门轻，避免惊醒老年人。 2. 记录内容详细，字迹清楚	1. 能观察并发现异常情况，及时正确地处理。 2. 与老年人有效沟通，关爱老年人
步骤四	小结与反思	1. 本次照护体会及反思。 2. 制定下一步睡眠照护计划	根据老年人的反馈调整照护方案并持续改进

子任务 3   识别并改善影响老年人睡眠的环境因素

案例导入

王奶奶，68 岁，中专文化，退休会计，两年前入住某养老机构，身体健康，精神状态良好。昨日查房时，老年照护人员见王奶奶正卧床休息，但神情疲惫，情绪低落。

作为老年照护人员，请评估王奶奶的睡眠环境，找到影响她睡眠质量的环境因素并提出改进建议。

思考： 有哪些环境因素会影响老年人的睡眠质量？应如何提出改进建议？

一、影响老年人睡眠的环境因素

老年人适宜的睡眠环境要求见子任务1——为老年人布置睡眠环境，本处不再赘述。

根据老年人身高调整床铺高低，以适合上下床为宜。选用保温性能较好的棉芯被褥，薄厚应随季节进行调整，松软程度适中。枕头软硬高度适宜，需要时备好床挡。

知识拓展

色彩对睡眠的影响

暖色调使人感觉温暖、兴奋，如红色、粉色、橘色等。冷色调使人感觉凉爽、安静，如白色、淡绿色等。不同的颜色会给人带来不同的视觉感受，进而也会影响心情。在卧室的装饰上，淡雅、清爽的冷色有利于助眠，可以使人安静入睡。老年人卧室的墙壁应采用淡蓝、浅绿或白色较为适合。若窗帘、被服也搭配清新、淡雅的颜色，则助眠效果更佳。

二、识别并改善影响老年人睡眠的环境因素的目的

识别并改善影响老年人睡眠的环境因素的目的如图3-2-4-7所示。

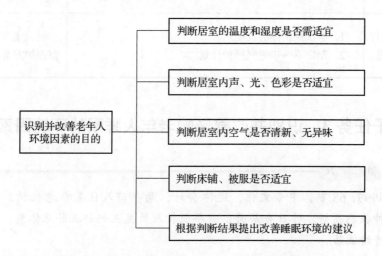

图3-2-4-7　识别并改善影响老年人睡眠环境因素的目的

什么样的睡眠环境对老年人最适宜?

三、实践技能操作

职业能力:识别影响老年人睡眠的环境因素及改善睡眠环境的建议。其操作流程见表 3-2-4-3。

表 3-2-4-3　识别影响老年人睡眠的环境因素及改善睡眠环境的建议操作流程

步骤	项目	操作及说明	照护标准
步骤一	准备工作	1. 老年照护人员:着装整洁,事先查阅照料记录,了解老年人近期睡眠状况。 2. 环境:安静整洁。 3. 评估与沟通:与老年人沟通,详细了解老年人以往睡眠习惯、睡眠环境	与老年人耐心沟通,态度和蔼
步骤二	实施操作	1. 评估居室环境(图 3-2-4-8): 老年照护人员认真观察现在老年人的居室环境,与老年人习惯的环境比较分析,找出影响老年人睡眠的环境因素。 1.1 窗外不远处有建楼施工,隐约可听到机器轰鸣声。 1.2 窗户完好,关闭门窗后外面的声音明显减弱。 1.3 检查室内温湿度,显示温度为30℃,湿度为50%。 1.4 按压床铺感觉适中 图 3-2-4-8　评估居室环境	1. 操作流程合理、流畅、全面,具有主动服务意识,充分为老年人考虑,保证老年人的安全及自尊。 2. 尊老、爱老,有责任心

续表

步骤	项目	操作及说明	照护标准
步骤二	实施操作	2. 提出改进建议： 老年照护人员根据收集到的影响老年人睡眠的因素，为老年人提出改进建议，并注意观察改进措施的有效性。 2.1 夜间关闭门窗，减少室外噪声的影响，同时也可避免老年人夜间起床受凉。 2.2 将暖气开关温度调低，调整室内温度。晚间在室内靠近暖气处放置一盆水以增加湿度，必要时放置加湿器。 2.3 为老年人增加一条床褥，以提高床铺舒适度	
步骤三	效果评价	第二天，老年人回应夜间睡眠良好，老年人精神好、面带微笑，主动参与小组活动	改善睡眠环境的建议效果良好
	注意事项	1. 老年照护人员与老年人沟通时态度诚恳、认真，多使用开放式的询问方式。 2. 认真倾听主诉，观察老年人居室环境是否存在影响睡眠因素。 3. 老年照护人员提出的改进建议应尊重老年人的生活习惯，并结合老年人的特点，切实可行	1. 能通过沟通和观察找出影响老年人睡眠的环境因素。 2. 能为老年人提出合理的、改善睡眠环境的建议。 3. 与老年人有效沟通，关爱老年人
步骤四	小结与反思	1. 本次照护体会及反思。 2. 制定下一步睡眠照护计划	根据老年人的反馈调整照护方案并持续改进

子任务4　照护有睡眠障碍的老年人入睡

案例导入

周爷爷，75岁，退休工人，患有冠心病、风湿性关节炎，坐轮椅入住某养老院一周，居住在双人间。查房时，老年照护人员发现周爷爷无精打采，有时白天坐在轮椅上打瞌睡。

作为周爷爷的老年照护人员，请采取措施来改善周爷爷的睡眠状况。

思考： 老年人睡眠障碍的常见原因有哪些？如何改善老年人的睡眠状况？

一、睡眠障碍概述

（一）概念

睡眠障碍是指睡眠量不正常以及睡眠中出现异常行为的表现，也是睡眠和觉醒正常节律性交替紊乱的表现。睡眠障碍可由多种因素引起，常与躯体疾病有关，包括睡眠失调和异态睡眠。睡眠失调包括睡眠量不足、入睡困难、睡眠质量差。异态睡眠是指在睡眠期间出现行为或生理上的异常。

睡眠障碍在老年人中普遍存在，入住养老机构的老年人睡眠障碍发生率高达 45.5%。睡眠障碍会导致大脑功能紊乱，对身体造成多种危害，严重影响身心健康，容易出现头晕、头痛、心慌、烦躁等现象，还可能导致反应迟缓、记忆力减退、免疫力下降、易衰老，诱发多种疾病，如心血管疾病、糖尿病、肿瘤等。

（二）老年人常见的睡眠障碍表现

老年人睡眠障碍是睡眠失调（睡眠形态紊乱）中的一种，其表现形式有以下几种：

（1）入睡困难。上床后超过 30 min 不能入睡，或想睡却很清醒，而且已经持续数天或更久。

（2）睡眠维持障碍。即睡眠中途觉醒，睡眠易中断，夜间觉醒次数大于或等于两次，清晨早醒或入睡后没多久便醒来且无法再次入睡。

（3）睡眠质量下降。睡眠浅、多梦，一般不留记忆或对梦境有断断续续不完整的记忆。

上述几种睡眠障碍的表现形式，可有一种或多种形式同时存在。

（三）老年人睡眠障碍的原因

（1）疼痛是影响老年人睡眠最主要的因素之一。老年人出现诊断明确的疾病性疼痛时应遵医嘱按时按量给予止痛药。

（2）老年人生活环境的改变，如新入住养老机构或者老年人房间卧具发生变化，老年人未能较快地适应。

（3）因患病采取被动体位，或由于不能自理而未按时翻身，都会使老年人长时间处于一种卧姿，造成肌肉疲劳而难以入眠。此时，老年照护人员应按时调整老年人睡眠体位。

（4）入住养老机构的老年人，两人或多人同居一室互相干扰也是造成失眠的原因之一，因此老年照护人员应及时了解情况，采取相应措施，必要时予以调换房间。

（5）居室环境、床具舒适度以及床单是否干燥、平整无渣屑都可影响老年人睡眠，因此，老年照护人员应勤观察、勤整理，以保证老年人睡眠舒适。

（6）老年人爱操心，心理负担重，容易出现紧张焦虑的情绪，从而难以入睡、睡眠中多梦、睡眠质量差，尤其是遇到重大压力或者生活中发生较大变故时，更难以入睡。

（7）长期饮用咖啡、浓茶等刺激性饮品，会使老年人兴奋，扰乱正常睡眠，久而久之

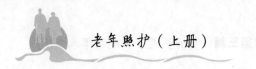

就会导致睡眠障碍；或者长期服用安眠药，养成习惯性、依赖性，使治疗睡眠障碍的药物失效，导致老年人陷入长期睡眠障碍的境地。

（8）患病留置输液导管、各种引流管造成牵拉不适。

二、老年人睡眠障碍的照护

（1）按要求协助老年人按时服药。

（2）为老年人营造良好的睡眠环境。

（3）加强巡视。加强巡视，发现老年人有嗜睡或睡眠呼吸暂停的情况时应及早报告或建议老年人尽快就医。对于卧床的老年人，老年照护人员应定时为其翻身，使其处于舒适体位。

（4）其他措施。使用导管的老年人，应在入睡前将导管合理安置。

三、照护有睡眠障碍的老年人入睡的目的

照护有睡眠障碍的老年人入睡的目的如图 3-2-5-9 所示。

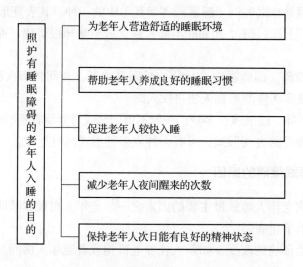

照护有睡眠障碍的老年人入睡的目的
- 为老年人营造舒适的睡眠环境
- 帮助老年人养成良好的睡眠习惯
- 促进老年人较快入睡
- 减少老年人夜间醒来的次数
- 保持老年人次日能有良好的精神状态

图 3-2-4-9 照护有睡眠障碍的老年人入睡的目的

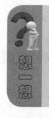 想一想

老年人有哪些常见的睡眠障碍？应如何照护？

四、实践技能操作

职业能力：照护有睡眠障碍的老年人入睡。其操作流程见表 3-2-4-4。

表 3-2-4-4　照护有睡眠障碍的老年人入睡操作流程

步骤	项目	操作及说明	照护标准
步骤一	准备工作	1. 老年照护人员：着装整洁，洗手。 2. 环境：安静整洁、舒适安全。 3. 评估与沟通： 　3.1　评估老年人的意识状态、自理能力及身体状况，了解异常睡眠的原因等。 　3.2　与老年人沟通，详细了解其睡眠障碍的表现、睡眠习惯及睡眠环境要求，并向老年人讲解促进睡眠的方法和注意事项，取得老年人的配合。例如： 　老年照护人员走进老年人房间，与老年人面对面坐好。 　老年照护人员："周爷爷，来院一周了，感觉还习惯吗？睡觉怎么样？有什么需要帮助的吗？" 　周爷爷："环境干净，同屋的老年人也相处得不错。就是我这风湿性关节炎一到晚上腿就疼，翻身什么的也不太方便，还有同屋的老李这两天可能有点着凉，晚上咳得也比较厉害，总是起来开灯、喝水。总之是睡得不太好。" 　老年照护人员："晚上关窗户了吗？" 　周爷爷："这两天关窗户了。" 4. 物品摆放：记录单、笔，必要时备被子、褥子、毛毯等，如图 3-2-4-10 所示 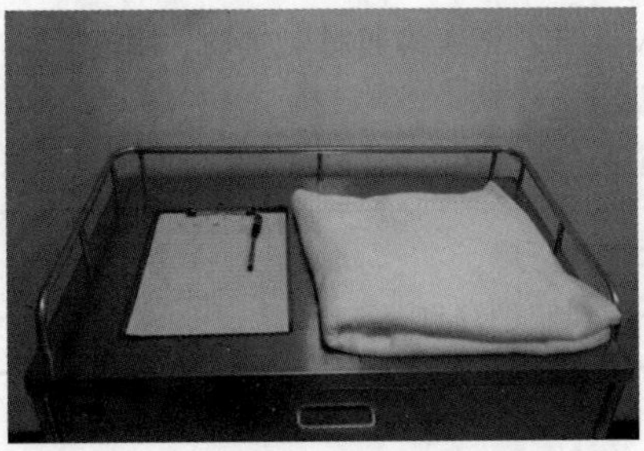 图 3-2-4-10　物品摆放	1. 与老年人耐心沟通，态度和蔼。 2. 能通过沟通和观察找出老年人睡眠障碍的原因
步骤二	实施操作	1. 确定问题： 　1.1　周爷爷仅仅入院一周，有不适应环境的可能性。 　1.2　周爷爷患有风湿性关节炎引发夜间疼痛。 　1.3　身体状况欠佳，夜间自行翻身困难。长时间采用一种卧位，易造成肌肉疲劳酸痛。 　1.4　同室老年人受凉咳嗽，夜间开灯、饮水干扰周爷爷睡眠。 　1.5　睡前关窗，通风过久将使老年人受凉，外界噪声还可能干扰老年人睡眠	1. 能提出切实可行的改善老年人睡眠障碍的照护要点。 2. 操作流程合理、流畅、全面，具有主动服务意识，充分为老年人考虑，保证老年人的安全及自尊。

步骤	项目	操作及说明	照护标准
步骤二	实施操作	2. 提出照护要点： 根据原因和老年人的身体状况选用不同的适合老年人睡眠的照料方法。老年照护人员提出的要点如下： 2.1 安慰、体贴老年人，使老年人感受到温暖，能够尽快熟悉并适应环境。 2.2 老年人患有风湿性关节炎引发夜间疼痛，叮嘱老年人按时服药减轻病痛。 2.3 在寒冷季节适当通风后应关闭窗户，夜间加强巡视检查老年人睡眠情况，注意做到说话轻、走路轻、关门轻、操作轻。房间内开夜灯。 2.4 协助老年人翻身，保持舒适体位。 2.5 同室老年人若患病干扰，应积极治疗。必要时，协助调整床位。 3. 布置睡眠环境，协助就寝	3. 尊老、爱老，有责任心
步骤三	整理记录	1. 整理物品：盖好盖被；支起床挡；固定轮椅。 2. 调节灯光：开启夜灯；关闭大灯。 3. 退出老年人房间：轻步退出房间；轻手关门。 4. 观察、巡视：透过门上玻璃窗进行观察。观察老年人安静入睡后，方可离开。 5. 洗手，记录入睡时间	
注意事项		1. 老年照护人员与老年人沟通时要主动、耐心，认真听取老年人的诉说。 2. 采取的措施应适合老年人的特点，切实可行	与老年人有效沟通，关爱老年人
步骤四	小结与反思	1. 本次照护体会及反思。 2. 制定下一步睡眠照护计划	根据老年人的反馈调整照护方案并持续改进

子任务5　指导老年人改变不良睡眠习惯

案例导入

张爷爷，72岁，退休教师，患有高血压病、冠心病，现入住某养老机构一周。照护人员发现张爷爷白天总是打瞌睡，到了晚上临睡前却越来越精神，喜欢喝浓茶，常常看书到凌晨。

作为张爷爷的照护人员，请帮助其改变不良睡眠习惯。

思考：老年人常见的不良睡眠习惯有哪些？应如何指导其改变？

一、老年人常见的不良睡眠习惯

1. 睡前进食过饱或不足

如果临睡前吃东西会加重肠胃负担，身体其他部分也无法得到良好的休息，影响入睡。

2. 睡前饮酒、咖啡、浓茶等

睡前饮酒虽然可以让人很快入睡，但是却会使睡眠状况一直停留在浅睡期，很难进入深度睡眠，醒来后仍会有疲乏的感觉。咖啡、浓茶等刺激性饮料含有能使精神亢奋的咖啡因等物质，睡前饮用易造成入睡困难。

3. 睡前用脑、活动过度，看刺激性的电视或影片

睡前从事这些活动会扰乱人体的生物节律而影响睡眠。

4. 白天睡眠过多

由于干扰了正常的生物钟而难以入睡。

二、改善影响老年人睡眠不良习惯的方法

1. 确立并维持老年人生活节奏

想办法协助老年人在白天处于清醒状态，如白天让其散步、参加娱乐活动等。

2. 保证适当的活动或运动

白天积极参与各种有益的社会活动，坚持适当的户外运动或体育锻炼，将有助于入睡，提高睡眠质量。

3. 选择舒适的睡眠用品

适宜的床、枕头、被子等都会改善睡眠质量。

4. 调整卧室环境

卧室的环境不仅会影响老年人入睡，还会影响其睡眠质量，因此，睡前应注意调整好卧室的温度、湿度，将灯光调至柔和、暗淡，尽量避免各种噪声的干扰。

5. 做好睡前准备工作

睡前应保持情绪稳定，不宜进行剧烈活动、观看或阅读兴奋或紧张的电视节目及书籍、饮用兴奋性饮料；晚餐应在睡前 2 h 内完成，晚餐应清淡，不宜过饱，睡前不再进食。

6. 采取适当的睡眠姿势

良好的睡眠姿势可改善睡眠质量。选择睡眠姿势时，以自然、舒适、放松为原则；最佳睡眠姿势为右侧卧位，既可避免心脏受压，又利于血液循环。

三、指导老年人改变不良睡眠习惯的目的

指导老年人改变不良睡眠习惯的目的如图 3-2-4-11 所示。

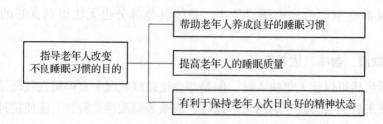

图 3-2-4-11　指导老年人改变不良睡眠习惯的目的

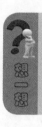

老年人常见的不良睡眠习惯有哪些？应如何指导其改变？

四、实践技能操作

职业能力：指导老年人改变不良睡眠习惯。其操作流程见表 3-2-4-5。

表 3-2-4-5　指导老年人改变不良睡眠习惯操作流程

步骤	项目	操作及说明	照护标准
步骤一	准备评估工作	1. 老年照护人员：着装整洁，洗净双手。 2. 环境：安静整洁。 3. 评估与沟通： 3.1　评估老年人的意识状态、自理能力及身体状况等。 3.2　与老年人沟通，详细了解老年人的睡眠习惯、性格特点等。例如： 老年照护人员走进老年人房间，与老年人面对面坐好。 老年照护人员："张爷爷，来院一周了，感觉还习惯吗？睡觉怎么样？有什么需要帮助的吗？" 张爷爷："还好啊！" 老年照护人员："您喜欢看书？" 张爷爷："是啊！退休这两年没事，每天都看到深夜，白天再补觉，习惯了。" 老年照护人员："您喝茶多久了？" 张爷爷："快 40 年了，这两年越喝越没味了"	1. 与老年人耐心沟通，态度和蔼。 2. 能通过沟通和观察发现老年人的不良睡眠习惯

步骤	项目	操作及说明	照护标准
步骤二	实施操作	1. 确定问题： 根据沟通的情况和老年人的表现确定存在的睡眠不良习惯。 根据沟通了解的情况，张爷爷近两年养成了睡前长时间看书、喝浓茶，白天补觉的习惯。 2. 帮助指导： 老年照护人员先和老年人确认存在的睡眠不良习惯，得到老年人的认同和配合后，共同讨论采用适合方法帮助、指导老年人改变不良习惯。 2.1 向张爷爷讲解睡眠的知识，使其知道规律睡眠对其身体健康的重要性，主动配合、改善不良的睡眠习惯。 2.2 向张爷爷讲解有关高血压、冠心病的知识，使其了解休息对于疾病恢复的重要性。 2.3 合理安排张爷爷的生活，白天多带他进行户外活动或与他聊天，减少他的睡眠时间。 2.4 做好睡前的准备工作。 3. 改进： 老年照护人员及时与老年人沟通，了解其不良睡眠习惯的改善情况及方法是否得当。要鼓励有进步的老年人坚持不懈，对效果不明显的老年人，要再次与其讨论改进方法。经过上述工作，张爷爷表示睡眠情况有所好转	1. 能提出切实可行的指导老年人改变不良睡眠习惯的方法。 2. 尊老、爱老，有责任心
	注意事项	1. 老年照护人员与老年人沟通时要主动耐心，认真听取老年人的诉说。 2. 老年照护人员要调动老年人的积极性，使老年人能主动配合，共同参与。 3. 老年照护人员应随时了解老年人不良睡眠习惯的改善情况，应循序渐进，不能急于求成	与老年人有效沟通，关爱老年人
步骤四	小结与反思	1. 本次照护体会及反思。 2. 制定下一步睡眠照护计划	根据老年人的反馈调整照护方案并持续改进

【课后练习】

1. 为老年人选择床单、被套和枕套的布料应为（　　）制品。

A. 绸缎　　　　　　B. 麻　　　　　　C. 化纤　　　　　　D. 棉

2. 老年人冬季睡眠最适宜的室温是（　　）℃。

A. 5～10　　　　　B. 10～15　　　　C. 18～22　　　　D. 22～30

3. 睡眠过程中常常醒来，甚至一夜醒几次，睡得很浅，没有熟睡的感觉，这属于老年人睡眠障碍中（　　）的表现形式。

　　A．入睡困难　　　　B．睡眠中断　　　　C．多梦　　　　D．彻底不眠

　　4．下列关于老年人睡眠障碍的诱发因素的叙述，正确的是（　　）。

　　A．只有环境的变化，才会引起老年人的睡眠障碍

　　B．生活习惯的改变也会引起老年人的睡眠障碍

　　C．老年人随着年龄的增大睡眠也就越来越多

　　D．老年人白天运动少，晚上睡眠也就越多

　　5．（　　）不属于老年人睡眠障碍的表现形式。

　　A．经常睡得晚，第二天早上醒得晚

　　B．经常晚上睡得晚第二天早上仍很早就醒

　　C．连续几天入睡后没多久就醒来，以后就再也无法入睡

　　D．连续几天清晨天没亮就醒

　　6．有利于老年人改善睡眠障碍的体育锻炼方法是（　　）。

　　A．打篮球　　　　B．踢足球　　　　C．打羽毛球　　　　D．散步

　　7．（　　）姿势最利于睡眠。

　　A．左侧卧位　　　　B．右侧卧位　　　　C．俯卧位　　　　D．平卧位

　　8．上床后翻来覆去 30 min 以上无法入睡，或想睡却很清醒，而且持续了好几天，此症状属于老年人睡眠障碍（　　）的表现形式。

　　A．睡眠中断　　　　　　　　　　　B．入睡困难

　　C．多梦　　　　　　　　　　　　　D．早醒

　　9．老年照护人员对老年人一般睡眠的观察内容不包括（　　）。

　　A．入睡的时间　　　　　　　　　　B．觉醒的时间

　　C．做梦的内容　　　　　　　　　　D．觉醒的次数

　　10．下列（　　）不属于老年人良好的睡眠习惯。

　　A．每天按时就寝　　　　　　　　　B．午睡 20 min，不宜多睡

　　C．晚餐不宜过饱　　　　　　　　　D．睡前阅读刺激性书、报、杂志

　　11．下列除（　　）外，都属于老年人常见的睡眠不良习惯。

　　A．睡前进食过饱或不足　　　　　　B．睡前饮酒、咖啡、浓茶

　　C．睡前温水洗脚　　　　　　　　　D．白天睡眠过多

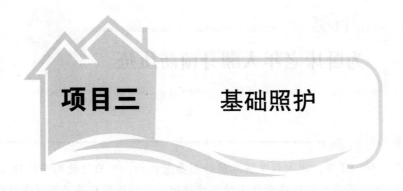

项目三　　基础照护

【知识目标】

　　了解老年人常见基础照护项目的目的、概念、意义与基本要求；理解老年人常见基础照护项目的内容及观察要点；掌握老年人常见基础照护项目的操作流程及注意事项。

【能力目标】

　　能够评估老年人身体状况、自我意愿，为老年人选择合适的基础照护体位；能够按照规范的流程为老年人开展基础照护服务，并确保老年人隐私、保暖和安全；能够正确处理基础照护服务过程中出现的突发状况；能够进行基础照护后的观察与记录，并能够及时发现异常情况，正确处理；能够对老年人开展相关知识的健康教育。

【素质目标】

　　在照护老年人过程中，具备基本的礼仪规范、良好的语言艺术、沟通管理能力及服务意识，在服务过程中融入人文关怀；具备尊老、爱老品质，能够移情，以老年人为中心，体现出维护老年人自尊；具有慎独精神及品质，具备安全防护的相关知识和预见能力，有环保意识；具有吃苦耐劳的职业精神，具有细心、耐心和有责任心地为老年人实施照护的理念，遇到突发异常情况能够冷静果断处理；在照护过程中，关注老年人身体情况，精神面貌，能够达成服务目标，杜绝安全隐患，操作动作轻稳，注意保护老年人隐私，有较强的责任意识和掌握老年人情绪的能力。

任务一
为卧床老年人翻身预防压疮

案例导入

　　王爷爷，84岁，现入住某医养结合型养老机构，平日可使用手杖独立行走。3天前，王爷爷在护理区走廊行走时不慎摔倒，后经医院检查为骶尾部软组织挫伤，医生要求王爷爷在养老机构进行保守治疗，需卧床休养，保证营养摄入，按规定时间进行复查，老年照护人员需要为王爷爷定时翻身，以预防压疮的发生。

　　作为王爷爷的老年照护人员，请于每天上午10点协助王爷爷翻身以预防压疮的发生。

　　思考：给王爷爷翻身时需要准备的物品有哪些？预防压疮的要点有哪些？

一、压疮的定义

　　压疮也称压力性损伤（2016年，美国国家压疮咨询委员会公布一项术语更改声明："压力性溃疡"改为"压力性损伤"），是指局部组织长时间受压，血液循环障碍，持续缺血、缺氧、营养不良而致软组织溃烂和坏死。

　　卧床老年人最易出现的皮肤问题就是压疮。绝大多数压疮是可以预防的，老年照护人员在工作中应做到勤为老年人翻身以保持他们皮肤清洁，勤为老年人更换衣物，避免局部长时间受压，认真执行照护措施，这样就可以最大限度地减少压疮的发生。

二、老年人易发生压疮的部位

　　仰卧位压疮易发部位：枕部、肩胛部、肘部、骶尾部、足跟部，如图3-3-1-1所示。

　　侧卧位压疮易发部位：耳廓、肩峰、肋部、髋部、膝关节的内外侧、足内外踝，如图3-3-1-2所示。

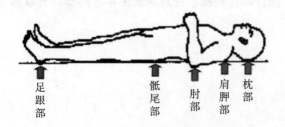

图3-3-1-1　仰卧位压疮易发部位

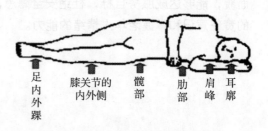

图3-3-1-2　侧卧位压疮易发部位

俯卧位压疮易发部位：面颊、耳廓、肩峰、乳房（女性）、肋缘突出部、生殖器（男性）、髂前上棘、膝部和足趾等，如图3-3-1-3所示。

坐位压疮易发部位：肩胛骨、肘部、坐骨结节、足跟等处如图3-3-1-4所示。

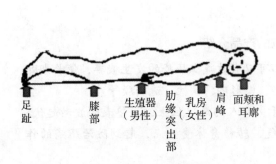

图3-3-1-3　俯卧位压疮易发部位

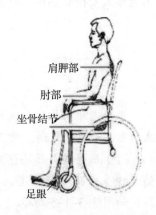

图3-3-1-4　坐位压疮易发部位

知识拓展

预防压疮的观察要点

（1）根据老年人不同的卧位，重点察看骨突出和受压部位皮肤情况。例如，有无潮湿、压红，压红消退时间、水疱、破溃、感染等。

（2）了解老年人皮肤营养状况。例如，皮肤弹性、颜色、温度、感觉等。

（3）了解老年人躯体活动能力。例如，有无肢体活动障碍、意识状态等。

（4）了解老年人全身状态。例如，有无发热、消瘦或者肥胖、昏迷或者躁动、年老体弱、大小便失禁，水肿等。

三、预防老年人发生压疮的方法

1. 评估情况

评估老年人营养状态、局部皮肤状态，了解压疮的危险因素。

2. 减少老年人局部受压

（1）对活动能力受限或卧床的老年人，定时被动变换体位，每2h进行1次。

（2）在解除压力30min后，对于皮肤上的压红不消退的老年人，应缩短翻身时间。

（3）长期卧床老年人可以使用充气床垫。

（4）骨突处皮肤局部减压，如使用透明贴膜保护。

3. 皮肤保护

（1）用温水擦洗皮肤，使其清洁，无汗液。

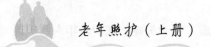
（2）对大小便失禁的老年人，应及时清洗局部，在肛门周围涂油剂保护皮肤。

4. 加强营养

为老年人安排高热量、高蛋白、高纤维素、高矿物质饮食，必要时可少食多餐。

知识拓展

预防压疮的产品介绍

　　根据老年人机体状况预防压疮产品可以有效减少压疮的发生概率，使长期卧床的老年人感觉舒适。常用的有压疮垫、楔形垫、软枕、透明膜等。

　　（1）压疮垫。压疮垫可直接平铺于老年人的床单位上，床垫表面波动起伏，垫上许多微孔喷射气流，具有通风换气、转移身体受力点，起到防治压疮的作用，如图 3-3-1-5 所示。

　　（2）楔形垫和软枕。楔形垫和软枕支撑身体不同部位，避免骨隆突部位长期受压，如图 3-3-1-6 和图 3-3-1-7 所示。

　　（3）在透明膜。消毒皮肤后，直接将透明膜贴于易发生压疮的部位，保持湿润环境和适宜温度，防菌防水，调节局部氧张力，避免压疮发生，如图 3-3-1-8 所示。

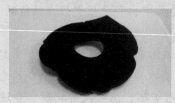

图 3-3-1-5　压疮垫

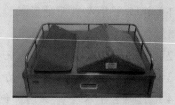

图 3-3-1-6　楔形垫

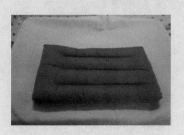

图 3-3-1-7　软枕

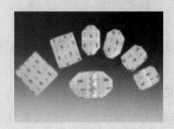

图 3-3-1-8　透明膜

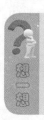

为什么要评估老年人的营养状况？

四、实践技能操作

职业能力：为卧床老年人翻身预防压疮。其操作流程见表 3-3-1-1。

表 3-3-1-1　为卧床老年人翻身预防压疮操作流程

步骤	项目	操作及说明	照护标准
步骤一	准备评估工作	1. 老年照护人员：衣帽整洁、清洗并温暖双手。 2. 老年人：平卧在床上。 3. 环境：关闭门窗，拉上窗帘，冬季调节室温至 24～26℃。光线充足，适合操作。 4. 评估与沟通： 4.1　核对并问候老年人，解释操作目的及注意事项，取得老年人配合。 4.2　评估老年人营养状态、局部皮肤状态。向老年人解释操作方法，以取得配合。 5. 物品准备：软枕数个、脸盆（盛装温度约为 45℃ 的清水）1 个、毛巾 1 条、记录单、笔，必要时可拉起床挡	1. 给老年人创造良好的翻身环境，保护好老年人的隐私。 2. 评估老年人时注意老年人有无水肿，有无大小便失禁等。 3. 与老年人耐心沟通，态度和蔼。 4. 根据评估情况给老年人准备合适的物品
步骤二	实施操作	1. 协助侧卧：掀开被角，将老年人近侧手臂放于枕边，远侧手臂放于胸前。在盖被内将远侧下肢搭在近侧下肢上，如图 3-3-1-9 所示。老年照护人员双手分别扶住老年人的肩和髋部向近侧翻转，使老年人呈侧卧位。双手环抱住老年人的臀部移至床中线位置，使其面部朝向老年照护人员，如图 3-3-1-10 所示 图 3-3-1-9　协助侧卧 图 3-3-1-10　远侧下肢搭在近侧下肢上	1. 根据老年人身体情况，协助其摆放舒适体位。 2. 操作流程合理、流畅、全面，具有主动服务意识，充分为老年人考虑，保证老年人的安全及自尊

步骤	项目	操作及说明	照护标准
步骤二	实施操作	2. 放置软枕：在老年人胸前放置软枕，使其上侧手臂搭在软枕上。在其小腿中部垫软枕。保持体位稳定舒适，如图 3-3-1-11 所示。 （图示） 图 3-3-1-11　放置软枕 3. 检查背部皮肤：掀开老年人背部盖被，检查背臀部皮肤是否完好，如图 3-3-1-12 所示。 （图示） 图 3-3-1-12　检查背部皮肤 4. 擦背并整理上衣：用温热毛巾擦净背臀部汗渍，拉平上衣。用软枕支撑背部。盖好盖被，如图 3-3-1-13 所示 （图示） 图 3-3-1-13　擦背	3. 尊老、爱老，有责任心

步骤	项目	操作及说明	照护标准
步骤三	整理记录	1. 整理床单位，被褥平整干燥无皱褶。必要时拉起床挡。 2. 老年照护人员洗净双手。 3. 记录翻身时间、体位、皮肤情况（潮湿、压红，压红消退时间、水疱、破溃、感染等），发现异常及时报告，如图3-3-1-14所示 时间 卧位 皮肤 签名 时间 卧位 皮肤 签名 图3-3-1-14　记录翻身时间、体位、皮肤情况	1. 环境及物品干净整洁，有序放置。 2. 老年人感觉舒适。 3. 记录准确无误
	注意事项	1. 翻身时应将老年人抬起，避免拖、拉、推等动作，以免挫伤皮肤。 2. 对于卧床的老年人，一般情况下每2 h翻身1次，必要时每1 h翻身1次。 3. 记录准确、全面	1. 能为老年人选择合适的翻身方式。 2. 能观察并发现异常情况，及时正确地处理。 3. 与老年人有效沟通，关爱老年人
步骤四	小结与反思	1. 本次照护体会及反思。 2. 本次照护中需要改进的照护方法	根据老年人的情况，调整照护方案并持续改进

【课后练习】

1. 引起压疮的常见原因为（　　）。

A. 局部组织长期受压　　　　　　　　B. 皮肤经常受潮、摩擦等

C. 局部血流循环障碍及营养不良　　　D. 营养不良

E. 以上都是

2. 以下防止压疮发生的护理措施中，不妥的是（　　）。

A. 身体与床铺的空隙处垫软枕　　　　B. 使用海绵垫

C. 使用硬、厚的布垫　　　　　　　　D. 使用气垫、水垫等

E. 加强全身营养

3. 仰卧位老年人易发生的压疮部位不包括（　　）。

A. 枕部　　　　　　　　　　　　　　B. 肩胛部

C. 骶尾部   D. 足跟部

E. 腘窝

任务二

协助老年人翻身叩背促进排痰

案例导入

　　孙爷爷，78岁，长期卧床，身体虚弱，有吸烟史，近日痰液较多且黏稠，不易排出，已入住某医养结合养老机构特护楼401室6床。

　　作为孙爷爷的老年照护人员，请于上午10点协助孙爷爷翻身叩背，以促进排痰。

　　思考：应该给孙爷爷准备什么样的物品？叩背时应采取什么样的体位？叩背时应采用什么手法？

一、排痰的定义

　　排痰又称气道分泌物清除，是指痰液的排出，以保持呼吸道畅通、减少反复感染的发生，从而有效改善肺的通气功能和气体交换功能。

二、排痰的目的

　　排痰的目的如图3-2-2-1所示。

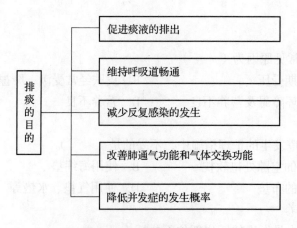

图 3-2-2-1　排痰的目的

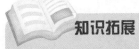

常用的排痰技术

（1）有效咳嗽：适用于神志清楚尚能咳嗽的老年人。

（2）体位引流：适用于有大量浓痰的老年人。

（3）叩击震颤：适用于长期卧床、久病虚弱、排痰无力的老年人。

（4）湿化气道：适用于痰液黏稠、不易咳出的老年人。

（5）机械吸痰：适用于痰液黏稠、无力咳出、意识不清的老年人。

（6）机械辅助排痰：适用于体弱、痰液黏稠难以咳出的老年人。

三、叩背的手法

叩背是指用手叩打胸背部，借助震动，使分泌物松脱而排出体外。此手法适用于长期卧床、久病体弱、排痰无力的老年人，使用的手法是老年人取坐位或侧卧位，操作者将手固定成背隆掌空状，即手背隆起，手掌中空，手指弯曲，拇指紧靠食指（图3-3-2-2），有节奏地从肺底自下而上、由外向内轻轻叩击。边叩边鼓励老年人咳嗽。注意，不可在裸露的皮肤、肋骨上下、脊柱、乳房等部位叩击。

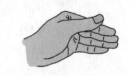

图3-3-2-2 叩背的手势

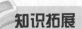

叩背禁忌证

（1）脑出血急性期（7～10天），颅内动脉瘤或静脉畸形，颅内手术后7天以内。

（2）咯血，肺大泡。

（3）低血压，肺水肿，心血管不稳定，近期有急性心肌梗死，心绞痛史。

（4）未经引流的气胸，近期肋骨骨折或有严重骨质疏松；近期脊柱损伤或脊柱不稳。

（5）胸壁剧烈疼痛，肿瘤部位，肺栓塞。

（6）任何疾病导致生命体征不稳定的老年人。

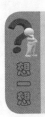

能够给老年人摆放俯卧位叩背促排痰吗？这种操作会给老年人带来哪些风险？

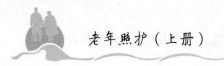

四、实践技能操作

职业能力：协助老年人翻身叩背促进排痰。其操作流程见表 3-3-2-1。

表 3-3-2-1　协助老年人翻身叩背促进排痰操作流程

步骤	项目	操作及说明	照护标准
步骤一	准备评估工作	1. 老年照护人员：着装整洁，洗净双手。 2. 老年人：平卧在床上。 3. 环境：安静整洁，温度适宜，避开老年人休息时间。 4. 评估与沟通： 4.1　核对并问候老年人，解释操作目的及注意事项，取得老年人配合。 4.2　评估老年人意识状态、自理能力及身体状况，评估老年人咳嗽、咳痰能力等。 5. 物品摆放：根据评估情况准备物品，一般包括纸巾、漱口水、温开水，物品摆放位置合理，便于老年人取放，如图 3-3-2-3 所示 图 3-3-2-3　物品摆放	1. 给老年人创造良好的操作环境。 2. 能根据评估情况，判断老年人是否适合操作。 3. 与老年人耐心沟通，态度和蔼。 4. 根据评估情况给老年人准备合适的物品
步骤二	实施操作	1. 协助老年人取侧卧位，使老年人面向老年照护人员，如图 3-3-2-4 所示 图 3-3-2-4　翻身侧卧	

步骤	项目	操作及说明	照护标准
步骤二	实施操作	2. 老年照护人员将手固定成杯状，即手背隆起，手掌中空，手指弯曲，拇指紧靠食指，有节奏地从肺底自下而上，由外向内轻轻叩击，边叩边鼓励老年人咳嗽，如图3-3-2-5所示 图3-3-2-5 叩背排痰	1. 协助老年人采取正确的叩背体位。 2. 操作流程合理、流畅、全面，具有良好的服务意识，充分为老年人考虑，保证老年人的安全及自尊。 3. 尊老、爱老，有责任心
步骤三	整理记录	1. 整理老年人仪态，整理床单位。 2. 对老年人咳嗽后使用的纸巾进行分类处理。 3. 记录协助排痰的时间、老年人的身体状况及咳痰情况等	1. 环境及物品干净整洁，有序放置。 2. 垃圾分类处理。 3. 记录准确无误
	注意事项	1. 注意不可在肋骨、脊柱、肾区、乳房等部位叩击。 2. 应在餐后2 h或者餐前30 min进行叩击，以免发生呕吐引起窒息。 3. 注意叩击的手法正确、力度适当，以不使老年人感到疼痛为宜。 4. 避免给老年人食用产气食物，以免膈肌上抬，影响呼吸	1. 能避开特定的部位叩击。 2. 能选择合适的时间叩背。 3. 与老年人有效沟通，关爱老年人
步骤四	小结与反思	1. 本次照护体会及反思 2. 本次照护中需要改进的照护方法	根据老年人的反馈调整照护方案并持续改进

【课后练习】

1. 关于协助老年人翻身叩背排痰，下列描述错误的是（　　　）。

A. 适用于长期卧床、久病体弱排痰无力的老年人

B. 老年照护人员将手固定成背隆掌空状，手背隆起，手掌中空，手指弯曲，拇指紧靠

食指

    C. 有节奏地从肺底自下而上，由内向外轻轻叩击

    D. 边叩边鼓励老年人咳嗽

    E. 不可在裸露的皮肤、肋骨上下、脊柱、乳房等部位叩击

  2. 下列不属于常用的排痰技术的是（   ）。

    A. 呼吸功能锻炼   B. 体位引流

    C. 翻身叩背   D. 湿化气道

    E. 机械吸痰

  3. 老年照护人员协助老年人翻身叩背排痰时，要注意叩击的力度以（   ）为宜。

    A. 老年人感到疼痛   B. 老年人不感到疼痛

    C. 老年人背部皮肤发红   D. 没有声音

    E. 老年人背部皮肤发热

任务三
为 I 期压疮老年人提供照护

案例导入

    张奶奶，89 岁，介护老年人，有既往高血压病病史，脑梗死后遗症导致左侧肢体偏瘫卧床多年，不能自行在床上翻身，查房时发现骶尾部皮肤发红，解除压迫 30 min 以上发红尚无改善，经临床诊断骶尾部为 I 期压疮。

    作为张奶奶的老年照护人员，请于上午 10 点为 I 期压疮的张奶奶提供照护。

    思考： 引起张奶奶 I 期压疮的原因是什么？如何为张奶奶提供照护服务？

一、I 期压疮的定义

    表皮无损伤，只是皮肤发红，受损的皮肤为暗红色，伴有红、肿、热、痛症状，但解除压迫 30 min 以上发红尚无改善的，此为急性炎症反应期。

二、照护的目的

    为 I 期压疮老年人提供照护的目的如图 3-3-3-1 所示。

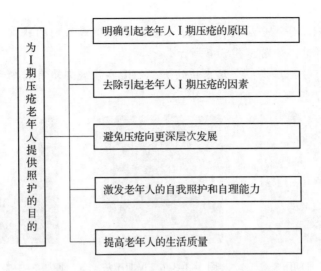

图 3-3-3-1 为Ⅰ期压疮老年人提供照护的目的

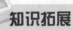 **知识拓展**

压疮分期方法

参考美国国家压疮咨询委员会 2007 年发布的分期方法，可将压疮分为以下几种情况：

（1）可疑深部组织损伤：由于压力或剪切力造成皮下软组织损伤引起的局部皮肤颜色的改变（如变紫、变红），但皮肤完整，如图 3-3-3-2 所示。

（2）Ⅰ期压疮：皮肤完整、发红，与周围皮肤界限清楚，压之不褪色，常局限于骨凸处，如图 3-3-3-3 所示。

（3）Ⅱ期压疮：部分表皮缺损，皮肤表浅溃疡，基底红；也可以表现为完整的皮肤或已破损的或破溃的血疱，如图 3-3-3-4 所示。

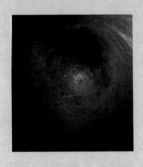 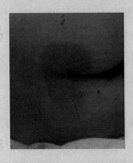 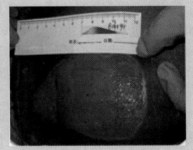

图 3-3-3-2 可疑深部   图 3-3-3-3 Ⅰ期压疮   图 3-3-3-4 Ⅱ期压疮
　　　组织损伤

（4）Ⅲ期压疮：全层皮肤缺失，皮下脂肪层可见，但是骨、肌腱或肌肉尚未暴露，可有结痂和隧道，如图 3-3-3-5 所示。

（5）Ⅳ期压疮：全层皮肤缺失，伴有骨、肌腱或肌肉的暴露，常存在结痂、瘘管和皮下隧道，如图 3-3-3-6 所示。

（6）不可分期压疮：全层皮肤缺失，但溃疡基底部覆有腐痂和（或）痂皮，如图 3-3-3-7 所示。

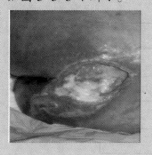 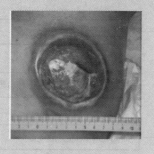 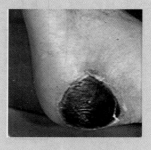

图 3-3-3-5　Ⅲ期压疮　　　　图 3-3-3-6　Ⅳ期压疮　　　　图 3-3-3-7　不可分期压疮

三、老年人压疮的危险因素

1. 力学因素

造成压疮的力学机制中，有压力、剪切力和摩擦力。三个力共同作用，导致皮肤受压、缺血、缺氧，营养障碍、抵抗力下降而出现红肿、水疱，进一步发展为破溃。

（1）压力。

压力来自身体自身的体重和附加于身体的力，是造成皮肤损伤的最重要的因素。骨隆凸处、如骶尾部、坐骨结节、股骨大转子、踝关节、足关节等处受压集中，易发生压疮。长期卧床或长期坐轮椅等可导致机体局部组织长时间受压，会影响局部组织的微循环，限制血液流动，引起软组织局部缺血，从而导致压疮。

（2）剪切力。

剪切力是引起压疮的第二位原因。其是因两层组织相邻表面间的滑行，产生进行性的相对移位所引起，与体位关系甚为密切。剪切力是引起相反方向的进行性平行滑动的力量。如仰卧位老年人抬起床头超过 30°时，坐轮椅的老年人身体前倾，均能在骶尾及坐骨结节部产生较大前剪切力，造成皮肤组织损伤。

（3）摩擦力。

身体重心向反方向移动时对皮肤的牵拉作用即摩擦力。搬动老年人的拖拉动作、床单皱褶或有渣屑等是临床常见的摩擦来源，同时，摩擦力与皮肤的潮湿程度有关，在汗液的作用下，爽身粉的细微粉末可结合成粗大颗粒，使皮肤的表面摩擦系数增大，同时堵塞毛孔，阻碍皮肤呼吸，加重摩擦力对皮肤的损伤。

2. 局部潮湿

大小便失禁、出汗、引流液污染等因素均能引起局部潮湿而导致皮肤弹性和抵抗力下降。在潮湿环境下，老年人发生压疮的危险性可增加 5 倍。

3. 活动受限

活动受限是指老年人自主改变体位的能力受损，活动或移动受限使老年人局部受压时间延长，压疮发生概率增加。脊髓损伤、年老体弱、术后制动老年人都是压疮发生的高危人群。使用石膏、夹板或牵引器时，松紧不适宜，衬布使用不当，使局部血液循环不良，均易导致组织缺血、缺氧坏死。

4. 全身营养不良和水肿

营养不良和水肿会导致皮肤变薄，致使皮肤抵抗力降低，易导致压疮的发生。

四、预防压疮的方法

1. 皮肤护理

做好老年人皮肤护理，一旦弄脏要及时清洁。可以使用润肤露、凡士林等润滑剂防止皮肤干燥。新型敷料的应用可以保持皮肤的完整性，也可用薄型水胶体敷料、透明敷料等。

2. 正确地移动老年人

鼓励和协助老年人经常变换体位，每1~2 h改变体位1次，避免压疮部位长期受压。移动老年人时不要在床单上拖拉老年人；抬高老年人、抬空足跟再移动以减少摩擦力；采用体位翻身和移动老年人技术或使用翻身垫等辅助器具可以降低压力、剪切力和摩擦力的影响。

3. 正确的卧位

应尽量使老年人采用30°斜卧位。平卧时除非治疗需要，床头抬高角度应尽可能低，应避免大于30°。保护骨隆突处，避免直接压迫股骨粗隆处。

4. 减压用具的使用

必要时可局部用棉垫、水囊、软枕等垫起，增加受压面积、减少局部组织受压。也可以使用水床、水垫、电动气垫床等器具支撑保护。

5. 加强营养

了解老年人营养状况，注意增加蛋白、高热量饮食，以防止老年人出现贫血和低蛋白血症，补充维生素和微量元素。

知识拓展

易发生压疮的高危老年人

易发生压疮的高危老年人有：①截瘫、偏瘫、昏迷等失去知觉的老年人。②患有慢性疾病营养不良或伴有水肿活动能力差的卧床老年人。③极度瘦弱的老年人、体重超重增加了承重部位压力的肥胖老年人。④高热多汗、大小便失禁等经常受潮湿刺激的卧床老年人。⑤骨折石膏、夹板固定，牵引，强迫体位及特殊约束的老年人。

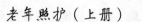

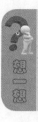

移动老年人时可否在床单上拖拉？会给老年人造成哪些危险情况？

五、实践技能操作

职业能力：为Ⅰ期压疮老年人提供照护。其操作流程见表3-3-3-1。

表3-3-3-1　为Ⅰ期压疮老年人提供照护操作流程

步骤	项目	操作及说明	照护标准
步骤一	准备评估工作	1. 老年照护人员：衣帽整洁、洗净双手。 2. 老年人：卧在床上。 3. 环境：安静整洁，温度适宜，必要时关闭门窗，注意遮挡。 4. 评估与沟通： 4.1　核对问候老年人，解释操作目的及注意事项，取得老年人配合。 4.2　评估老年人意识状态、自理能力及身体状况。 5. 准备物品：温水、毛巾、脸盆、海绵垫、干净被服、衣裤，如图3-3-3-8所示。 6. 做好记录 图3-3-3-8　准备物品	1. 创造良好的操作环境，注意保暖并保护老年人的隐私。 2. 与老年人耐心沟通，态度和蔼。 3. 根据评估情况给老年人准备合适的物品
步骤二	实施操作	1. 掀开盖被，观察压疮部位，询问老年人的不适感觉，明确引起Ⅰ期压疮的原因，如图3-3-3-9所示 图3-3-3-9　观察压疮	1. 操作流程合理、流畅、全面，具有主动服务意识，充分为老年人考虑，保证老年人的安全及自尊。 2. 尊老、爱老，有责任心

步骤	项目	操作及说明	照护标准
步骤二	实施操作	2. 去除引起 I 期压疮的原因，避免发红区域持续受压。 3. 保持发红区皮肤干燥清洁，发红区皮肤不可加压按摩。 4. 局部可使用半透明敷料或水胶体敷料加以保护，如图 3-3-3-10 所示 图 3-3-3-10　贴敷料	
步骤三	整理记录	1. 整理好床单位，协助老年人穿好衣裤，避免皱褶，发现潮湿时及时更换。洗净双手。 2. 记录压疮部位的大小、皮肤颜色及变化的情况	1. 环境及物品干净整洁，有序放置。 2. 老年人感觉舒适。 3. 记录准确无误
注意事项		1. 防止局部长期受压。对有头发遮挡的枕骨粗隆、耳廓背面、吸氧面罩、胃管外露部分压迫的不易观察到的皮肤要特别注意，扒开头发认真检查。 2. 照护过程中防止手表、指甲划伤老年人的皮肤。应经常修剪老年人的指（趾）甲，以防其自伤。 3. 鼓励老年人尽量做力所能及的活动，如下床、关节自主运动等，以促进静脉回流，起到预防压疮的作用	1. 能检查不易观察到的局部皮肤受压情况。 2. 能观察并发现异常情况，及时正确地处理。 3. 与老年人有效沟通，关爱老年人
步骤四	小结与反思	1. 本次照护体会及反思 2. 本次照护中需要改进的照护方法	根据老年人的反馈调整照护方案并持续改进

📖 **知识拓展**

压疮用保护器具的作用

（1）水床。可以很好地分散身体对床的压力，并可调节水温。由于水床的透气性和吸水性差，要使用吸水性强的床单。晕船者不适宜使用。

（2）水垫。可放在床上当垫子或褥子使用，但不适宜在可调节床上使用。由于没有保温的作用，在寒冷的冬天使用时要铺上仿毛的针织床单或羊皮类寝具保暖。

（3）电动气垫。用电动泵将气垫的波状气室进行充气与放气，以分散身体对床的压力。由于电动气垫的透气性和吸水性差，要使用吸水性强的床单。

（4）羊毛垫。保温性强，吸汗，故要防潮。由于羊毛垫不能很好地分散身体对床的压力，因此要与其他预防压疮的辅助用具同时使用。

【课后练习】

1. 下列不属于易发压疮的高危老年人的是（　　　）。

A. 截瘫、偏瘫、昏迷等失去知觉的老年人

B. 患有慢性疾病营养不良或伴有水肿活、动能力差的卧床老年人

C. 极度瘦弱的老年人、高度超重增加了持重部位压力的肥胖老年人

D. 高热多汗、大小便失禁等经常受潮湿刺激的卧床老年人

E. 活动能力较好的轻度失智老年人

2. 防止长期卧床老年人发生压疮要做到（　　　）。

A. 每隔 5 h 翻身　　　　　　　　　　B. 每隔 4 h 翻身

C. 每隔 3 h 翻身　　　　　　　　　　D. 每隔 2 h 翻身

E. 一昼夜翻身 2 次

3. 关于预防老年人发生压疮的方法错误的是（　　　）。

A. 做好老年人的皮肤护理，保持皮肤清洁干燥

B. 加强老年人的营养

C. 鼓励和协助老年人经常变换体位，每 1～2 h 改变体位 1 次

D. 移动老年人时可以直接在床单上拖拉

E. 必要时可局部用棉垫、水囊、软枕等垫起，增加受压面积、减少局部组织受压

任务四

为留置导尿老年人更换尿袋

案例导入

刘爷爷，81 岁，失能老年人，因股骨骨折长期卧床，现已入住某医养结合养老机构特护楼 401 室 3 床，遵医嘱予留置导尿管。为防止尿路感染，老年照护人员需要为刘爷爷更换一次性尿袋。

作为刘爷爷的老年照护人员，请于每天上午8点为刘爷爷更换一次性尿袋。

思考： 为刘爷爷更换尿袋需要准备哪些物品？更换尿袋时如何避免污染？

一、留置导尿的概述

对于不能正常排尿而又无其他治疗方法的老年人，需长期留置导尿管。导尿管（图3-3-4-1）是以天然橡胶、硅橡胶或聚氯乙烯（PVC）制成的管路，经由尿道插入膀胱以便引流尿液，导尿管插入膀胱后，靠近导尿管头端有一个气囊固定导尿管留在膀胱内，使其不易脱出，末端引流管连接尿袋收集尿液。尿袋（图3-3-4-2）由塑料袋、引流导管和接头组成，容量通常为1 000 mL。

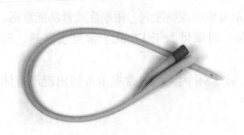

图3-3-4-1　导尿管

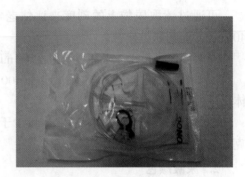

图3-3-4-2　尿袋

二、留置导尿的目的

留置导尿的目的如图3-3-4-3所示。

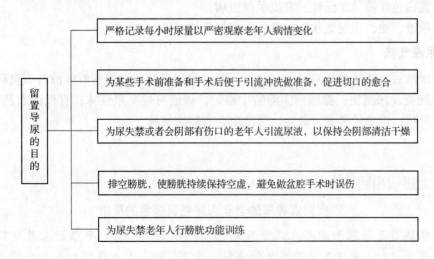

图3-3-4-3　留置导尿的目的

知识拓展

对留置导尿老年人的观察要点

对留置导尿老年人的观察要点如下：①随时注意观察尿液的性状、颜色、尿量。②保持导尿管通畅，避免受压、扭曲、返折、阻塞等异常情况。③随时观察尿管有无脱出，漏尿。④经常观察留置尿管接触部位的皮肤情况。

三、老年人尿液异常的观察

1. 尿量

可通过读取尿袋上的刻度来评估老年人的尿量，若24 h尿量超过2 500 mL或少于400 mL，即为尿量异常。

（1）多尿。是指24 h尿量超过2 500 mL。常提示可能出现糖尿病、尿崩症或肾功能衰竭。

（2）少尿。是指24 h内尿量少于400 mL或每小时尿量少于17 mL。常见于发热、液体摄入过少或休克等老年人。

（3）无尿或尿闭。是指24 h尿量少于100 mL或12 h内无尿。常提示可能出现严重休克、急性肾衰竭或药物中毒等情况。

2. 尿液颜色

正常尿液为淡黄色、清亮透明，当颜色异常时，常提示可能存在一些泌尿系统疾病，不同颜色代表的意义不同。

（1）深黄色：常提示老年人水分摄入不足，应该增加水的摄入量。

（2）红色：常提示有活动性出血、泌尿系统感染或其他膀胱疾病。

（3）咖啡色：常提示有出血、泌尿系统疾病。

（4）乳白色尿液呈米汤样：常提示丝虫病。

（5）尿液浑浊，出现絮状物：常提示泌尿系统感染。

3. 尿液气味

正常尿液可有淡淡的尿液气味，久置后可出现氨臭味。如果新鲜尿液有氨臭味，常提示慢性膀胱炎及尿潴留；糖尿病酮症酸中毒时，尿液有烂苹果气味；有机磷农药中毒时，尿液有蒜臭味；进食较多葱、蒜后，尿液也会有特殊气味。

知识拓展

观察留置导尿的老年人尿量及颜色的要求

观察留置导尿的老年人尿量及颜色的要求如下：①老年照护人员发现老年人尿量少时，应首先确保导尿管通畅，没有反折。②老年照护人员发现老年人尿量异常时，应结合老年人的饮食、饮水状况和输液量等。③服用食物和某些特殊药物时，尿液颜色也会出现异常变化，老年照护人员在观察时应结合药物说明书或咨询医护人员，加强分辨。④如果不是上述因素引起的尿量、颜色的改变，则需立即记录并报告相关人员，并留取标本，以备送检。⑤长期留置导尿的老年人，尤其是女性，有时会出现尿液渗漏的现象，老年照护人员应加以辨别。

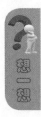

观察尿量时，老年照护人员视线应与尿袋刻度保持什么位置？

四、实践技能操作

职业能力：为留置导尿老年人更换尿袋。其操作流程见表3-3-4-1。

表3-3-4-1　为留置导尿老年人更换尿袋操作流程

步骤	项目	操作及说明	照护标准
步骤一	准备评估工作	1. 老年照护人员：着装整洁，洗净双手，戴好口罩。 2. 老年人：平卧在床上。 3. 环境：室内整洁，温湿度适宜。关闭门窗，拉上窗帘，必要时使用屏风遮挡。 4. 评估与沟通： 4.1 核对并问候老年人，解释操作目的及注意事项，取得老年人配合。 4.2 评估老年人意识状态、自理能力及心理需求。 4.3 评估导管有无滑脱及堵塞。 4.4 评估导管周围皮肤有无异常。 5. 准备物品：尿袋、碘伏、棉签、别针、一次性手套、止血钳、笔、记录单。检查尿袋有效期是否到期，有无破损。所使用的消毒液和棉签是否在有效期内，如图3-3-4-4所示 图3-3-4-4　准备物品	1. 创造良好的操作环境，注意保暖并保护老年人的隐私。 2. 确保管路通畅。 3. 与老年人耐心沟通，态度和蔼。 4. 确保尿袋无破损、在有效期内，确保消毒液和棉签在有效期内

步骤	项目	操作及说明	照护标准
步骤二	实施操作	1. 仔细观察尿液颜色、性状、尿量，如图3-3-4-5所示。 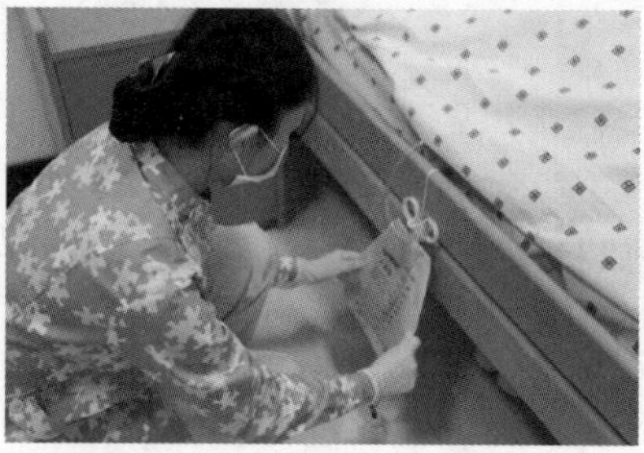 图3-3-4-5 观察尿液 2. 打开尿袋放尿端口，排空尿袋（图3-3-4-6）内余尿，关闭放尿端口。夹闭尿袋引流管上的开关。 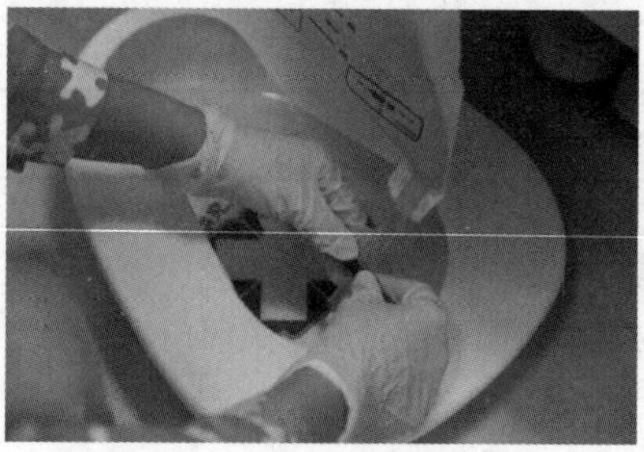 图3-3-4-6 排空尿袋 3. 撕开备好的尿袋外包装，内面朝上平铺在留置尿管和尿袋连接处下面，如图3-3-4-7所示。 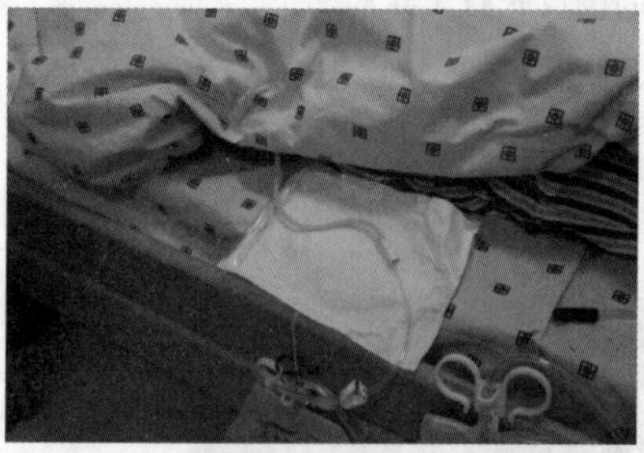 图3-3-4-7 尿管尿袋连接处垫巾 4. 戴手套，用止血钳夹住留置尿管开口上端3～5cm处（图3-3-4-8）	1. 观察尿量时，老年照护人员视线应与尿袋刻度保持水平

步骤	项目	操作及说明	照护标准
步骤二	实施操作	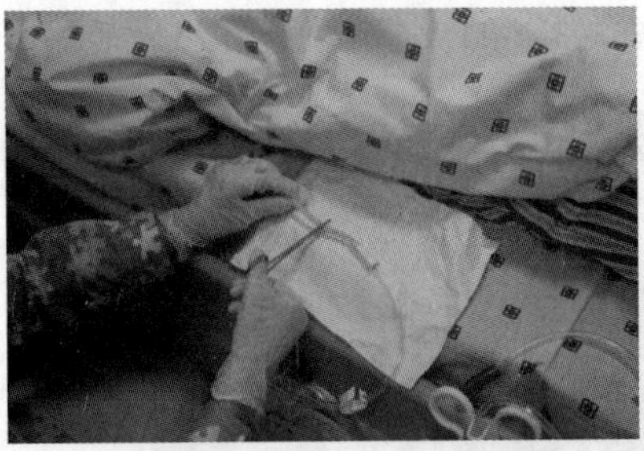 图 3-3-4-8　夹闭尿管 　　5. 分离留置尿管与尿袋。取下尿袋，将连接尿管口端置于尿袋卷起放置一旁。 　　6. 用碘伏消毒尿管端口及外周如图 3-3-4-9 所示。 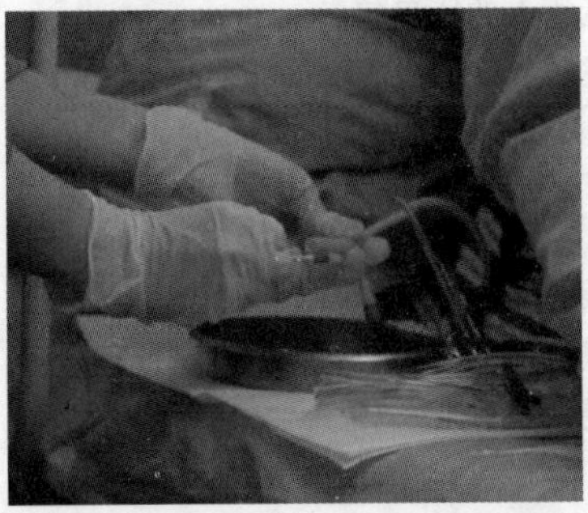 图 3-3-4-9　消毒尿管端口及外周 　　7. 检查并旋紧待更换尿袋的放尿端口，取下新尿袋引流管端口盖帽，将引流管端口插入导尿管内，如图 3-3-4-10 所示 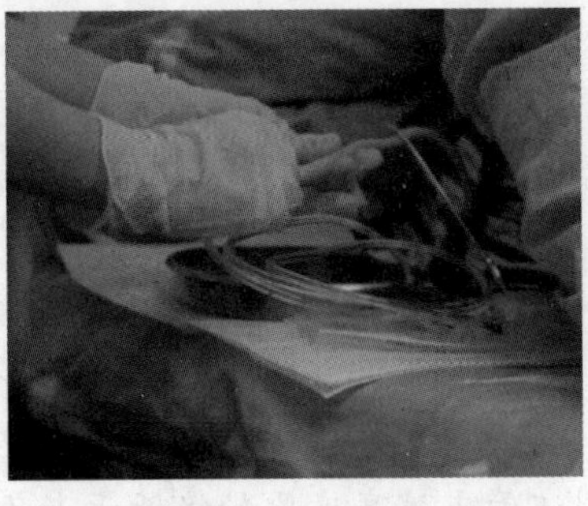 图 3-3-4-10　更换新引流袋	2. 将引流管端口插入导尿管内时手不可触及前端口及周围

步骤	项目	操作及说明	照护标准
步骤二	实施操作	8. 松开止血钳，观察尿液引流情况，引流通畅，夹闭尿袋引流管上的开关，每 2 h 放尿 1 次。用别针将尿袋固定在床旁（图 3-3-4-11） 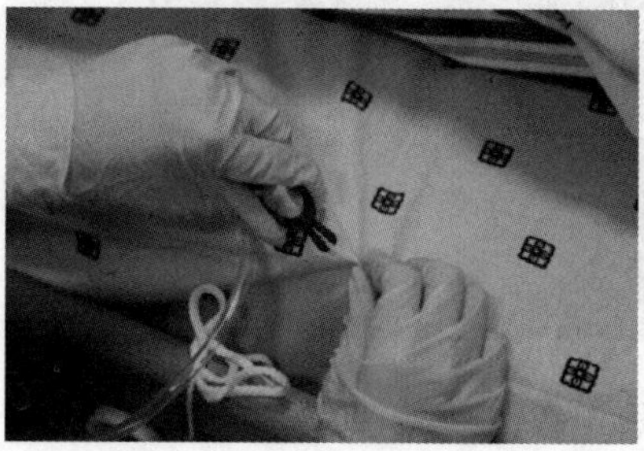 图 3-3-4-11　固定尿袋	3. 尊老、爱老，有责任心
步骤三	整理记录	1. 棉签、手套、更换下来的尿袋及可能被尿液污染的物品弃至医用黄色垃圾袋中，按医用垃圾处理，脱去手套。 2. 洗手、整理老年人的床单位。 3. 做好记录，发现异常情况时及时报告医护人员	1. 脱手套时不要污染其他物品。 2. 记录准确无误
	注意事项	1. 定时更换尿袋。 2. 更换尿袋时避免污染。 3. 妥善固定尿袋	1. 能参照不同种类尿袋的使用说明，定时更换尿袋。 2. 引流管末端高度要始终低于老年人会阴部的高度，避免尿液逆流。 3. 与老年人有效沟通，关爱老年人
步骤四	小结与反思	1. 本次照护体会及反思 2. 本次照护中需要改进的照护方法	根据老年人的反馈调整照护方案并持续改进

知识拓展

更换尿袋的要求

更换尿袋的要求如下：①尿袋应定期更换，更换的周期可参照不同种类尿袋的使用说明。②更换尿袋时应注意观察尿液的性状、颜色和尿量。③保持导尿管通畅，避免受压、扭曲、返折、阻塞导致引流不畅。④妥善固定尿袋，随时观察尿管有无脱出、漏尿等情况。一旦发现问题应及时请示医护人员。⑤更换尿袋时应避免污染，引流管末端高度要始终低于老年人会阴的高度，避免尿液逆流造成感染。⑥注意观察留置尿管接触部位的皮肤，如发现局部有红肿、破溃等情况应及时请示医生。

【课后练习】

1. 当尿袋中的尿量超过（　　）时，应及时更换。

A. 400 mL 或尿袋的 1/3　　　　　　　B. 500 mL 或尿袋的 1/3

C. 600 mL 或尿袋的 2/3　　　　　　　D. 700 mL 或尿袋的 2/3

E. 800 mL 或尿袋的 2/3

2. 注意为留置导尿老年人适量饮水，每天饮水量保持约（　　）mL，尿量维持约（　　）mL。

A. 1 000，1 000　　　　　　　　　　B. 1 500，1 500

C. 2 000，1 500　　　　　　　　　　D. 4 000，2 000

E. 5 000，2 000

3. 少尿是指 24 小时尿量少于（　　）mL。

A. 50　　　　B. 100　　　　C. 200　　　　D. 400　　　　E. 500

4. 尿液呈烂苹果气味常见于（　　）。

A. 泌尿道感染　　　　　　　　　　　B. 阻塞性胆囊炎

C. 糖尿病酮症酸中毒　　　　　　　　D. 有机磷农药中毒

E. 慢性萎缩性胃炎

任务五 为人工造瘘老年人更换造瘘袋

案例导入

张爷爷，78 岁，有直肠癌病史，3 年前做过直肠去肛造瘘手术，术后恢复得尚可，现已入住某医养结合养老机构特护楼 301 室 4 床。上午查房时，老年照护人员观察张爷爷造口及造瘘袋的情况，发现袋内容物已超过总容量的 1/3。

作为张爷爷的老年照护人员，请于上午 11 点为他更换造瘘袋。

思考：给张爷爷更换造瘘袋需要准备哪些物品？如何正确地为张爷爷更换造瘘袋？

一、肠造瘘的定义

肠造瘘是通过手术将病变的肠段切除，再将一段肠管拉出，翻转之后缝在腹壁，用于排泄粪便。肠造瘘口（图3-3-5-1）是红色的，与口腔黏膜一样，质地柔软光滑，通常为圆形。

二、造瘘袋简介

造瘘袋主要用于收集粪便。根据设计，造瘘袋可分为一件式（图3-3-5-2）和二件式（图3-3-5-3）。一件式造瘘袋通常是一次性，可有剪定的开口，简单易使用。二件式造瘘袋的袋子与底盘可分开，不用撕开底盘更换袋子，使用方便，可以更好地保护造口周围皮肤；底盘可按造口形状大小剪切。

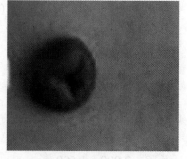

图3-3-5-1　肠造瘘口

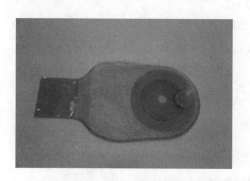

图3-3-5-2　一件式造瘘袋

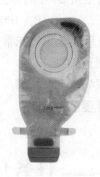

图3-3-5-3　二件式造瘘袋

知识拓展

肠造瘘口的观察要点

（1）注意观察造瘘口有无回缩、出血及坏死等情况。

（2）注意观察造瘘口周围皮肤有无发红、肿痛，甚至溃烂等情况。

（3）注意观察老年人的排便情况，如发现排便困难、造瘘口狭窄等情况，及时报告医生并处理。

（4）注意观察造瘘袋内排泄物的颜色、性质和量。

三、肠造瘘口护理

（1）注意观察肠造瘘口有无回缩、出血及坏死等情况。造瘘口周围皮肤有无发红、肿痛，甚至溃烂等情况。

（2）注意保持造瘘口周围皮肤的清洁干燥，协助及指导老年人每日排便后用温开水清洗造瘘口周围皮肤，用温纱布或棉球由内向外清洁并擦干，在造瘘口周围涂氧化锌油加以保护，以防止因大便浸渍皮肤而出现皮炎。

（3）造瘘袋内有粪便时应及时倾倒清洗，注意观察袋内排泄物的颜色、性质和量，以免产生异味及继发感染。

（4）应根据老年人的造瘘口情况、个人喜好、经济状况来选择不同类型的造瘘袋，指导老年人最好选择二件式透明带除臭功能的一次性造瘘口袋，便于观察护理。

（5）安装造瘘口袋动作要轻巧，不正确地使用造瘘口袋可导致造瘘口摩擦破溃，致使粪便外溢而污染衣裤，产生异味，甚至引发出血和感染。

（6）指导老年人选择宽松、舒适、柔软的衣裤，以免衣裤过紧而导致造瘘口受摩擦导致出血。

（7）保持老年人床单位清洁、干燥，随时更换污染的衣物、被服。

（8）老年人可摄入易消化、高热量、高蛋白、高维生素饮食，但要少食多餐。避免进食刺激性、易造成胀气、不易消化及有臭味的食物，如蛋类、葱、姜、蒜、辣椒、芹菜等。忌烟酒，而且还要注意饮食卫生，防止因饮食不当而引起腹泻或便秘。

（9）指导老年人养成定时排便的习惯。

（10）指导老年人在身体状况好转后，可以适量参加不剧烈的体育运动，但避免重体力活动，以免形成造瘘口旁疝或造瘘口脱垂等。

（11）加强对老年人家属的肠造瘘口护理教育，以协助老年人提高造瘘口护理能力。

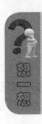

知识拓展

做过肠造瘘术后，老年人常有抑郁、自卑等心理问题。此时老年照护人员应与老年人进行良好的沟通，给予老年人支持、关心和安慰，还应鼓励老年人尽早学会肠造瘘的自我护理方法，促进其心理健康，勇敢地正视现实，振作起来，树立战胜疾病的信心。

想一想　人工造瘘的老年人可以沐浴吗？具体方法是什么？

四、实践技能操作

职业能力：为人工造瘘的老年人更换造瘘袋。其操作流程见表3-3-5-1。

表 3-3-5-1　为人工造瘘的老年人更换造瘘袋操作流程

步骤	项目	操作及说明	照护标准
步骤一	准备 评估 工作	1. 老年照护人员：着装整洁，洗净双手，戴口罩。 2. 老年人：平卧在床上。 3. 环境：室内整洁，温湿度适宜。关闭门窗，拉上窗帘，必要时使用屏风遮挡。 4. 评估与沟通： 4.1　核对问候老年人，解释操作目的及注意事项，取得老年人配合。 4.2　评估老年人意识状态、自理能力及身体状况。 4.3　评估造瘘袋情况，内容物超过 1/3 时应将造瘘袋取下更换。 5. 准备物品：清洁干燥造瘘袋一个、清水（35~37℃）、毛巾、卫生纸、便盆，如图 3-3-5-4 所示 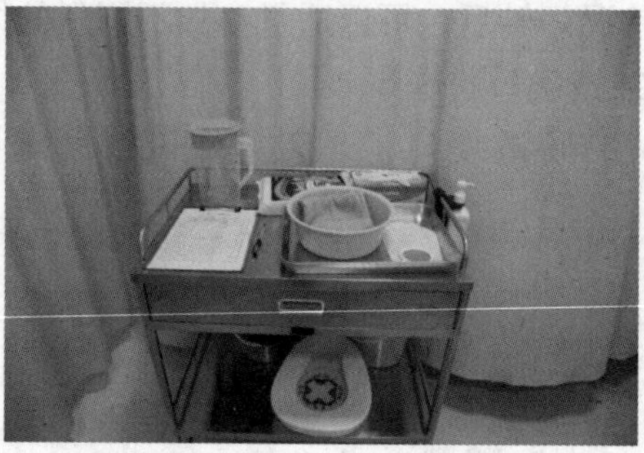 图 3-3-5-4　准备物品	1. 创造良好的操作环境，注意保暖并保护老年人的隐私。 2. 与老年人耐心沟通，态度和蔼
步骤二	实施 操作	1. 协助老年人暴露造瘘口的部位，将卫生纸垫于人工肛门处的身体下（图 3-3-5-5）。 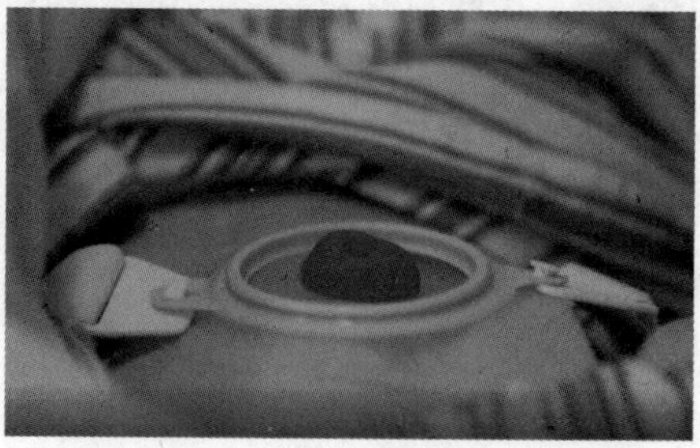 图 3-3-5-5　暴露造瘘口 2. 打开造瘘袋与造瘘口连接处的底盘扣环，取下造瘘袋放在便盆上	1. 暴露造瘘口的部位时，协助老年人取舒适的体位

步骤	项目	操作及说明	照护标准
步骤二	实施操作	3. 查看人工肛门周围的皮肤，如无异常可用柔软的卫生纸巾擦拭干净，再用温热毛巾或纱布清洗净局部皮肤并擦干。 4. 将清洁的造瘘袋与腹部造瘘口底盘扣环连接（图3-3-5-6）。 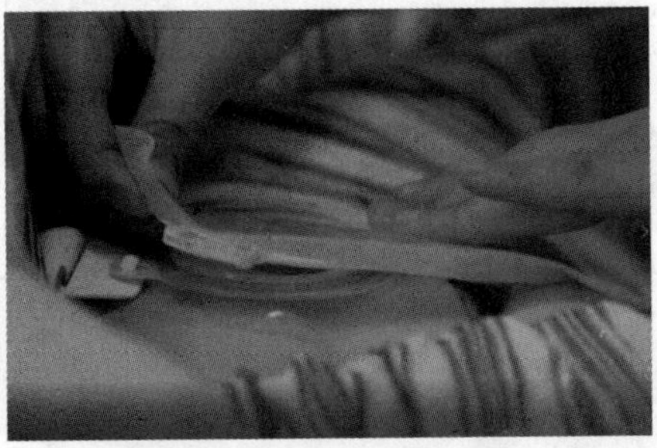 图3-3-5-6 连接造瘘袋 5. 扣紧扣环后用手向下牵拉造瘘袋，确认造瘘袋固定牢固，然后将造瘘袋下口封闭（图3-3-5-7） 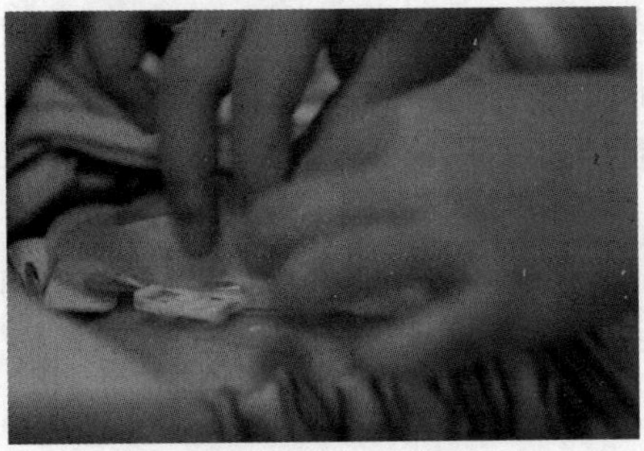 图3-3-5-7 扣紧牵拉	2. 操作流程合理、流畅、全面，具有主动服务意识，充分为老年人考虑，保证老年人的安全及自尊。 3. 如造瘘口周围皮肤发红，可在清洁皮肤后涂氧化锌软膏以保护皮肤
步骤三	整理记录	1. 帮助老年人整理好床单位。 2. 将粪便倾倒于厕所内，用清水清洗造瘘袋，洗手。 3. 根据需要记录	1. 环境及物品干净整洁，有序放置。 2. 可反复使用的造瘘袋，更换下来后也可用中性清洁剂或用洗必泰浸泡30 min，再用清水清洗，然后晾干备用。 3. 记录准确无误

续表

步骤	项目	操作及说明	照护标准
	注意事项	1. 餐后2~3 h内不要更换造瘘袋，此时肠蠕动较活跃，更换时老年人有可能出现排便情况。 2. 操作过程中应注意保暖，并注意保护老年人的隐私	1. 能为老年人选择准备适宜的造瘘袋。 2. 能观察并发现异常情况，及时正确地处理。 3. 与老年人有效沟通，关爱老年人
步骤四	小结与反思	1. 本次照护体会及反思 2. 本次照护中需要改进的照护方法	根据老年人的反馈调整照护方案并持续改进

【课后练习】

1. 当造瘘袋的内容物超过（ ）时应将造瘘袋取下更换。

A. 1/2　　　　　B. 1/3　　　　　C. 2/3　　　　　D. 1/4　　　　　E. 3/4

2. 下列关于肠造瘘口的护理措施中，错误的是（ ）。

A. 指导老年人选择宽松、舒适、柔软的衣裤

B. 保持老年人床单位清洁、干燥，随时更换污染的衣物、被服

C. 指导老年人养成定时排便的习惯

D. 指导老年人每日排便后用温开水清洗造瘘口周围皮肤，用温纱布或棉球由外向内清洁并擦干

E. 老年人可摄入易消化、高热量、高蛋白、高维生素饮食，但要少食多餐

3. 下列关于肠造瘘的老年人的饮食照护描述中，错误的是（ ）。

A. 老年人可摄入易消化、高热量、高蛋白、高维生素饮食，每次进食量越多越好，减少用餐次数

B. 避免进食刺激性、易产生胀气、不易消化及有臭味的食物

C. 人工造瘘的老年人需要忌烟酒

D. 注意饮食卫生，防止因饮食不当引起腹泻或便秘

E. 避免进食易造成胀气的食物

任务六

感染防控

子任务1　养老场所环境及物品的清洁消毒

案例导入

　　孙爷爷，72岁，现入住某养老机构102室2床。患有高血压病20余年，因脑溢血急送医院救治。作为孙爷爷的照护人员，在孙爷爷离开住室后，需给予住室进行环境及物品的清洁消毒。

　　思考： 可用哪些方法为孙爷爷进行环境和物品的清洁消毒？消毒液的浓度是多少？如何配置？在清洁消毒环境和物品过程中，老年照护人员如何做好自我防护？

一、清洁消毒概念

（1）清洁。其是指用物理方法清除物体表面的污垢、尘埃和有机物的过程。

（2）消毒。其是指用物理或化学的方法清除或杀灭环境中和媒介物上的除芽孢以外的所有病原微生物的过程。

二、常用清洁消毒方法

1. 清洁法

用清水、肥皂水、洗洁精等刷洗物品表面，如老年人及所住环境的地面、墙壁、桌椅、护栏等。

2. 消毒法

常用的消毒法有物理消毒法和化学消毒法，如图3-3-6-1所示。

（1）物理消毒法。其是指采用某些物理因素杀灭、清除环境中的病原微生物或抑制其生长繁殖的方法。

（2）化学消毒法。其是指利用化学消毒剂杀灭病原微生物，以达到预防感染和传染病传播流行的方法。化学消毒剂使用原则：①根据物品的性能及不同微生物的特性，选择合适的消毒剂。②严格掌握消毒剂的有效浓度、消毒时间及使用方法，应做到现配现

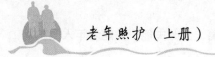

用。③消毒液应定时更换，易挥发的要加盖，定期监测，调整浓度。④理解消毒剂的毒副作用，做好老年照护人员的防护。

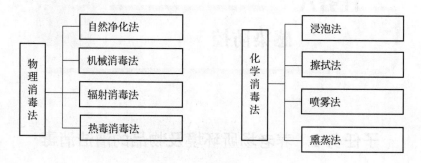

图 3-3-6-1　常用物理消毒法和化学消毒法

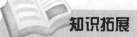

预防性消毒和疫源性消毒

（1）预防性消毒。其是指在未发现明确感染源的情况下，为预防感染的发生，对可能受到病原微生物污染的物品和场所进行的消毒。如养老机构餐具的消毒、老年人居住环境的消毒等。

（2）疫源性消毒。其是指对疫源地内污染的环境和物品的消毒，包括随时消毒和终末消毒。如养老机构内发生传染病时，需及时做好疫源性消毒。①随时消毒：是指疫源地内有传染源存在时进行的消毒，目的是及时杀灭或清除由感染源排出的病原微生物。应根据养老机构现场情况随时进行。消毒合格标志为自然菌的消亡率大于或等于90%。②终末消毒：指传染源离开疫源地后进行的彻底的消毒。可以是患传染病老年人住院、转移后，对其住所及污染物品进行的消毒。也可以在患传染病老年人出院、转院或死亡后，对其住所及物品进行最后一次消毒。要求空气及物品消毒后自然菌的消亡率大于或等于90%，排泄物、分泌物或被污染的血液等消毒后无病原微生物或目标微生物。

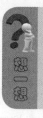

某养老机构中的某位老年人疑似患传染病，送指定医院确诊后，应对其所住居室及周围环境、同室老年人及接触人员、物品等做哪些处置？

三、实践技能操作

职业能力：养老场所环境及物品的清洁消毒。其操作流程见表 3-3-6-1。

表 3-3-6-1　养老场所环境及物品的清洁消毒操作流程

步骤	项目		操作及说明	适用范围
步骤一	准备评估工作		1. 老年照护人员：着装整洁，洗净双手。 2. 评估环境及物品的污染程度。 3. 物品准备：根据操作项目，备齐物品	老年照护人员
步骤二	实施操作	自然净化法	自然通风：居室经常开窗通风换气，每天不少于 2 次，每次不少于 30 min。可以稀释或减少致病因子。采用自然通风的空气消毒法是居室最有效的消毒方法之一	用于居室、厕所、客厅等的消毒
		机械消毒法	通过冲洗、擦、刷、抹、扫、过滤等以除掉物品表面、水中、空气中及人畜表面的有害微生物，减少微生物数量和引起感染的机会	用于地面、家具、床单位、墙面、物品等消毒
		辐射消毒法	1. 日光暴晒法。 将物品放在直射日光下暴晒 6 h，定时翻动，使物品各面均受到日光照射。 2. 紫外线灯消毒法。 2.1 消毒空气。 首选紫外线空气消毒器，可在室内有人活动时使用；也可用悬吊式或移动紫外线灯直接照射，紫外线灯距离地面 1.8～2.2 m，安装的数量不少于每立方米 1.5 W/m³，从灯亮 5～7 min 开始计时，照射时间不少于 30 min，照射完毕后应开窗通风。 2.2 物品消毒。 使用便携式紫外线消毒器近距离照射或紫外线灯悬吊式照射；小件物品可放入紫外线消毒箱内照射；也可采用紫外线灯悬吊式照射。照射时应将物品摊开或挂起，使其各个表面受到直接照射，有效距离为 25～60 cm，照射时间为 20～30 min，从灯亮 5～7 min 开始计时。照射时室内适宜温度为 20～40℃，湿度为 40%～60%，老年人离开居室，如不能离开，则做好有效防护，戴防护镜和穿防护衣或纱布盖住双眼，用被单遮挡暴露的肢体，照射完毕后应开窗通风	用于床垫、毛毯、被褥、枕芯、衣服、书籍等的消毒。 用于空气、物品表面等的消毒
		热消毒法	焚烧消毒法：可在焚烧炉内焚烧或直接点燃	用于无保留价值的衣服、纸张、垃圾、受污染的物品等的消毒

续表

步骤	项目		操作及说明	适用范围
步骤二	实施操作	热消毒法	煮沸消毒和蒸汽消毒，通过煮沸、蒸笼蒸，待水沸腾后15~30 min可杀灭大多数的病原体。用沸水冲洗瓜果等直接进口的食物也有消毒作用	用于抹布、桌布、餐巾、毛巾、浴巾、手帕、金属、玻璃、搪瓷制品的餐具、食具等的消毒
		浸泡法	将需要消毒的物品完全浸没在消毒液中的方法。按消毒物品的种类不同，确定消毒溶液浓度、浸泡时间。如食具、物体表面的消毒，可用250~500 mg/L的有效氯溶液浸泡20~30 min	用于体温计，金属、玻璃、搪瓷制品的餐具、食具等的消毒
		擦拭法	用化学消毒剂擦拭被污染物体表面或进行皮肤消毒的方法。选择的消毒剂，应易溶于水、穿透性强、无显著刺激性的消毒剂	用于地面、墙壁、家具等的消毒
		喷雾法	用喷雾器将化学消毒剂均匀喷洒在空气中和物体表面进行消毒的方法。如用常量喷雾喷洒含有效氯浓度为500~1 000 mg/L的消毒液到物体表面，作用60 min	用于空气和物品表面（如地面、墙壁）等的消毒
		熏蒸法	在密闭空间内，利用消毒药品所产生的气体进行消毒的方法	用于居室、物品等的消毒
步骤三	整理记录		操作完毕，做好物品的整理、清洗和废物的处理。正确及时记录消毒内容、消毒液名称、消毒时间及方法、效果监测等	
注意事项			1. 使用紫外线灯消毒时，注意保持灯管清洁，消毒环境合适，定期监测灯管照射强度。 2. 在使用焚烧消毒法时，须注意防止火灾和空气污染	
步骤四	小结与反思		本次操作体会及反思，根据清洁消毒的标准，做好持续改进	

知识拓展

常用消毒剂配置使用要求

含氯消毒剂（有效氯浓度为500 mg/L）

（1）84消毒液（有效氯为5%，按消毒液:水为1:100比例稀释）：①餐饮具的消毒：消毒液和清水的配制比例为1:100，浸泡消毒10 min，然后用清水冲洗干净即可使用；②手的消毒：消毒液和清水的配制比例为1:800~

1∶1 000，浸泡消毒 2 min；③物体表面消毒：消毒液和清水的配制比例为 1∶80，浸泡或喷洒至湿润，消毒时间为 20 min；④传染病污染物体表面消毒：消毒液和清水的配制比例为 1∶20，浸泡或喷洒至物体湿润，消毒时间为 30 min。

（2）消毒粉（有效含氯量 12% ~ 13%），20 g/ 包，1 包消毒粉加 4.8 L 水。

（3）含氯泡腾片（有效含氯量 480 ~ 580 mg/ 片）1 片溶于 1 L 水。

含氯消毒剂需注意密闭保存在阴凉、干燥通风处；溶液性质不稳定，应现配现用，使用时间不超过 24 h；有腐蚀及漂白作用，不宜用于金属制品，有色织物及油漆家具的消毒；对皮肤、黏膜有刺激性，配置和使用时需佩戴口罩和手套。

（4）75% 酒精消毒液，直接使用（常用于擦拭法、浸泡法或冲洗法）。注意避光、避火密闭保存在阴凉、干燥通风处，定期测定，用后加盖，保持酒精的有效浓度不低于 75%。

子任务 2　手部清洁消毒

案例导入

陈奶奶，78 岁，患有骨质疏松 10 余年，半年前突发脑卒中，导致右侧肢体偏瘫、口角歪斜、言语不清，生活不能自理，饮食、排泄、清洁、睡眠等需要老年照护人员帮助。

作为陈奶奶的老年照护人员，在照护陈奶奶上述各项护理中，进行哪些操作需要洗手？

思考：洗手的方法有哪些？如何按规范操作？

为保证老年人安全，提高护理质量，防止交叉感染，养老机构的老年照护人员应加强手卫生的规范化管理。老年照护人员在接触每位老年人前后，均应按七步洗手法进行手的清洁消毒，避免交叉感染。同时督促、协助、帮助老年人返回居室后，进餐前、上厕所前后、戴脱口罩前后，用七步洗手法及时洗手。

一、清洁消毒目的

除去手部皮肤污垢及大部分居住菌，切断通过手传播感染的途径。

二、清洁消毒方法

1. 洗手

洗手是指用肥皂（或皂液）和流动水洗手，去除手部皮肤污垢、碎屑和部分病原微生物的过程。

2. 手部清洁消毒

手部清洁消毒（图 3-3-6-2）是指用速干手消毒剂揉擦双手，以减少手臂病原微生物的过程。

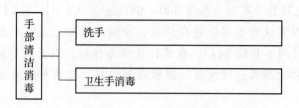

图 3-3-6-2　手部清洁消毒

三、实践技能操作

职业能力：手部清洗消毒。其操作流程见表 3-3-6-2。

表 3-3-6-2　手部清洗消毒操作流程

步骤	项目	操作步骤	要点说明
步骤一	准备评估工作	1. 老年照护人员：着装整洁，修剪指甲。 2. 环境：整洁、宽敞。 3. 评估：手污染的程度。 4. 物品准备：流动水洗手池设备（无此设备的可备消毒液、清水各1盆），洗手液或肥皂，干手器或纸巾，必要时备护手液或速干手消毒剂	
步骤二	实施操作	（一）有洗手池设备 1. 打开水龙头，调节合适水流和水温。 2. 淋湿双手，水温适当。 （二）卫生洗手法 1. 在流动水下，使双手充分淋湿。 2. 取适量洗手液或肥皂（皂液）均匀涂擦至整个手掌、手背、手指和指缝 3. 揉搓双手，步骤为：第一步，两掌心相对，手指并拢相互揉搓；第二步，一只手的掌心对另一只手的手背，沿指缝相互揉搓，交替进行；第三步，掌心相对，双手交叉，相互揉搓；第四步，弯曲一手手指，使关节在另一手掌心旋转揉搓，交替进行；第五步，一手握另一手大拇指旋转揉搓，交替进行；第六步，五个手指尖并拢，在另一手掌心旋转揉搓，交替进行；第七步，用一只手握住另一只手的手腕，回转式揉搓手腕，交替进行	1. 水龙头最好是感应或用肘、足、膝控制的开关。水温适当，过冷或过热会使皮肤干燥。 2. 揉搓双手至少15 s，揉搓双手所有皮肤，包括指背、指尖和指缝

步骤	项目	操作步骤	要点说明
步骤二	实施操作	（三）刷手法 　1. 用手刷蘸洗手液，按前臂→腕部→手背→手掌→手指→指缝→指甲的顺序彻底刷洗后用流水冲净。 　2. 按上述顺序再刷洗一次。 　3. 冲洗擦干，打开水龙头，在流水下彻底冲净双手，用纸巾或毛巾擦干双手或干手器烘干双手；必要时取适量护手液护肤。 （四）无洗手池设备 　1. 浸泡消毒法： 　1.1 浸泡双手：双手浸泡在消毒液中。 　1.2 揉搓擦洗：用小毛巾或手刷按前臂→腕部→手背→手指→指缝→指甲的顺序擦洗。 　1.3 用清水洗净后，再用清洁毛巾或纸巾擦干双手或在干手器下烘干双手。 　2. 卫生手消毒： 　2.1 涂消毒剂：按洗手步骤洗手并保持手的干燥，取速干手消毒剂（作用快、不损伤皮肤、不引起过敏反应的消毒剂）于掌心，均匀涂抹至整个手掌、手背、手指、指缝，必要时增加至手腕及腕上 10 cm 处。 　2.2 揉搓待干：按照揉搓洗手的步骤揉搓双手，揉搓时间不少于 15 s，直至手部自然干燥	3. 刷手法，每只手刷30 s，两遍共 2 min，刷洗范围应超过被污染范围；手刷、肥皂液应每日更换。冲洗时手指向下，从肘部向指尖方向冲洗，避免溅湿衣服，冲水后立即关闭水龙头，擦手毛巾应保持清洁、干燥，做到每日消毒。 　4. 浸没肘部及以下部位。根据消毒液的性质浸泡 2~5 min；符合洗手的要求和特点，消毒剂作用速度快，不损伤皮肤，不引起过敏反应。保证消毒液完全覆盖于手部皮肤，揉搓时间至少为 15 s，自然干燥
步骤三	整理记录	整理洗手处的环境和物品等	
	注意事项	1. 明确选择洗手的原则，当手部有血液或其他体液等肉眼可见污染时，用清洁剂或流动水洗手；当手部没有肉眼可见污染时，可用速干手消毒剂消毒双手代替洗手，揉搓方法与洗手方法相同。 　2. 遵守洗手流程和步骤，揉搓面面俱到，调节合适的水温、水流，避免污染周围环境或溅到身上；若水龙头是手触式的，则应注意随时清洁水龙头开关。揉搓双手时各个部位都要洗到、冲净，尤其是指背、指尖、指缝、指关节等部位；流水冲洗双手时，注意指尖向下，以免流入衣袖，并避免溅湿衣服。 　3. 刷洗时，身体与洗手池保持一定距离，以免水溅到身上	
步骤四	小结与反思	本次操作体会及反思，做好持续改进	

知识拓展

老年照护人员洗手的八个时刻

为预防和控制感染，老年照护人员应在以下八个时刻洗手：

（1）直接接触每个老年人前后。

（2）接触老年人血液、体液、分泌物、排泄物、伤口敷料等后。

（3）接触老年人周围环境及物品后。

（4）直接为老年人进行各项护理操作前后。

（5）处理老年人的污物后。

（6）从同一老年人的污染部位移动到清洁部位时。

（7）为老年人配餐及送药前。

（8）戴脱口罩前后。

【课后练习】

1. 自然通风法，居室经常开窗通风换气，每天通风不少于两次，每次不少于（　　　）min。

A. 10　　　　　　B. 20　　　　　　C. 30　　　　　　D. 40　　　　　　E. 50

2. 采用日光暴晒法，暴晒的时间是（　　　）。

A. 30 min　　　　B. 1 h　　　　　C. 2 h　　　　　D. 6 h　　　　　E. 10 h

3. 紫外线照射计时从灯亮（　　　）min 后开始。

A. 1～2　　　　　　　　　　　B. 3～4

C. 5～7　　　　　　　　　　　D. 8～10

E. 10～15

4. 下列各项中属于化学消毒法的有（　　　）。

A. 焚烧消毒法　　　　　　　　B. 日光暴晒

C. 浸泡法　　　　　　　　　　D. 自然净化法

E. 热消毒法

5. 使用 84 消毒液消毒餐饮具时，配制比例为（　　　）。

A. 按消毒液：水为 1∶60 的比例稀释

B. 按消毒液：水为 1∶70 的比例稀释

C. 按消毒液：水为 1∶80 的比例稀释

D. 按消毒液：水为 1∶90 的比例稀释

E. 按消毒液：水为 1∶100 的比例稀释

6. 七步洗手法的第二步是（　　　）。

A. 掌心相对，手指并拢相互揉搓

B. 掌心对手背，沿指缝相互揉搓

C. 掌心相对，双手交叉指缝相互揉搓

D.　一手握另一手大拇指旋转揉搓，交替进行

E.　弯曲一手手指，使关节在另一手掌心旋转揉搓，交替进行

7. 卫生洗手法，揉搓双手至少（　　　）s。

A.　10　　　　　　　B.　15　　　　　　C.　20　　　　　　　　D.　25　　　　　　　E.　30

8. 手刷及肥皂应（　　　）更换 1 次。

A.　每天　　　　　　　　　　　　　　B.　每 2 天

C.　每 3 天　　　　　　　　　　　　　D.　每 4 天

E.　每 5 天

9. 用浸泡法洗手，浸泡时间为（　　　）min。

A.　1 ~ 2　　　　　　　　　　　　　　B.　2 ~ 5

C.　5 ~ 6　　　　　　　　　　　　　　D.　6 ~ 8

E.　10 ~ 15

项目四　康复照护

【知识目标】

了解老年人常见康复照护技术的目的、概念、意义与基本要求；理解老年人常见康复照护技术的内容及观察要点；掌握老年人常见康复照护技术的操作流程及注意事项。

【能力目标】

能够评估老年人身体状况、自我意愿，为老年人选择合适的康复照护体位；能够按照规范的流程为老年人开展康复照护服务，并确保老年人隐私、保暖和安全；能够正确处理康复照护过程中出现的突发状况；能够进行康复照护后的观察与记录，并能够及时发现异常情况，正确处理；能够对老年人开展相关知识的健康教育。

【素质目标】

在照护老年人过程中，具备基本的礼仪规范、良好的语言艺术、沟通管理能力及服务意识，在服务过程中融入人文关怀；具备尊老、爱老品质，能够移情，以老年人为中心，维护老年人自尊；具有慎独精神，具备安全防护的相关知识和预见能力，有环保意识；具有吃苦耐劳的职业精神，具有细心、耐心和有责任心地为老年人实施照护的理念，遇到突发异常情况能够冷静果断处理；在照护过程中，关注老年人身体情况，精神面貌，能够达成服务目标，杜绝安全隐患，操作动作轻稳，注意保护老年人隐私，有较强的责任意识和掌握老年人情绪的能力。

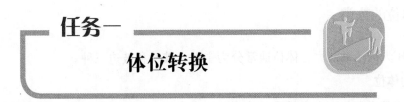

任务一
体位转换

子任务1　为老年人正确摆放体位

案例导入

张奶奶，82岁，有既往高血压病、脑栓塞后遗症多年，现已入住某医养结合养老机构特护楼301室1床。张奶奶神志清晰，右侧肢体偏瘫，左侧能活动但无力，需要老年照护人员协助其摆放体位、变换体位。

作为张奶奶的照护人员，请为张奶奶摆放舒适的体位，并每2 h更换体位1次，执行操作后请填写变换卧位（翻身）记录卡（表3-4-1-1）。另外，还要按操作规范，为其摆放正确体位，并定时更换体位。

思考： 老年人常用体位有哪些？常用体位的适用范围是什么？应如何为张奶奶正确摆放体位？

表3-4-1-1　变换卧位（翻身）记录卡

床号：　　　姓名：　　　　性别：　　　　年龄：　　　　科室：　　　　住院号：

日期	时间	仰卧位	左侧卧位	右侧卧位	其他体位	执行者

填写说明：在相应"卧位"空格画"√"。

一、体位的定义

体位是老年人在日常生活、医疗检查时所采取的姿势。卧位是老年人在床上休息、医疗检查、治疗时采取的姿势。

二、体位的分类

根据老年人的活动能力，体位通常分为主动、被动和被迫三种。

1．主动体位

主动体位是指老年人自主采取的体位。通常老年人身体活动自如，能根据自己的意愿和习惯采取最舒适、最随意的卧位，并能随意变换卧位，见于身体状态良好的老年人。

2．被动体位

被动体位是指老年人自身无变换体位的能力，保持于他人安置的体位。此种体位通常见于昏迷、极度衰弱、瘫痪的老年人。

3．强迫体位

强迫体位是指老年人意识清晰，也有变换体位的能力，为了减轻疾病所致的痛苦或因治疗而被迫采取的体位。如支气管哮喘急性发作的老年人由于呼吸困难而被迫采取坐位。

三、舒适体位及其基本要求

舒适体位是指老年人身体各部位处于合适的位置，感觉轻松自在，完全放松的体位。维持舒适体位的基本要求如下：

（1）体位姿势应符合人体力学的要求，体重平均分布于身体的各个部位，关节均处于正常的功能位置。

（2）经常变换体位，改变姿势，至少每 2 h 变换 1 次，预防压疮的发生。

（3）老年人身体各部位每天均应适当活动，避免关节僵硬。

（4）当老年人卧床或老年照护人员对其进行各项照护操作时，均应注意适当遮盖老年人，保护其隐私。

四、常用体位

老年人常用的体位姿势主要有长坐位、端坐位、半坐位、仰卧位、侧卧位和俯卧位六种。

1．长坐位

（1）姿势。

两脚伸开的坐姿叫作长坐位，如图 3-4-1-1 所示。

（2）适用范围。

①日常床上用餐和看电视等休闲的情况；②偏瘫老年人的肢体功能训练时；③坐浴时；④心力衰竭和哮喘的老年人。

（3）注意事项。

①偏瘫老年人可以用健侧腿支持辅助患侧腿，从而进行移动或者体位姿势的变换。

②在坐浴的过程中，为了保持身体平衡，可以让老年人健侧腿部膝盖弯曲，患侧腿部伸直，从而扩大支撑面积，来保证身体的稳定性。

③用于心力衰竭、哮喘老年人时，可以将床头摇起70°~80°，床上放置小桌子，桌上放软枕，有利于老年人休息和倚靠；膝下支架可以适当摇起，或者在膝下垫上软垫，增加舒适度。在放平床时，应先放低膝下支架，再放平床头支架，如图3-4-1-2所示。

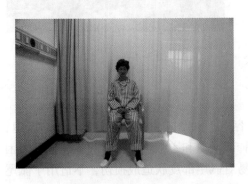

图3-4-1-1　长坐位

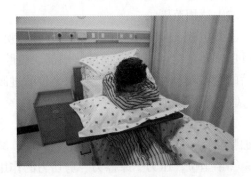

图3-4-1-2　用于心力衰竭、哮喘老年人的长坐位

2. 端坐位

（1）姿势。

上身与大腿垂直，腰部直立，大腿与小腿垂直，脚底接触地面的姿势称为端坐位。常见于端坐在床沿（图3-4-1-3）或端坐在椅子上（图3-4-1-4）。这种姿势最大的优点在于由于腿部关节呈直角状态，可以有效预防足部变形。

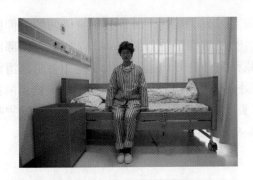

图3-4-1-3　端坐在床沿

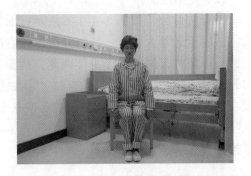

图3-4-1-4　端坐在椅子上

（2）适用范围。

①用餐；②洗脚；③日常休闲、沟通交流等；④由端坐时到站立的过渡姿势。

（3）注意事项。

①端坐体位时，因为背部缺乏支撑，老年人在坐起来的过程中需要保持身体平衡，身体虚弱的老年人需要在背部给予相应的支撑；②长时间的端坐，容易导致肌紧张，引起疲劳；③在这种姿势下，背部肌肉和腰部将会得到充分伸张，床的边缘或者椅子的边缘与膝盖内侧保持一定的距离会使得姿势更加舒服。

3. 半坐位

（1）姿势。

床体向上摇起45°或者30°的状态坐姿称为半坐位，如图3-4-1-5所示。老年人处于半坐位时，还需要调整床体，使腿部由膝盖处呈15°弯曲，这样会让姿势更加稳定而且舒服。

（2）适用范围。

①看电视、用餐等情况；②患有心肺疾病引起呼吸困难的老年人；③面部、颈部、腹腔手术之后的老年人；④从仰卧位变换至坐位的过渡期。

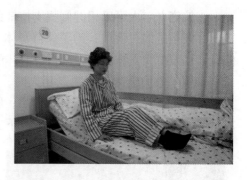

图3-4-1-5　半坐位

（3）注意事项。

①半坐位时，因重力作用，膈肌下降，胸腔容积扩大，减少腹腔脏器对心肺的压迫，增加肺活量；同时下肢静脉血液回流减慢，减轻肺部淤血和心脏负担，有利于改善呼吸困难；②半坐位，压力、摩擦力、剪切力的作用容易对骶尾部皮肤造成损伤，不适用于骶尾部压疮及皮肤状态不良的老年人；③将床放平时，应先放低膝下支架，再放平床头支架。

4. 仰卧位

（1）姿势。

老年人仰躺，面部向上，四肢处于伸展状态，两臂放于身体两侧的睡姿叫作仰卧位。仰卧位为四种类型，包括枕仰卧位、屈膝仰卧位、去枕仰卧位、中凹仰卧位。在健康照护领域，最常用的姿势是枕仰卧位、屈膝仰卧位。

（2）适用范围。

①有枕仰卧位如图3-4-1-6所示：面部向上，头下垫枕，两臂放于身体两侧的仰卧位。适用于老年人休息、睡眠及卧床饮食时。②屈膝仰卧位如图3-4-1-7所示：面部向上，头下垫枕，两臂放于身体两侧，两腿屈膝稍向外分开。适用于大小便、会阴部清洁时，或者医护人员进行腹部检查时。③去枕仰卧位如图3-4-1-8所示：头偏向一侧，两臂放在身体两侧，两腿自然放平，枕头横立于床头。适用于昏迷老年人，可以防止呕吐物吸入呼吸道造成窒息。④中凹仰卧位如图3-4-1-9所示：仰卧，头胸部抬高10°～20°，下肢抬高20°～30°。

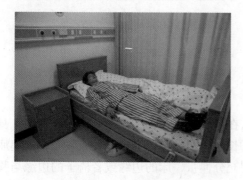

图3-4-1-6　有枕仰卧位

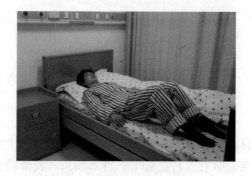

图3-4-1-7　屈膝仰卧位

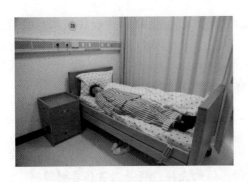

图 3-4-1-8　去枕仰卧位

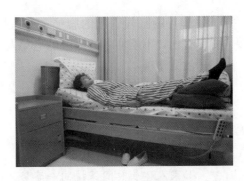

图 3-4-1-9　中凹仰卧位

（3）注意事项。

①屈膝仰卧位，为了增加舒适感，可以在老年人屈膝后，在脚掌下垫防滑垫，防止下肢滑动。②去枕仰卧位，适用于进行椎管内麻醉或者脊髓腔穿刺后，去枕仰卧位，可防止脑脊液外漏而引起颅内压降低所致的头痛。③中凹仰卧位，抬高胸部利于保持气道通畅、增加肺活量，利于呼吸；抬高下肢，有利于静脉回流，增加心输出量，缓解休克。

5. 侧卧位

（1）姿势。

身体横向斜躺的睡姿叫作侧卧位。老年人侧卧，臀部稍向后移动，两臂屈肘，一手放在胸前，一手放在枕旁，下腿稍伸直，上腿弯曲。必要时可以在两膝之间、胸腹部、背部可放置软枕，以扩大支撑面，增进舒适和安全，如图 3-4-1-10 所示。

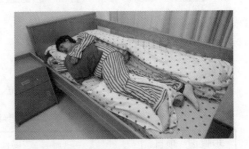

图 3-4-1-10　侧卧位

（2）适用范围。

①老年人在床上休息、睡眠时。②给老年人擦洗后背时，观察老年人背部皮肤受压情况时。③使用开塞露、人工取便、灌肠。④医疗上配合肛门、胃镜、肠镜检查。

（3）注意事项。

①臀部肌肉注射时，可以采取需要上腿伸直、下腿弯曲的侧卧位，目的是减轻臀部肌肉张力，利于注射。②偏瘫老年人侧卧时，可以采取健侧卧位、患侧卧位。注意患侧肢体不能长期受压，保持肢体的功能位。

6. 俯卧位

（1）姿势。

老年人俯卧，两臂屈曲放于头两侧，两腿伸直，头偏向一侧的姿势。为了使其舒适，在胸下、髋部、膝下、踝部垫软枕，如图 3-4-1-11 所示。

（2）适用范围。

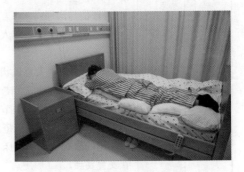

图 3-4-1-11　俯卧位

①缓解胃肠胀气引起的腹痛；②医护人员给老年人进行腰背部检查和按摩；③背、腰、臀部有伤口不能仰卧与侧卧的老年人。

（3）注意事项。

①俯卧时，注意保持呼吸道通畅；②保持肢体关节的功能位。

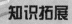

知识拓展

如果人体长时间保持同一姿势，而不进行体位的变换，将导致身体各种障碍疾病的发生：①肌肉萎缩；②关节紧缩与变形；③骨质疏松症；④压疮；⑤心肺功能的下降；⑥精神状态的下滑；⑦血压调整功能的下降，主要易患起立性低血压；⑧消化机能的下降；⑨排泄困难。

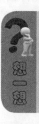

为老年人摆放体位时，应该注意哪些"节力原则"？

五、实践技能操作

职业能力：为老年人正确摆放体位。其操作流程见表 3-4-1-2。

表 3-4-1-2　为老年人正确摆放体位操作流程

步骤	项目	操作及说明	照护标准
步骤一	准备评估工作	1. 老年照护人员：着装整洁，仪容仪表规范，洗手。 2. 老年人：平卧于床上。 3. 环境：安静整洁，温度适宜。 4. 准备物品：洗手液、三角垫、软垫、软枕、翻身记录卡、笔。 5. 评估与沟通： 5.1 核对并问候老年人，解释操作目的及需要配合的事项。 5.2 评估老年人意识状态、自理能力及身体状况，评估老年人肢体活动等。老年人目前的身体状况（是否瘫痪、是否有哮喘、关节是否有脱臼等）；需要确认老年人是否身患压疮，压疮的部位；确认老年人姿势保持所用的靠枕、靠垫、床单、床垫等使用情况；各种导管安置妥当。 5.3 询问是否需要大小便	1. 给老年人创造良好的休息环境。 2. 与老年人耐心沟通，态度和蔼。 3. 根据评估情况，判断摆放合理的体位。 4. 给老年人准备合适的物品

步骤	项目	操作及说明	照护标准
步骤二	实施操作	（一）仰卧位翻身至侧卧位 1. 翻身至健侧卧位。 　1.1　打开床挡，打开盖被，将其"S"形折叠至对侧或床尾，同时，注意给老年人保暖，避免其受凉。 　1.2　将枕头和老年人头部向对侧移动。 　1.3　指导并协助老年人健侧腿屈膝，让其用健侧手掌和健侧脚掌支撑床面。 　1.4　叮嘱老年人一起用力，上身先向对侧移位，然后臀部向对侧移位。 　1.5　指导并协助老年人尽量用健侧下肢带动患侧下肢向对侧移位。 　1.6　指导老年人健侧下肢屈髋屈膝，将健侧脚插入患侧腿的下方勾住患侧腿，用健侧手托患侧手肘，前臂相互叠于胸前。 　1.7　老年照护人员一手扶老年人肩部，一手扶老年人髋部，叮嘱老年人健侧用力配合，将老年人向健侧整体翻身至床中线位置。 　1.8　在合适位置为老年人垫软枕，保持体位稳定，然后盖好盖被，拉好床挡。 2. 翻身至患侧卧位。 　2.1　打开床挡，打开盖被，将其"S"形折叠至对侧或床尾，同时，注意给老年人保暖，避免其受凉。 　2.2　将枕头和老年人头部向对侧移动。 　2.3　指导并协助老年人健侧腿屈膝，用健侧手掌和健侧脚掌支撑床面。 　2.4　叮嘱老年人一起用力，上身先向对侧移位，然后臀部向对侧移位。 　2.5　指导并协助老年人尽量用健侧下肢带动患侧下肢向对侧移位。 　2.6　指导老年人健侧下肢屈髋屈膝，健侧脚掌支撑床面，用健侧手托患侧手肘，前臂相互叠于胸前。 　2.7　老年照护人员一手扶老年人肩，一手扶老年人臀，叮嘱老年人健侧配合，将老年人向患侧整体翻身至床中线位置。 　2.8　在合适位置给老年人垫上软枕，保持体位稳定，然后盖好盖被，拉好床挡。 （二）侧卧位翻身至仰卧位 1. 将老年人的双手交叉放于胸部，屈膝。 2. 放下操作侧床挡。 3. 翻身： 　一手扶肩，一手扶臀，以内侧肢体为轴，轻轻将老年人翻向平卧	1. 操作中尽量使用节力原则。 2. 操作流程合理、流畅、全面，动作轻柔，避免拖、拉、拽。 3. 具有主动服务意识，充分为老年人考虑，保证老年人的安全及自尊。 4. 尊老、爱老，有责任心

续表

步骤	项目	操作及说明	照护标准
步骤二	实施操作	4. 体位平移： 4.1 先将老年人的头、肩抬起，抱住老年人的上半身慢慢地向床中间位置移动。 4.2 将手臂慢慢深入老年人的腰部和大腿下方部位，慢慢地将腰、臀移向床中间位置。 4.3 再将老年人双下肢移动至床中间位置 5. 摆体位： 5.1 有枕仰卧位：面部向上，头下垫枕，两臂放于身体两侧的仰卧位。 5.2 屈膝仰卧：面部向上，头下垫枕，两臂放于身体两侧，两腿屈膝稍向外分开	
步骤三	整理记录	1. 检查导管情况。 2. 再次检查老年人皮肤情况。 3. 帮老年人整理好床单位。 4. 拉起床挡。 5. 与老年人沟通，安抚老年人。 6. 记录操作过程及老年人反应	1. 导管无扭曲、脱落、受压等情况。 2. 老年人感觉舒适。 3. 记录准确无误
注意事项		1. 在老年人的健侧进行沟通。 2. 为偏瘫老年人翻身，指导老年人健侧肢体适当配合操作。 3. 动作轻柔，不可推、拉、拖老年人，以防擦伤皮肤。 4. 如果两人操作时，动作要协调一致	1. 能为老年人正确摆放体位。 2. 老年人无压疮发生。 3. 与老年人有效沟通，关爱老年人
步骤四	小结与反思	1. 本次照护体会及反思。 2. 制定下一步摆放体位照护计划	根据老年人的反馈调整照护方案并持续改进

知识拓展

从床尾移动向床头

1. 一人协助移向床头法

枕头横立于床头；老年人仰卧屈膝，双手握住床头栏杆；老年照护人员一手托住老年人的肩部，另一手托住老年人的臀部；老年照护人员在抬起老年人的同时，嘱咐老年人两脚蹬床面，挺身上移；帮老年人放好枕头于头颈下。

2. 二人协助移向床头法

二人协助移向床头时，老年照护人员分别站于床两侧，交叉托住老年人的颈肩部和臀部，或一人托住颈肩部及腰部，另一人托住背及臀部，两人同时抬起老年人移向床头。

【课后练习】

1. 老年人自身没有变换体位的能力，由他人帮忙安置的是（　　　）体位。

A. 被动 　　　　　　　　　　　　B. 主动

C. 被迫 　　　　　　　　　　　　D. 不稳定性

E. 稳定性

2. 刘先生，75 岁，刚做完全胃切除手术治疗，术后采取半卧位的主要目的是（　　　）。

A. 减轻伤口缝合处张力 　　　　　B. 减少局部出血

C. 使静脉回流减少 　　　　　　　D. 改善呼吸困难

E. 防止腹膜粘连

3. 侧卧位时，为了增强老年人的舒适感，应该采取（　　　）。

A. 双腿弯曲 　　　　　　　　　　B. 双腿伸直

C. 上腿伸直下腿弯曲 　　　　　　D. 上腿弯曲下腿伸直

E. 以上无正确答案

4. 关于卧位，下列错误的是（　　　）。

A. 有枕仰卧位适用于老年人休息、睡眠及卧床饮食时

B. 屈膝仰卧适用于大小便、会阴部的清洁时

C. 去枕仰卧头偏向一侧，适用于昏迷的老年人

D. 中凹仰卧位适用于休克的老年人

E. 去枕仰卧，枕头横立于床尾

子任务 2　帮助老年人从仰卧位至坐位体位转换

案例导入

张奶奶，82 岁，急性阑尾炎微创手术后 10 天，出院当日转入某医养结合养老机构，现已入住特护楼 301 室 1 床。张奶奶情况尚可，神志清醒，因腹部有刀口，不能自主坐起。

作为张奶奶的老年照护人员，请遵医嘱协助张奶奶从仰卧位至坐位，为坐位进餐作准备。

思考：如何协助张奶奶从仰卧位转换为坐位？

一、体位的定义

体位是老年人在日常生活、医疗检查时所采取的姿势。卧位是老年人在床上休息、医疗检查和治疗时采取的姿势。

二、徒手协助老年人从仰卧位至坐位的方法

徒手协助老年人从仰卧位至坐位如图 3-4-1-12 和图 3-4-1-13 所示。

1. 徒手协助老年人由仰卧直接坐起

（1）老年照护人员指导老年人双上肢置于身体两侧，双侧肘关节屈曲支撑床面。

（2）指导老年人腿部自然屈曲。

（3）老年照护人员站在老年人的侧前方，双手托起老年人的肩背部，给老年人以力量支撑。

（4）指导老年人利用双肘的支撑抬起上部躯干后，逐渐改用双手支撑身体而坐起。

（5）调整老年人的坐姿，以其感觉舒适为宜。

2. 徒手协助老年人由仰卧位经侧卧位坐起（以右侧卧为例）

（1）协助老年人身体右侧卧，面向老年照护人员。

（2）指导老年人用右侧上臂的肘部支撑床，左侧手掌经老年人胸前支撑床面。

（3）老年人腿部自然弯曲。

（4）老年照护人员左手扶住老年人右侧颈肩部，右手放在老年人左髋部。

（5）老年照护人员与老年人一起数 1、2、3，数到 3 时，一起用力坐起。

（6）老年照护人员协助老年人调整腿部位置。

（7）调整老年人的坐姿，以老年人感觉舒适为宜。

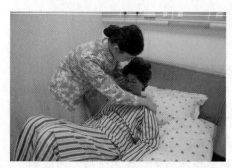

图 3-4-1-12　仰卧位至坐位

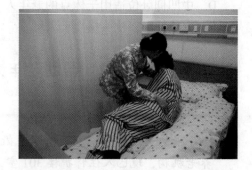

图 3-4-1-13　仰卧位经侧卧位坐起

三、徒手协助老年人由坐位至仰卧位的方法

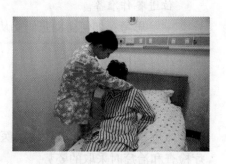

徒手协助老年人由坐位至仰卧位如图 3-4-1-14 所示。

（1）协助老年人双手支撑在床面上。

（2）老年照护人员站在老年人侧前方，双手扶住老年人的双肩给老年人支撑。

（3）指导老年人身体缓缓向后躺的同时，逐渐改用双侧肘关节支撑身体。

图 3-4-1-14　坐位至仰卧位

（4）协助老年人仰卧到床上。

（5）调整卧位，促进老年人舒适。

（6）整理床单位。

知识拓展

认识体位性低血压

体位性低血压是由于体位的改变，如从平卧位突然转为坐位或直立，或长时间站立发生的低血压。通常认为，站立后收缩压较平卧位时下降 20 mmHg 或舒张压下降 10 mmHg，即为体位性低血压。体位性低血压分为突发性和继发性两种。突发性低血压多因植物神经功能紊乱，引起直立性小动脉收缩功能失调所致。主要表现为直立时血压偏低，还可伴有站立不稳，视力模糊，头晕目眩，软弱无力，大小便失禁等症状，严重时会发生晕厥。继发性低血压多见于脊髓疾病，急性传染病或严重感染（如大叶性肺炎），内分泌紊乱，慢性营养不良或使用降压药、镇静药之后。65岁以上老年人体位性低血压者约占 15%，其中 75 岁以上的老年人可高达 30%~50%。

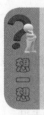

帮助老年人从仰卧位至坐位体位转换时，若动作过快，可能导致什么后果？

四、实践技能操作

职业能力：帮助老年人从仰卧位至坐位体位转换。其操作流程见表 3-4-1-3。

表 3-4-1-3　帮助老年人从仰卧位至坐位体位转换操作流程

步骤	项目	操作及说明	照护标准
步骤一	准备评估工作	1. 老年照护人员：着装整洁，仪容仪表规范，洗手。 2. 老年人：平卧在床上。 3. 环境：安静整洁，温度适宜。 4. 准备物品：洗手液、翻身记录卡、笔。 5. 评估与沟通： 5.1 核对并问候老年人，解释操作目的及需要配合的事项。 5.2 评估老年人意识状态、自理能力及身体状况，评估老年人肢体活动等。 5.3 询问老年人是否需要大小便	1. 与老年人耐心沟通，态度和蔼。 2. 根据评估情况，采取合适的转换体位的方法

步骤	项目	操作及说明	照护标准
步骤二	实施操作	1. 再次核对、解释说明。 2. 合理安置老年人的被子。 3. 检查安置导管。 4. 再次讲解坐起的方法及需要老年人配合的注意事项。 5. 徒手协助老年人由仰卧直接坐起。 5.1 老年照护人员指导老年人双上肢置于身体两侧，双侧肘关节屈曲支撑床面。 5.2 指导老年人腿部自然屈曲。 5.3 老年照护人员站在老年人的侧前方，双手托起老年人的肩背部，给老年人以力量支撑。 5.4 指导老年人利用双肘的支撑抬起上部躯干后，逐渐改用双手支撑身体而坐起。 5.5 调整老年人的坐姿，以老年人感觉舒适为宜。 6. 根据老年人的情况在后背部垫软枕	1. 操作中使用节力原则。 2. 操作流程合理、流畅、全面，动作轻柔，避免拖、拉、拽。 3. 具有主动服务意识，充分为老年人考虑，保证老年人的安全及自尊
步骤三	整理记录	1. 观察老年人的反应。 2. 与老年人沟通，确认老年人的其他需求。 3. 整理床单位。 4. 拉床挡，注意安全防护。 5. 洗手。 6. 记录操作过程及老年人反应	1. 导管无扭曲、脱落、受压等情况。 2. 老年人感觉舒适。 3. 记录准确无误
	注意事项	1. 注意节力原则。 2. 移动老年人时动作应轻稳，不可生拉硬拽，用力过猛。 3. 观察老年人有无头晕、恶心等不适。 4. 关注老年人腹部手术伤口情况，避免过度牵拉	1. 能为老年人正确转换体位。 2. 老年人无头晕恶心等不适。 3. 与老年人有效沟通，关爱老年人
步骤四	小结与反思	1. 本次照护体会及反思。 2. 制定下一步转换体位照护计划	根据老年人的反馈调整照护方案并持续改进

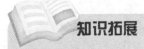

知识拓展

久坐的危害

（1）使人的脑供血不足，导致脑供氧和营养物质减少，加重人体乏力、失眠、记忆力减退并增大患认知症的可能性；（2）会引发全身肌肉酸痛、脖子僵硬和头痛头晕，加重腰椎疾病和颈椎疾病；（3）影响消化，导致消化不良、食欲不振。（4）可使直肠附近的静脉丛长期充血，从而使痔疮加重；（5）会压迫位于臀部和大腿部的膀胱经，引发肾功能异常。

【课后练习】

1. 关于帮助老年人从仰卧位至坐位体位转换操作说法中，错误的是（　　）。
  A. 老年照护人员指导老年人双上肢置于身体两侧，双侧肘关节屈曲支撑床面
  B. 老年照护人员站在老年人的侧前方，双手托起老年人的肩背部，给老年人以力量支撑
  C. 指导老年人利用双肘的支撑抬起上部躯干后，逐渐改用双手支撑身体而坐起
  D. 指导老年人腿部需要伸直
  E. 调整老年人的坐姿，以其感觉舒适为宜
2. 关于协助老年人由坐位至仰卧的方法中，描述错误的是（　　）。
  A. 协助老年人双手支撑于床面
  B. 老年照护人员站在老年人侧前方，双手扶住老年人的双肩给老年人支撑
  C. 老年人手臂健康，仍需要老年人双臂抱胸，完全靠照护人员来帮忙卧倒
  D. 指导老年人身体缓缓向后躺的同时，逐渐改用双侧肘关节支撑身体
  E. 协助老年人仰卧到床上，调整卧位，以老年人感觉舒适为宜

子任务3　帮助老年人从仰卧位至床边坐起体位转换

——案例导入——

张奶奶，82岁，有既往高血压病史，而且有脑卒中后遗症，现已入住某医养结合养老机构特护301室1床。经康复训练，左侧肢体偏瘫情况好转，肌力2级，右侧肢体活动基本正常。张奶奶能在照护人员的协助下完成床边行走。

作为张奶奶的照护人员，请遵医嘱协助张奶奶从仰卧至床边坐起体位，为下床活动做准备。

思考：应该如何有效地协助老年人从仰卧位至床边坐起体位呢？

一、老年人从仰卧位至床边坐起体位的目的

老年照护人员在协助老年人乘坐轮椅外出、下床活动等时，首先需要协助老年人坐起到床边。因此，老年人从仰卧位至床边坐起体位是老年人下床活动等一系列活动的起始步骤。

二、协助老年人从仰卧位至床边坐起体位的方法

1. 徒手协助老年人坐起

（1）老年照护人员站在老年人健侧，按照"移向床边"的方法，将老年人身体移向床边。

（2）将老年人的腿部弯曲，协助老年人翻身侧卧至面向老年照护人员。

（3）老年照护人员双腿分开、屈膝（重心放低）。环抱老年人的肩背部，将老年人扶起；或者借助老年人近侧肘关节以及对侧手臂对床的支撑，沿自然坐起的运动曲线协助老年人坐起，如图 3-4-1-15 所示。

2. 借助摇床器协助老年人从床上坐起

（1）按照"移向床边"的方法，将老年人身体移向床边。

（2）摇高床头 60°。

（3）让老年人的手部放于胸前，老年照护人员面对老年人，一只手环抱老年人后背，另一只手托起腿部，旋转老年人身体，直至老年人腿部垂下床沿，如图 3-4-1-16 所示。

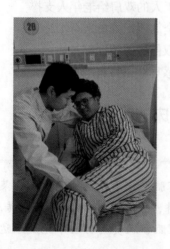
图 3-4-1-15　徒手协助老年人坐起

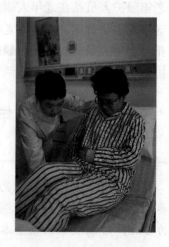
图 3-4-1-16　借助摇床器协助老年人坐起

3. 协助偏瘫老年人借助床挡坐起

借助床挡坐起如图 3-4-1-17 所示。

（1）按照"移向床边"的方法，将老年人身体移向床边。

（2）协助摇高床头60°。

（3）协助老年人将患侧手置于胸前，健侧下肢略屈曲，头偏向要翻身的一侧。

（4）健侧手抓住床挡，身体翻向健侧。

（5）健侧肘部支撑体重，上半躯干，下肢顺应翻转方向。沿头部曲线坐起，两脚放在床下。

（6）老年照护人员在旁给予指导和辅助。

4. 借助绳子坐起

将绳子拴在床的适当位置，老年人起身时可用健侧手臂拉绳子坐起。

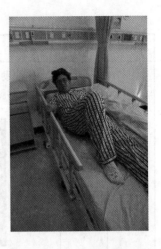

图 3-4-1-17　借助床挡坐起

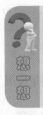

还有哪些现代化的器具手段能够协助老年人坐起呢？

三、实践技能操作

职业能力：帮助老年人从仰卧位至床边坐起体位转换。其操作流程见表3-4-1-4。

表 3-4-1-4　帮助老年人从仰卧位至床边坐起体位转换操作流程

步骤	项目	操作及说明	照护标准
步骤一	准备评估工作	1. 老年照护人员：着装整洁，仪容仪表规范，洗手。 2. 老年人：平卧在床上。 3. 环境：安静整洁，温度适宜。 4. 准备物品：老年人的衣服、鞋；必要时备好助行器等；洗手液、记录本、笔。 5. 评估与沟通： 5.1　核对并问候老年人，解释操作目的及需要配合的事项。 5.2　评估老年人意识状态、自理能力及身体状况，评估老年人肢体活动能力等。各种导管安置妥当。 5.3　询问是否需要大小便	1. 给老年人创造良好的休息环境。 2. 与老年人耐心沟通，态度和蔼。 3. 根据评估情况，判断摆放合理的体位。 4. 给老年人准备合适的物品

步骤	项目	操作及说明	照护标准
步骤二	实施操作	1. 协助老年人穿衣后，叮嘱老年人健侧手抓住患侧手臂，胳膊相互叠加，如图 3-4-1-18 所示。 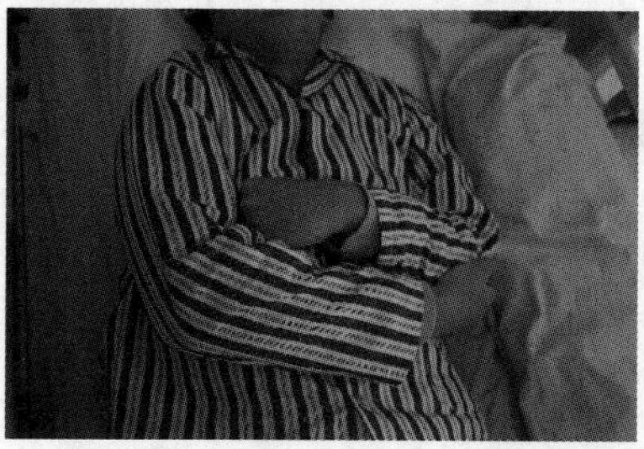 图 3-4-1-18　健侧手抓住患侧手臂 2. 老年人面朝健侧方向，屈膝（老年照护人员帮助老年人立起患侧膝盖，让老年人独立完成立起健侧膝盖的动作），如图 3-4-1-19 所示。 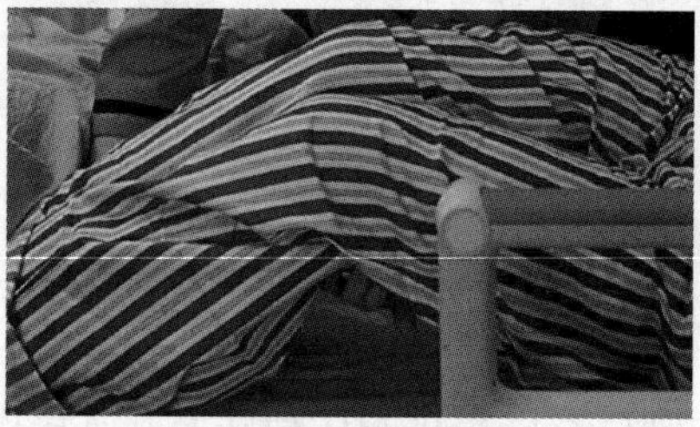 图 3-4-1-19　屈膝 3. 老年照护人员将手部放在老年人的臀部和肩部，缓缓地转动身体到侧卧位，如图 3-4-1-20 所示 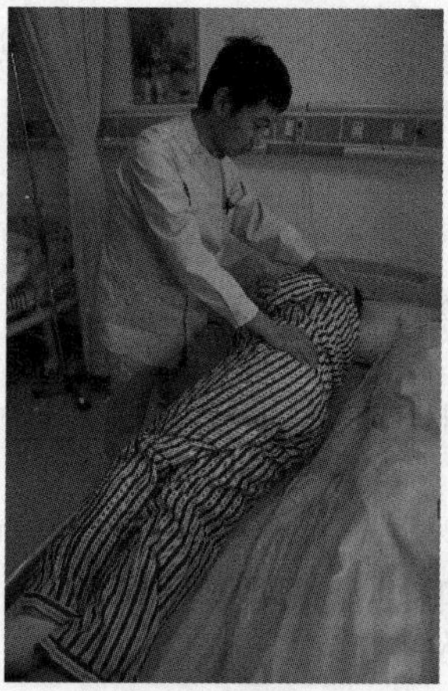 图 3-4-1-20　协助老年人翻身侧卧	1. 操作中尽量使用节力原则。 2. 操作流程合理、流畅、全面，动作轻柔，避免拖、拉、拽。 3. 具有主动服务意识，充分为老年人考虑，保证老年人的安全及自尊。

步骤	项目	操作及说明	照护标准
步骤二	实施操作	4. 将足部互相叠加，健侧足放于患侧足之下，利用健侧足部的力量使患侧足也向床体边缘移动。 5. 保持老年人的目光始终需要看向床体的边缘，如图 3-4-1-21 所示。 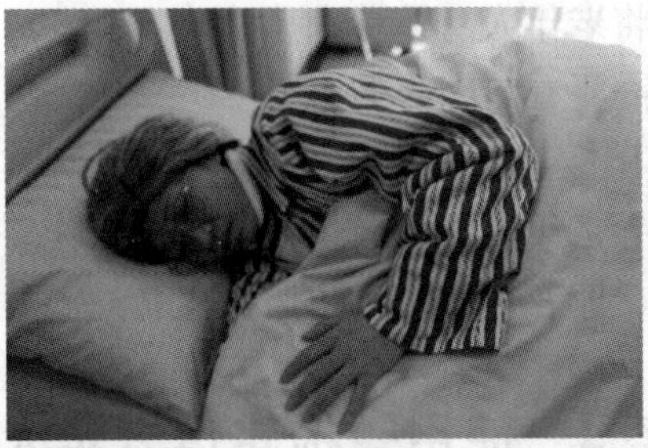 **图 3-4-1-21　目光看向床边** 6. 老年照护人员一只手扶住老年人肩背部，另一只手抱住老年人的腿部，以臀部为支点使老年人上身慢慢立起。 7. 将腿部移动到床沿下，老年人自身也需要利用健侧上肢的力量支撑在床面之上，配合完成相应的动作。 8. 给老年人穿好鞋子。移动老年人臀部，使老年人两脚落地，足底需要与床底地面保持充分接触，才能保持稳定的姿势。 9. 察看老年人的身体状况、面色。 10. 询问老年人有没有头晕的感觉等，确保老年人安全	4. 尽量让老年人发挥健侧肢体的作用，增加老年人疾病康复的信心。 5. 尊老、爱老，有责任心
步骤三	整理记录	1. 与老年人沟通，安抚老年人。 2. 保护老年人安全。 3. 适时安置老年人躺回床上或坐在轮椅上。 4. 记录操作过程并洗手	1. 老年人能安全地坐在床边。 2. 老年人感觉舒适。 3. 记录准确无误
	注意事项	1. 在老年人的健侧进行沟通、操作。 2. 为偏瘫老年人翻身，指导老年人健侧肢体适当配合操作。 3. 动作轻柔，不可推、拉、拖老年人，以防擦伤皮肤	1. 能帮助老年人完成从仰卧位至床边坐起体位转换。 2. 老年人无意外发生。 3. 与老年人有效沟通，关爱老年人
步骤四	小结与反思	1. 本次照护体会及反思。 2. 制定下一步摆放体位照护计划	根据老年人的反馈调整照护方案并持续改进

【课后练习】

1. 关于帮助老年人从仰卧位至床边坐起体位的方法中，错误的是（　　）。
A. 可以采用徒手协助老年人坐起　　　B. 借助摇床器，协助老年人从床上坐起
C. 协助偏瘫老年人借助床挡坐起　　　D. 可以借助绳子坐起
E. 以上说法皆正确

2. 关于帮助老年人从仰卧位至床边坐起体位的操作过程，描述错误的是（　　）。
A. 按照移向床边的方法，将老年人身体移向床边
B. 保持老年人的目光始终需要看向床体的边缘
C. 老年照护人员将手部抱着老年人的脖颈，缓缓地转动身体到侧卧位
D. 为偏瘫老年人翻身，指导老年人健侧肢体适当配合操作
E. 动作轻柔，不可推、拉、拖老年人，以防擦伤皮肤

子任务 4　使用轮椅转运老年人

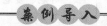

张奶奶，82 岁，因右脚踝扭伤而不能行走，现已入住某医养结合养老机构特护楼 301 室 1 床。张奶奶不喜欢长期在室内活动，每天都需要老年照护人员带她去室外呼吸新鲜空气。

作为张奶奶的老年照护人员，请借助轮椅并按照操作规范带张奶奶去室外活动。

思考：轮椅有哪几种？应该如何使用轮椅安全转运老年人？

一、轮椅的构造

以普通手动四轮轮椅为例，轮椅由坐垫、扶手、安全带、轮胎、脚踏板、手刹等组成，其构造如图 3-4-1-22 所示。

二、轮椅的分类

轮椅作为一种常用的照护工具，有许多类型，具体的分类方法如下：
（1）按照驱动方式，轮椅可分为手动轮椅和电动轮椅两类。
（2）按照构造，轮椅可分为折叠式轮椅和固定式轮椅两类。
（3）按照使用的对象，轮椅可分为成人轮椅、儿童轮椅和幼儿轮椅三类。
（4）按照使用路径，轮椅可分为普通轮椅、偏瘫用轮椅、下肢截瘫用轮椅和竞技轮椅四类。

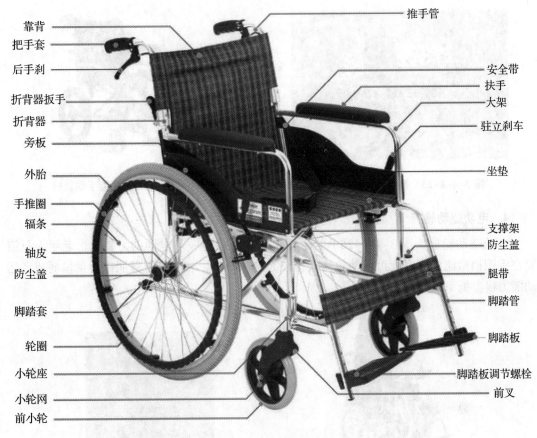

靠背
把手套
后手刹
折背器扳手
折背器
旁板
外胎
手推圈
辐条
轴皮
防尘盖
脚踏套
轮圈
小轮座
小轮网
前小轮

推手管
安全带
扶手
大架
驻立刹车
坐垫
支撑架
防尘盖
腿带
脚踏管
脚踏板
脚踏板调节螺栓
前叉

图 3-4-1-22　轮椅的构造

三、常见的轮椅及适用人群

1. 普通手动四轮轮椅

普通手动四轮轮椅（图 3-4-1-23）以手驱动或者陪伴者推动，适合大多数体弱者、障碍者及老年人使用。

2. 多功能手动轮椅

多功能手动轮椅（图 3-4-1-24）的外形与普通轮椅相同，扶手高度可调或可翻至靠背后或可拆卸，脚踏板可翻转或可位移或可拆卸，靠背高度可调整，角度可调整，适合高位截瘫或者双下肢障碍者使用。

3. 单手驱动轮椅

单手驱动轮椅（图 3-4-1-25）的两驱动轮之间有一根传动轴，双手圈驱动装置安装在其中一后轮上，可用单侧上肢操纵轮椅，适合偏瘫老年人使用。

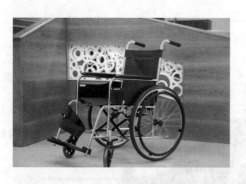

图 3-4-1-23　普通手动四轮轮椅

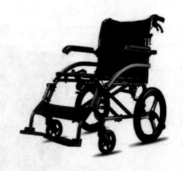

图 3-4-1-24　多功能手动轮椅

4. 电动驱动轮椅

电动驱动轮椅（图 3-4-1-26）的驱动轮轴心安装有一对电动助力装置，老年人只需要在手圈稍微施加力度就可以使轮椅获得较大的驱动力，较适合上肢肌肉力量偏弱或者运动能力极度低下的老年人使用。

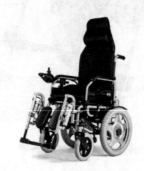

图 3-4-1-25　单手驱动轮椅

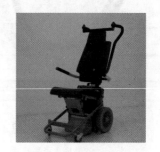

图 3-4-1-26　电动驱动轮椅

5. 坐便式轮椅

坐便式轮椅（图 3-4-1-27）的座位上有开孔，下面放置便器，可随时拆卸取放，适合患有高位截瘫，尿、便失禁以及认知症的老年人使用。

6. 洗浴轮椅

洗浴轮椅（图 3-4-1-28）的椅面带小孔，具有良好的透气性和透水性，适合身体虚弱的老年人在淋浴时使用。

7. 普通手动三轮轮椅

普通手动三轮轮椅（图 3-4-1-29）是指装有三个轮子的手动轮椅。乘坐者可用手摇动曲柄驱动前轮并控制方向，适合上肢力量较好的老年人在安全环境下使用。

8. 电动轮椅

电动轮椅（图 3-4-1-30）以蓄电池为动力源，扶手处安装有万向操纵杆，适合行动不便、身体虚弱的老年人使用。

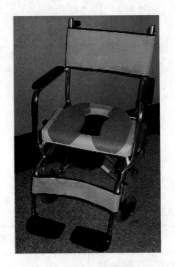

图 3-4-1-27 坐便式轮椅

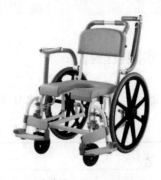

图 3-4-1-28 洗浴轮椅

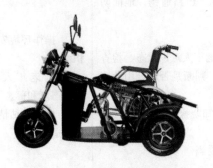

图 3-4-1-29 普通手动三轮轮椅

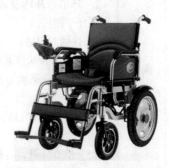

图 3-4-1-30 电动轮椅

知识拓展

电动爬楼机

　　电动爬楼机主要分为载物爬楼机和载人爬楼机两大类。载物爬楼机常被用于物流搬运领域，可以帮助人们轻松地搬运重物上下楼。载人爬楼机适用于需要上下楼梯的残疾人和老年人，使其在没有合适的上下楼梯设备的建筑物楼梯上无障碍通行。爬楼机包含一个采用转换支撑系统、可在楼梯上移动的金属骨架和在平地上使用的一对轮子。爬楼机操作杆可配合大多数轮椅使用。操作杆上控制按钮的设计符合人体工程学。

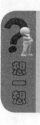
转运时，哪些老年人适合使用轮椅？哪些老年人必须使用平车？

四、实践技能操作

职业能力：使用轮椅转运老年人。其操作流程见表3-4-1-5。

表 3-4-1-5　使用轮椅转运老年人操作流程

步骤	项目	操作及说明	照护标准
步骤一	准备评估工作	1. 老年照护人员：着装整洁，洗净双手。了解轮椅运送的操作方法。 2. 环境：环境宽敞，无障碍物，道路通畅，地面防滑，便于操作。 3. 评估与沟通： 3.1 核对并问候老年人，评估老年人意识状态、检查老年人肢体活动能力及身体状况，判断是否适合用轮椅移动。 3.2 解释操作目的，使老年人知晓操作过程，目的、方法，能给予配合。 3.3 检查导管，各种导管安置妥当。 3.4 询问是否需要大小便。 4. 物品准备：根据评估情况准备，洗手液、轮椅、毛毯	1. 操作环境安全、无积水。 2. 与老年人耐心沟通，态度和蔼。 3. 根据评估情况，准备合适的物品
步骤二	实施操作	1. 备齐物品至床旁，核对老年人的床号、姓名、再次解释沟通。 2. 检查轮椅。双手掌分别放在轮椅坐垫上向下用力即可打开；检查各个部位是否完好。 3. 推轮椅至老年人床旁，使轮椅靠背与床尾呈锐角（30°~45°），如图 3-4-1-31 所示 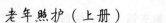 图 3-4-1-31　摆放轮椅	1. 操作中尽量使用节力原则。 2. 操作流程合理、流畅、全面，动作轻柔，避免拖、拉、拽

步骤	项目	操作及说明	照护标准
步骤二	实施操作	4. 固定刹车，翻起脚踏板。 5. 需用毛毯保暖时，将毛毯单层的两边平铺在轮椅上松开盖被。 6. 协助老年人穿衣、裤、袜。 7. 协助老年人坐起： 7.1 叮嘱老年人健侧手握住患侧手放在胸腹前。 7.2 将老年人双下肢移到床边下，穿防滑鞋。 7.3 老年照护人员左手放在老年人右颈肩部，右手放在老年人左髋部。 7.4 协助老年人坐起至床边。 7.5 整理衣物。 8. 确认老年人无头晕现象。 9. 协助老年人站立及由床上向轮椅移动： 9.1 老年照护人员叮嘱老年人用健侧手握住患侧手，环抱住老年照护人员颈肩部。 9.2 老年照护人员用与患侧相对的膝关节内侧，抵住老年人患侧膝关节的外侧。 9.3 老年照护人员两手臂穿过老年人腋下，环抱其腰部夹紧，两人身体靠近。 9.4 老年照护人员屈膝并叮嘱老年人抬臀、伸膝的同时站起。 9.5 老年照护人员以自己的身体为轴转动。 9.6 将老年人移至轮椅上（如果老年人能配合，可以告知其用近轮椅侧手扶住轮椅外侧把手，转身坐入轮椅中），如图3-4-1-32所示 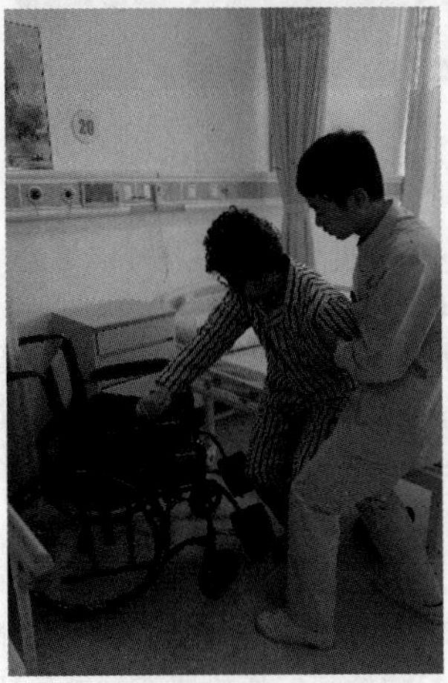 图3-4-1-32　由床上向轮椅移动	

步骤	项目	操作及说明	照护标准
步骤二	实施操作	10. 调整舒适坐位： 10.1 老年照护人员绕至轮椅背后，两臂从老年人背后的两肋下伸入，环抱老年人，协助老年人身体向后靠至坐满轮椅。 10.2 后背垫软枕。 10.3 系好安全带如图 3-4-1-33 所示。 图 3-4-1-33 系好安全带 10.4 放下脚踏板，将老年人双脚放于脚踏板上。 10.5 双腿盖上小毛毯如图 3-4-1-34 所示。 图 3-4-1-34 双腿盖上小毛毯 11. 向老年人解释，松开刹车，平稳前行。 12. 过台阶的方法： 12.1 上台阶时，脚踩脚踏杆架，同时，双手把住手柄往斜后方下压，翘起前脚轮椅上台阶，再以两前轮为支点，双手用力抬车把手带起车后轮，平稳地移上台阶，如图 3-4-1-35 所示。 12.2 下台阶时，采用倒退下台阶的方法。叮嘱老年人抓紧扶手，提起车把，缓慢地将后轮移动到台阶下，再以后轮为支点，翘起前轮，轻托轮椅至前轮移动到台阶下，如图 3-4-1-36 所示	3. 具有主动服务意识，充分为老年人考虑。 4. 保证老年人的安全及自尊

步骤	项目	操作及说明	照护标准
步骤二	实施操作	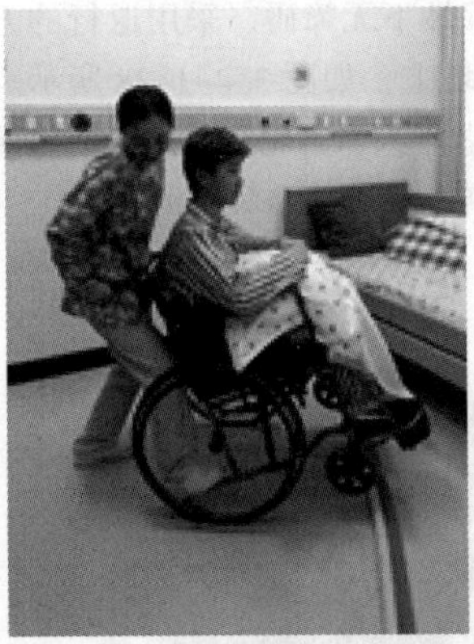 图 3-4-1-35　推轮椅上台阶 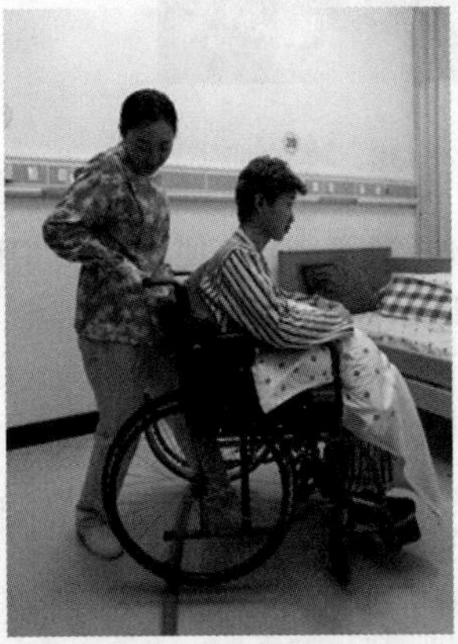 图 3-4-1-36　推轮椅下台阶 13．上下坡的方法： 13.1　上坡时，老年人身体尽量向后坐，老年人面朝上坡方向，老年照护人员两臂屈曲，身体前倾用力平稳向上推，如图 3-4-1-37 所示 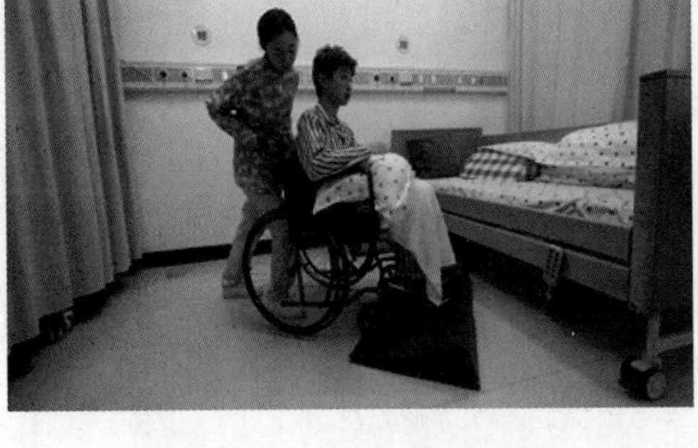 图 3-4-1-37　推轮椅上坡	5．尊老、爱老，有责任心

步骤	项目	操作及说明	照护标准
步骤二	实施操作	13.2　下坡时，确保坡下无障碍，采用退行的方式下坡。确保老年人面朝坡上，如图3-4-1-38所示。老年人处于安全位，叮嘱老年人抓紧轮椅扶手；老年照护人员握住把手，身体支撑住轮椅体，缓慢退行走。 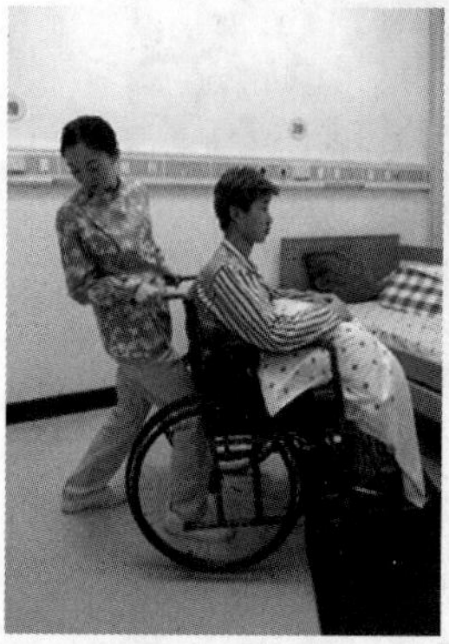 图3-4-1-38　推轮椅下坡 14．回到床边，将轮椅推至床尾，使轮椅背与床尾呈30°～45°角，制动车闸。 15．打开毛毯，松开安全带，翻起脚踏板。 16．将老年人由轮椅上向床上移动： 16.1　老年照护人员立于老年人面前，两脚前后分开，右腿放入老年人两腿之间。 16.2　屈膝，两手置于老年人腰部（或拉住腰带），老年人双手放于老年照护人员肩上。 16.3　协助老年人站立，右腿拨动老年人腿部，慢慢坐回床边，如图3-4-1-39所示 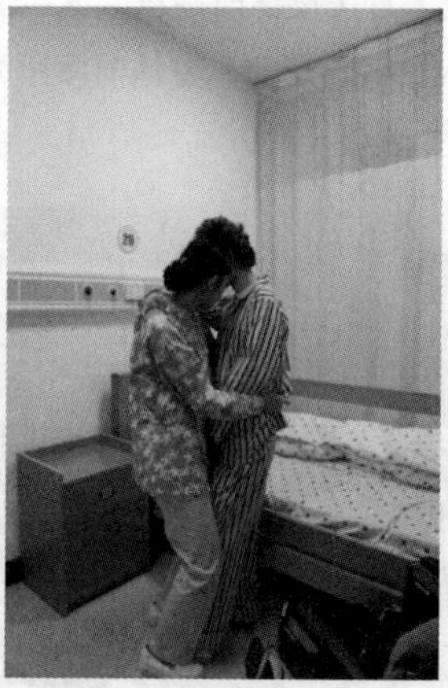 图3-4-1-39　将老年人由轮椅上向床上移动	

步骤	项目	操作及说明	照护标准
步骤二	实施操作	17. 协助老年人坐在床边，确认老年人无异常，协助老年人卧于床上。 18. 脱去鞋和衣裤，协助老年人取舒适卧位	
步骤三	整理记录	1. 帮老年人盖好盖被。 2. 安抚老年人。 3. 整理床单位。 4. 收起轮椅。将脚踏板翻起，双手握住坐垫中间的两端，向上拉起即可收起轮椅。 5. 推轮椅回原处放置并制动。 6. 记录到相应记录卡上。 7. 洗手	1. 老年人感觉舒适。 2. 轮椅归位。 3. 记录准确无误
注意事项		1. 经常检查轮椅性能，备用时保持完好。 2. 推行过程中，下坡应减速，叮嘱老年人身体尽量向后坐稳，抓紧扶手。 3. 过门槛、台阶时翘起前轮，避免过大的震动，保证安全。 4. 停下轮椅时，确保车闸处于制动状态。 5. 若有导管，则应安置妥当，避免导管脱落、受压、液体逆流。 6. 询问和观察老年人有无眩晕和不适，身体虚弱者或长期卧床老年人应注意防止其发生直立性低血压。 7. 轮椅上下电梯时，老年人和照护人员都要背对电梯门，老年照护人员在前，轮椅在后。 8. 协助偏瘫老年人在乘坐轮椅时，轮椅放的位置应根据老年人偏瘫情况而定。一般轮椅放于老年人坐在床边时的健侧位置。例如，以老年人躺下的左侧靠墙为例，若为左侧偏瘫，则轮椅置于床头位置；若为右侧偏瘫，则轮椅置于床位位置。将老年人由轮椅上向床上移动时，轮椅摆放的位置应在老年人的健侧。 9. 老年人每次坐轮椅时间不可过长，每隔 30 min 协助其变换体位，避免臀部长期受压造成压疮	1. 操作过程流畅、安全。 2. 老年人无意外发生。 3. 轮椅摆放位置准确。 4. 与老年人有效沟通，关爱老年人
步骤四	小结与反思	1. 本次照护体会及反思。 2. 制定下一次使用轮椅转运老年人的照护计划	根据老年人的反馈调整照护方案并持续改进

【课后练习】

1. 使用轮椅转运老年人时，错误的做法是（　　）。
A. 检查轮椅性能是否完好　　　　　　B. 将椅背与床尾成锐角，翻起脚踏板
C. 拉起车闸固定车轮　　　　　　　　D. 老年人坐稳后放下脚踏板
E. 尽量使老年人身体靠前坐
2. 关于使用轮椅转运老年人时的注意事项，下列描述错误的是（　　）。
A. 经常检查轮椅性能，备用时保持完好
B. 推行过程中，下坡应减速，叮嘱老年人身体尽量向后坐稳，抓紧扶手
C. 过门槛、台阶时翘起前轮，避免过大的震动，保证安全
D. 停下轮椅时，确保车闸处于制动状态
E. 轮椅放置的位置一定是在床尾

子任务 5　使用平车转运老年人

案例导入

　　张奶奶，86 岁，有既往高血压病、冠心病病史，肺癌术后 3 个月，卧床，已入住某医养结合养老机构特护 502 室 2 床。今晨，张奶奶感觉胸闷不适，咳嗽。查体：体温为 38.5℃，心率为 95 次 /min，呼吸频率为 21 次 /min，收缩压为 186 mm/Hg，舒张压为 98 mm/Hg，体重为 70 kg，神志清。医生叮嘱即刻进行肺部 CT 检查。

　　作为张奶奶的老年照护人员，请使用平车并按照操作规范，运送张奶奶去 CT 室检查。

　　思考： 如何使用平车安全转运张奶奶？

一、平车的结构

借助平车（图 3-4-1-40）转运老年人是一种常见的转运方法，适用于昏迷、手术前后、急救不能下床活动等情况，尤其在医院应用比较广泛。平车主要结构包括担架、护栏、车轮、制动等结构。

二、搬运老年人至平车上

1. 挪动法

（1）移开床旁桌椅，松开盖被，叮嘱老年人自行移动至床边。
（2）将平车紧靠床边，大轮端靠床头，将平车制动，如图 3-4-1-41 所示。

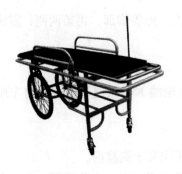

图 3-4-1-40　平车

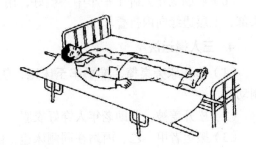

图 3-4-1-41　挪动法

（3）将毛毯或盖被铺在平车上。

（4）上平车时，协助老年人按上半身、臀部、下肢的顺序依次向平车挪动，叮嘱老年人头部卧于平车大轮端。

（5）下平车时，制动车轮，协助老年人先挪动下肢、臀部，再挪动上身回到床上。

2. 一人搬运法

（1）移开床旁桌椅，推平车至床尾，使平车头端（大轮端）与床尾呈钝角，将车闸制动。

（2）松开盖被，协助老年人穿好衣服。

（3）搬运者一手臂自老年人腋下伸至对侧肩外侧，另一手臂在同侧伸入老年人臀下至对侧。叮嘱老年人双臂交叉于搬运者颈后并双手用力握住，然后搬运者抱起老年人移步转身，轻轻放在平车中央，如图 3-4-1-42 所示。

（4）协助老年人卧在平车中央躺好，用盖被盖好老年人，先盖脚部，再盖两侧，露出头部，上层边缘向内折叠。

3. 二人搬运法

（1）移开床旁桌椅，推平车至床尾，使平车头端（大轮端）与床尾呈钝角，将车闸制动。

（2）松开盖被，协助老年人穿好衣服。

（3）搬运者甲、乙站在床边一侧，协助老年人双手交叉于胸腹前。

（4）搬运者甲一手臂托住老年人头、颈、肩部，另一手臂托住老年人腰部；搬运者乙一手臂托住老年人臀部，另一手臂托住老年人膝部。

（5）二人同时抬起老年人至近侧床边，使老年人身体向搬运者倾斜，再同时移步将老年人放于平车中央，如图 3-4-1-43 所示。

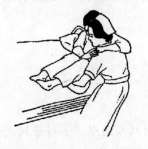

图 3-4-1-42　一人搬运法

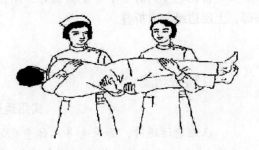

图 3-4-1-43　二人搬运法

（6）协助老年人卧于平车中央躺好，用盖被盖好老年人，先盖脚部，再盖两侧，露出头部，上层边缘向内折叠。

4. 三人搬运法

（1）移开床旁桌椅，推平车至床尾，使平车头端（大轮端）与床尾呈钝角，将车闸制动。

（2）松开盖被，协助老年人穿好衣服。

（3）搬运者甲、乙、丙站在同侧床边，协助老年人双手交叉于胸腹前。

（4）搬运者甲一手臂托住老年人头、颈、肩部，另一手臂置于老年人胸背部；搬运者乙一手臂托住老年人腰部，另一手臂置于老年人臀下；搬运者丙一手臂托住老年人膝部，另一手臂置于老年人小腿处。

（5）三人同时抬起老年人至近侧床边，使老年人身体向搬运者倾斜，再同时移步将老年人放于平车中央，如图3-4-1-44所示。

（6）协助老年人卧于平车中央躺好，用盖被盖好老年人，先盖脚部，再盖两侧，露出头部，上层边缘向内折叠。

5. 四人搬运法

（1）移开床旁桌椅，松开盖被。

（2）将平车紧靠床边，大轮端靠床头，将平车制动。

（3）搬运者甲站在床头托住老年人的头、颈、肩；搬运者乙站于床尾托住老年人的两腿；搬运者丙、丁分别站于床及平车两侧，紧紧抓住床褥四角。

（4）四人同时用力抬起老年人并轻放于平车中央，如图3-4-1-45所示。

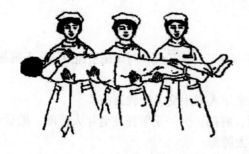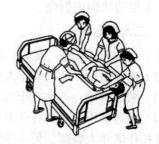

图3-4-1-44 三人搬运法　　　　　　　　图3-4-1-45 四人搬运法

（5）协助老年人卧于平车中央躺好，用盖被盖好老年人，先盖脚部，再盖两侧，露出头部，上层边缘向内折叠。

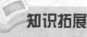**知识拓展**

实用运送技术

在短途运送时，如果老年人体重比较重，可以采用双人运送，如椅子托式，如图3-4-1-46所示。另外，还有椅式、拖车式及担架运送技术。

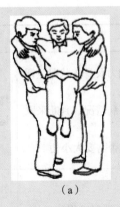 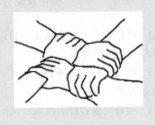

图 3-4-1-46　椅子托式

（a）椅托式；（b）轿杠式

　　担架运送法用于运送不能起床的老年人，尤其是在急救的过程中，担架是运送老年人最基本、最适用的工具。其具有运送过程中老年人舒适、平稳，对体位影响较小，而且乘各种交通工具时上下方便，不受地形、道路等条件限制的特点。一般是帆布担架，若急救现场没有担架，可以使用木板等代替。

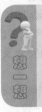

　　如果老年人住在老居民楼 3 楼，楼内无电梯，而老年人因腿部外伤需要就医。请问此时需要采用什么方法将老年人送往医院？

三、实践技能操作

职业能力：使用平车转运老年人。其操作流程见表 3-4-1-6。

表 3-4-1-6　使用平车转运老年人操作流程

步骤	项目	操作及说明	照护标准
步骤一	准备评估工作	1. 老年照护人员：着装整洁，仪容仪表规范，洗手。 2. 老年人：平卧在床上。 3. 环境：环境宽敞，无障碍物，道路通畅。 4. 物品：平车、盖被；必要时准备尿垫和输液架、木板。 5. 评估与沟通： 　5.1　核对并问候老年人，解释操作目的及需要配合的事项	1. 环境宽敞，无障碍。 2. 与老年人耐心沟通，态度和蔼

续表

步骤	项目	操作及说明	照护标准
步骤一	准备评估工作	5.2 评估老年人意识状态、自理能力及身体状况，评估老年人肢体活动能力等。 5.3 评估老年人的身高、体重、疾病情况，判断采取的搬运方式。 5.4 检查安置各种引流管；询问是否需要大小便	3. 根据评估情况，选择搬运的方法和共同搬运人员的数量。 4. 物品准备合理
步骤二	实施操作	1. 备齐物品并运至床旁。 2. 再次核对老年人的床号、姓名；解释操作的目的、方法、注意事项及配合要点。 3. 协助老年人穿好衣服。 4. 检查平车性能完好，担架完好、轮胎充气、制动完好、护栏完好。 5. 将平车推至床旁，根据情况合理安置平车位置。 6. 根据老年人的身高、体重及疾病情况确定搬运的方式。本节案例中老年人采取挪动法、四人搬运法比较适宜。 7. 安全搬运老年人至平车上。 8. 老年人头部位于大轮一端，可以减轻颠簸引起的不适。 9. 协助老年人躺卧舒适，盖好盖被。 10. 妥善固定好老年人身上的导尿管、输液管等各种管道。 11. 拉起平车护栏。 12. 松开车轮制动。 13. 老年照护人员站在老年人头侧平稳推行。 14. 遇到转弯、地面不平整、上下电梯等情况，及时告知老年人。有必要的情况下请他人协助操作。 15. 上下坡时，老年人的头部始终处于高度位置。 16. 使用平车回到床位时，安全固定平车制动后，再协助老年人回到床上	1. 操作中尽量使用节力原则。 2. 操作流程合理、流畅、全面，动作轻柔，避免拖、拉、拽。 3. 具有主动服务意识，充分为老年人考虑，保证老年人的安全及自尊。 4. 多人操作时，动作要轻稳、协调一致。 5. 尊老、爱老，有责任心
步骤三	整理记录	1. 老年人离开房间后，为其整理床单位，若老年人去做手术，则将床单位改成麻醉床。 2. 推平车将老年人送回到床单位后，协助老年人脱衣、盖被，确保老年人处于舒适体位。 3. 与老年人沟通，安抚老年人。 4. 将平车归位，合理安置，必要时进行消毒处理。 5. 洗手。 6. 记录操作过程及老年人反应	1. 以老年人为中心。 2. 老年人感到舒适。 3. 记录准确无误。 4. 如老年人患传染病，则将其使用过的平车等进行消毒

续表

步骤	项目	操作及说明	照护标准
	注意事项	1. 行进过程中，随时询问老年人的感受，观察病情，出现异常立即停下来检查。 2. 动作轻柔，不可推、拉、拖老年人，以防擦伤皮肤。 3. 如果多人操作时，动作要协调一致。 4. 确保老年人的安全、舒适。 5. 对于不配合的老年人，应采取适当的约束。	1. 能安全将老年人移动至平车上。 2. 操作过程无安全隐患。 3. 与老年人有效沟通，关爱老年人
步骤四	小结与反思	1. 本次照护体会及反思。 2. 制定下一步使用平车转运老年人的照护计划	根据老年人的反馈调整照护方案并持续改进

【课后练习】

1. 单人搬运法适于搬运（　　　）。

A. 体重较轻者　　　　　　　　　　B. 可以合作的伤者

C. 昏迷的伤者　　　　　　　　　　D. 颅脑损伤者

E. 腿部骨折者

2. 张某，因外伤疑为腰椎骨折，需用平车送放射科检查，搬运时宜用（　　　）法。

A. 挪动　　　　　　　　　　　　　B. 一人搬运

C. 二人搬运　　　　　　　　　　　D. 三人搬运

E. 四人搬运

3. 使用平车搬运老年人时，应注意使平车头端和床尾呈（　　　）。

A. 直角　　　　B. 平行　　　　C. 锐角　　　　D. 钝角　　　　E. 对接

子任务 6　协助老年人呕吐时变换体位

案例导入

张奶奶，82岁，既往健康，3个月前右脚踝骨折，现入住某医养结合养老机构特护楼301室1床。现在张奶奶康复得很好，能自行活动。午餐时间，家属探望时给张奶奶带来一些菜肴。餐后家属离开约30 min后，张奶奶自述恶心，有呕吐感。

作为张奶奶的照护人员，请观察她是否可能呕吐，在她呕吐前帮其变换体位并提供相应照护。

思考：老年照护人员应该协助张奶奶变换成哪种体位？应该为张奶奶提供哪些照护服务？

一、恶心、呕吐的概念

恶心是一种可以引起呕吐冲动的胃内不适感，是紧迫欲呕吐的感觉并伴有迷走神经兴奋的症状，如皮肤苍白、流涎、血压下降、出汗等。

呕吐是胃内容物通过食道反流到口腔，并吐出的反射性动作。呕吐可将有害的物质从胃部排出，但是持久而剧烈的呕吐可引起老年人体内水电解质紊乱。

二、老年人呕吐时体位变换的重要性

老年人呕吐时，容易发生呛咳、误吸。协助老年人呕吐时变换到恰当的体位，有利于呕吐物的排出，可有效减少和避免呛咳、误吸现象的发生。

三、老年人呕吐时的照护

（1）根据老年人的情况采取合理的呕吐体位。

①身体情况良好、能自理的老年人：叮嘱其采取坐位，身体稍微前倾；双手扶椅背、床边等支撑物。老年照护人员在旁给予看护。坐位呕吐如图3-4-1-47所示。

②卧床但病情较轻者：协助老年人取坐位或者半卧位，头偏向一侧，口角边垫护理垫。

③体弱、病重者：协助老年人侧卧或者仰卧且头偏向一侧。侧卧位呕吐如图3-4-1-48所示。

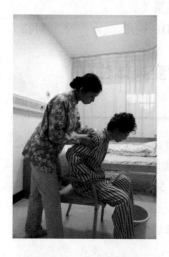

图3-4-1-47　坐位呕吐

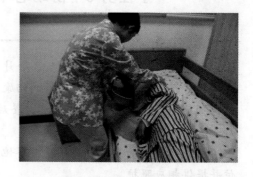

图3-4-1-48　侧卧位呕吐

（2）密切观察老年人的呕吐方式，呕吐物的性状、量、色、气味并马上通知医护人员及其家属。

（3）呕吐后协助意识清楚能配合的老年人用温开水或生理盐水漱口；协助不能自理的老年人做好口腔护理，清除口腔内的残留物，促进口腔舒适。

（4）及时更换脏污的衣服、被褥。

（5）开窗通风，保持空气清新。

（6）呕吐停止后，给予老年人少量、清淡、易消化的食物。呕吐严重的老年人应暂时禁食。

（7）及时配合医护人员做好补液等后续照护工作，防止水、电解质紊乱。

（8）如果老年人出现不明原因的呕吐，应先及时到医院进行相关的检查以明确病因，再对症治疗。

（9）老年人应避免进食辛辣、刺激性的食物，饮食应以清淡、易消化为主。

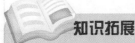

知识拓展

老年人恶心呕吐的常见原因

老年人恶心呕吐，可能因为饮食不当，消化性溃疡、胃炎等。此外，还可见于以下几种情况：

（1）有些老年人容易受外界因素的影响，出现精神紧张、焦虑、多疑、失眠等现象，均可引起大脑皮层功能失调，从而导致恶心、呕吐。

（2）肾脏疾病导致肾功能不全、尿毒症，患者常在早晨，起床后，进餐前发生呕吐。急性的心肌梗死发作时除有胸痛、胸闷、出汗等症状外，常会伴有恶心、呕吐，脑血管、高血压病、急症等均可引起呕吐。

（3）若老年人长期服用阿司匹林、消炎痛、地高辛等药物，易引起胃肠道反应发生呕吐。

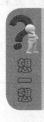

当老年人呕吐时，老年照护人员应该采取哪些照护措施？

四、实践技能操作

职业能力：协助老年人在呕吐时变换体位。其操作流程见表3-4-1-7。

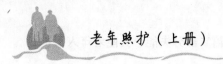

表 3-4-1-7 协助老年人呕吐时变换体位操作流程

步骤	项目	操作及说明	照护标准
步骤一	准备评估工作	1. 老年照护人员：着装整洁，仪容仪表规范，洗手，必要时戴口罩。 2. 老年人：平卧在床上。 3. 环境：整洁，温湿度适宜，必要时屏风遮挡。 4. 准备物品：水杯、漱口水、毛巾、痰盂、一次性护理垫，必要时准备屏风。 5. 评估与沟通： 5.1 评估老年人意识状态、自理能力及身体状况。 5.2 安慰老年人不要紧张	1. 给老年人创造呕吐的环境。 2. 理解关心老年人，与老年人耐心沟通，态度和蔼。 3. 准备物品时准确、及时
步骤二	实施操作	1. 得知老年人恶心呕吐时，迅速来到老年人身边。 2. 给予安慰，放松老年人的紧张情绪。 3. 将痰盂放置于老年人面前地面上，盛接呕吐物。 4. 根据老年人的病情，协助老年人采取合适的体位。 4.1 身体情况良好、能自理的老年人：叮嘱其采取坐位，身体稍微前倾，双手扶椅背、床沿等支撑物。 4.2 卧床但病情比较轻的老年人：协助其取坐位或者半卧位，头偏向一侧，口角边垫护理垫。 4.3 体弱、病重的老年人：协助其侧卧或者仰卧且头偏向一侧。 5. 给老年人铺好毛巾、一次性护理垫。 6. 老年照护人员在旁给予看护。 7. 呕吐停止后，取水杯协助老年人漱口；或者协助做好口腔护理。 8. 用毛巾擦净口角水痕	1. 操作中动作要迅速，尽量避免老年人呕吐到痰盂以外的区域。 2. 具有良好的服务意识，充分为老年人考虑，保证老年人的自尊。 3. 协助老年人采取的呕吐体位恰当合理。 4. 爱岗敬业，不嫌弃老年人。 5. 体现尊老、爱老，有责任心
步骤三	整理记录	1. 撤去一次性护理垫、毛巾。 2. 更换污衣物及床褥。 3. 协助老年人采取舒适体位、整理好床单位。 4. 与老年人沟通，安抚老年人。 5. 清理老年人呕吐物，必要时留取标本。 6. 开窗通风。 7. 洗手，摘口罩。 8. 记录呕吐的时间、呕吐物的性质、量、颜色	1. 环境适宜、空气清新。 2. 老年人感觉舒适。 3. 记录准确无误。 4. 呕吐物的处理措施恰当

续表

步骤	项目	操作及说明	照护标准
	注意事项	1. 若发现呕吐物的颜色呈红色、黄绿色、咖啡色等，应该保留呕吐物，并及时通知医护人员。 2. 在协助老年人变换体位时，应避免动作过大，过猛，以免对身体造成伤害。 3. 加强观察，关注老年人呕吐后的反应。 4. 适当为老年人补充液体	1. 与医护人员保持良好的合作。 2. 照护过程中老年人无意外发生。 3. 与老年人有效沟通，关爱老年人
步骤四	小结与反思	1. 本次照护体会及反思。 2. 制定老年人再次出现呕吐时的照护计划	根据老年人的反馈调整照护方案并持续改进

【课后练习】

1. 以下关于老年人呕吐时采取的体位描述错误的是（　　　）。

A. 身体情况良好、能自理的老年人，采取坐位身体稍微前倾

B. 呕吐时，老年人可以双手扶椅背、床沿等支撑物

C. 卧床但病情比较轻的老年人，取坐位或者半卧位

D. 体弱、病重的老年人呕吐时需要搀扶坐起

E. 昏迷老年人采取的体位是仰卧且头偏向一侧

2. 刘爷爷，75岁，长期卧床，今晨呕吐不止，以下采取的照护措施不妥的是（　　　）。

A. 密切观察老年人的呕吐方式、呕吐物的性状、量、色、气味

B. 呕吐乃老年人常见情况，不需要通知家属和医护人员

C. 呕吐后，协助意识清楚能配合的老年人用温开水或生理盐水漱口

D. 及时更换脏污的衣服、被褥

E. 呕吐后，开窗通风，保持空气清新

任务二
康复训练

子任务 1　指导老年人使用助行器行走

案例导入

李奶奶，62 岁，患有骨质疏松 8 年，半年前因脑卒中而导致右侧肢体偏瘫、口角歪斜、口齿不清，生活不能自理。现已入住某医养结合养老机构 3 楼 8 床。老年照护人员的职责是根据康复医师的安排与计划，指导并协助李奶奶使用拐杖进行行走训练。

作为李奶奶的老年照护人员，请指导李奶奶使用手杖进行行走训练。

思考： 如何检查手杖是否完好？如何示范和讲解使用手杖进行行走训练？如何有效地防范李奶奶在训练过程中出现安全问题？

一、助行器的定义

助行器是指辅助人体支撑体重、保持平衡和行走的器具，又名步行器、步行架或者步行辅助器。一般分为杖类助行器和助行架。

二、指导老年人使用助行器的目的

指导老年人使用助行器的目的如图 3-4-2-1 所示。

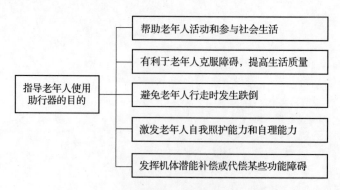

图 3-4-2-1　指导老年人使用助行器的目的

三、助行器的种类

（一）杖类助行器

杖类助行器又称为"拐杖"。拐杖是一种辅助行走的重要而简单的康复辅助器械，通常是一根木制或金属棍子。其作用是支撑体重、保持平衡、锻炼肌力、辅助行走。适用于下肢骨折、截肢、截瘫、下肢无力、平衡障碍等症。助行杖又分为手杖、肘杖、腋杖等。根据老年人自理能力及病情特点，老年照护人员应指导老年人采用合适的拐杖进行行走，从而使老年人学会并适应使用拐杖，并最大限度地支撑体重、保持平衡、锻炼肌力、辅助行走。

1. 手杖

手杖（图 3-4-2-2）分为多脚型和单脚型两种。选择手杖应依据老年人自然站立位时，地面至尺骨茎突的垂直距离为手杖的长度。若为站立困难的老年人使用，则取仰卧位时，尺骨茎突至足跟的距离加 2.5 cm 即为手杖长度。

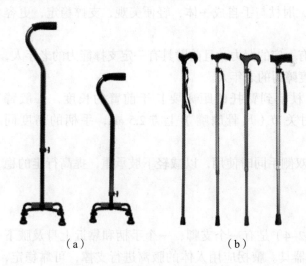

图 3-4-2-2　手杖

（a）多脚型手杖；（b）单脚型手杖

使用手杖能增加步行时的支撑面积，以减缓下肢或是身体骨骼结构必须承担的负荷。一般以健侧手使用手杖时可以减少患侧下肢所承受的重量达 20%~25%，可分担患者脚部的载重，减少因下肢肌肉无力、关节活动受限所产生的跛行现象，如骨关节炎患者。同时，手杖的使用还能降低走路转弯时所需的肌肉力量，对于周边血管病变的患者，可以减轻下肢血液循环的压力，并提供行动时感觉判断的信息，如视力减退的老年人可借助手杖判断所遇到的障碍。

手杖拿在健侧，如平常走路般，手杖与患肢一起向前迈动。在上楼梯时，健侧脚先上；下楼梯时，患侧脚先下（即"好上坏下"）。手杖的使用方法通常有以下几种。

①三步法：手杖先往前移一步，患侧脚迈出一步，最后是健侧脚向前移。一般而言，老年人比较容易适应这种步态。

②二步法：同时伸出手杖和患侧脚并支撑体重，再迈出健侧脚，手杖与患侧脚作为一点，健侧脚作为一点，交替支撑体重的步行方式。

③上下楼梯法：开始时健侧手扶楼梯扶手，手杖放患侧下肢，利用单只手杖和楼梯扶手上楼梯。

上楼梯：健侧手向前、向上移动，健侧下肢向上迈一级楼梯，再将手杖向上移一级楼梯，最后迈上患侧下肢。

下楼梯：健侧手向前、向下移动，手杖向下移动一级楼梯，患侧下肢向下移动一级楼梯，最后，健侧下肢下移一级楼梯。

对于平衡能力欠佳及体弱的老年人，若身体两侧无明显的受累情况，则两侧可交替使用手杖。

2. 肘杖

肘拐（图3-4-2-3）又名臂杖、上臂拐杖等，是含有一个或多个支脚、一个手柄和非水平的前臂支撑架或臂套的步行辅助器具。利用前臂和手共同支撑，肘杖与手自成一体，轻便美观，支撑稳定，更容易灵活掌握。

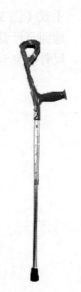

肘杖适用于手有一定的握力，且前臂具有一定支撑能力的老年人，如下肢功能中、轻度障碍的老年人。

选择肘杖时，杖柄到臂托的距离要长于前臂的长度，一般臂托的下缘应位于肘关节（尺骨鹰嘴）上方2.5 cm，手柄的高度同手杖。

肘杖可单侧或双侧手同时使用，以减轻下肢承重，提高行走的稳定性。

3. 腋拐

腋拐（图3-4-2-4）是有一个支脚、一个手柄和靠近上身及腋下部位有一个腋托的器具。腋拐应用人体的腋窝进行支撑，可靠稳定，在生活中广泛使用，最为常见。

图3-4-2-3　肘杖

老年人可根据自身状况选择合适的腋拐高度，其合适的长度为老年人身高减去41 cm。

腋拐适合于上肢和躯干有一定程度肌力的老年人。老年人在使用腋拐时，紧靠躯干侧面，利用手柄支撑身体，可单侧或双侧同时使用双拐可减轻下肢承重，利用腋窝部获得最大支撑力，从而增强行走的稳定性。

腋拐有以下几种使用方法：

①四步法：持杖站稳，一侧腋拐向前，对侧足向前跟进，另一侧腋拐向前，对侧足向前跟进。

②两步法：持杖站稳，一侧腋拐和对侧足向前，另一侧腋拐和对侧足向前。

③上楼梯法：持杖站稳，腋拐移上台阶，随后健侧足迈上台阶，患侧足跟上台阶。

④下楼梯法：持杖站稳，腋拐移下台阶，随后患侧足移下台阶，健侧足跟下台阶。

综上所述，一般脚多的助行杖更稳定，脚少的助行杖更便捷。双下肢肌力弱的老年人，建议选用双腋拐；单下肢肌力弱的老年人，建议选用单腋拐。下肢具有一定的肌力，能轻微负重时，根据肌力选择腋杖、前臂杖。

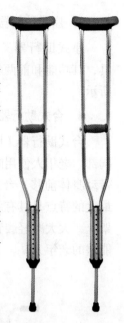

图 3-4-2-4　腋杖

（二）助行器

助行器包括框式助行器、轮式助行器、坐式助行器和台式助行器，主要作用是保持立位身体平衡、训练行走、增强肌力，帮助老年人恢复部分功能，提升老年人生活质量及免疫能力，建立老年人重新恢复运动功能的信心。

1. 框式助行器

框式助行器（图 3-4-2-5）是由框架、支脚杆、支脚和手柄组成，有手柄和多个支脚，但没有轮子。具有可折叠，高度可调，稳定性能好，价格低廉等特点。

框式助行器具有很高的稳定性能，由于在使用时需要抬起助行架前行，因此主要适用于上肢功能健全而下肢能力较差的老年人。

2. 轮式助行器

轮式助行器（图 3-4-2-6）是指装有轮子和手柄的助行器具，根据轮子数量的不同，分为两轮助行器、三轮助行器和四轮助行器，有的装有椅座、储物筐等辅助装置。

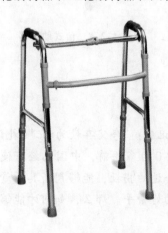

图 3-4-2-5　框式助行器

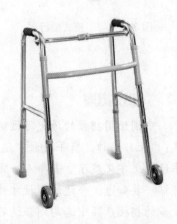

图 3-4-2-6　轮式助行器

使用时，老年人推动助行器前移。由于助行器始终不离开地面，易于推行移动，因此，它适用于下肢功能障碍同时上肢肌力较弱不能抬起助行架的老年人。轮式助行架易于操作，可连续前行，但稳定性能稍差。

3. 座式助行器

座式助行器又称为助行椅，是一种有多个轮子和一个行走时支撑身体的座位的器具，其功能和前两款基本类似，最大的特点在于方便老年人随时坐下休息，如图3-4-2-7所示。

4. 台式助行器

台式助行器（图3-4-2-8）有轮子和（或）支脚及支撑平台或前臂支撑托架，高度到胸部。老年人使用时将前臂平放于支撑架上，靠双臂或与上身一起向前推进，利用助行器带动身体前移。台式助行器能辅助站立和步行，其支撑面积大、稳定性能好、易于推动，最大的特点是具有手闸，可以用来控制移动速度和急停。由于在使用时，双臂平放于支撑架上，大大减轻腰背肌肉的支撑力量，因此，适用于腰背肌力量弱、平衡弱等肢体协调功能差的老年人。

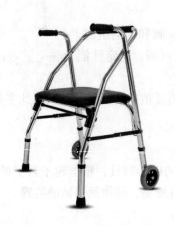

图 3-4-2-7　座式助行器

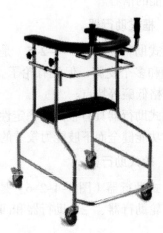

图 3-4-2-8　台式助行器

知识拓展

中国使用拐杖的历史源远流长。《山海经》中记载："夸父弃杖为林。"《礼记》载："孔日蚤作，负手曳杖，逍遥于门。"可见，2 000多年前，中国已经有使用手杖的文字记载了。老年人一定要了解如何选择合适的拐杖，能够判断其质量的好坏。要知道，合适的拐杖才能成为老年人出行的好帮手。那么，如何才能够在众多的拐杖产品中选购到合适的那款呢？

（1）拐杖材质选择。拐杖种类繁多，目前市面上使用的主要材质有木制、铝合金、碳纤维材料等，不同的制作材质价格也不同。在选择拐杖的材质时，最重要的目的在于轻便与灵活，这样使用起来才不会感到疲劳。铝合金拐杖轻便坚固、造型好、方便实用，是老年人的首选。

（2）选择有知名度的拐杖生产厂家。不要贪小便宜而去选购质量无保障、不知名的拐杖生产厂家的产品。在选购的时候，老年人一定要看清楚商标认证、品牌的知名度、国际质量体系认证等，是否标有详细生产厂名、厂址和商品合格证。

（3）售后服务保障。正规的拐杖生产厂家一般都有区域直营店或加盟店。质量、信誉、服务好的拐杖生产厂家配备专业的医疗辅助器械，以保证老年人能稳定、理解使用。

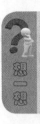

老年人在使用拐杖进行行走训练过程中可能会出现哪些突发情况？如何应对？

四、实践技能操作

职业能力：指导老年人使用四脚拐杖进行行走训练。其操作流程见表 3-4-2-1。

表 3-4-2-1 指导老年人使用拐杖行走训练操作流程

步骤	项目	操作及说明	照护标准
步骤一	准备评估工作	1. 老年照护人员：着装整洁，了解老年人身体状况，与康复医师沟通并制定训练方案。 2. 环境： 2.1 地面整洁、平坦、无积水、无障碍物。 2.2 环境：干净整洁，温度适宜，光线充足，房间半小时前已通风，无异味。 3. 评估与沟通： 3.1 老年照护人员向老年人解释训练方案，以取得老年人的配合，包括训练目标、训练内容、训练时间。 3.2 老年照护人员评估老年人的身体状况，确认可否进行训练。 3.3 老年照护人员检查拐杖是否完好。 4. 物品准备：四角拐杖、安全腰带、毛巾、笔、记录单。 5. 老年人：着装合体，穿好防滑鞋，已到达训练室并坐在椅子上，如图 3-4-2-9 所示	1. 给老年人创造良好的训练环境，避免老年人摔倒及不良情绪产生。 2. 训练前注意保护老年人，以防摔倒。 3. 与老年人耐心沟通，态度和蔼

步骤	项目	操作及说明	照护标准
步骤一	准备 评估 工作	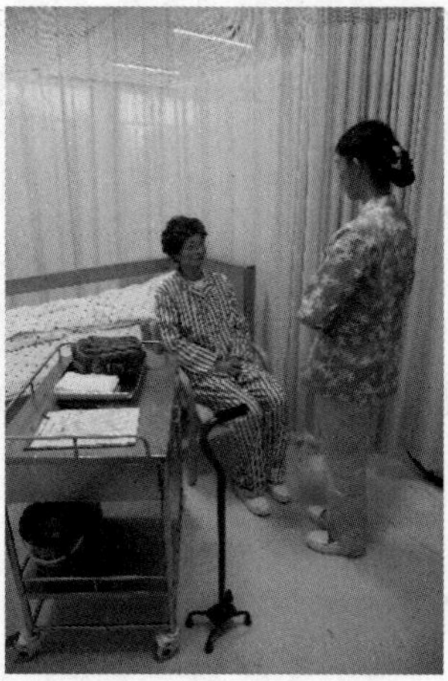 图 3-4-2-9　物品摆放	4．根据评估情况给老年人准备合适的拐杖，详细耐心讲解及示范，调动老年人的积极性
步骤二	实施 操作	1．老年照护人员为老年人耐心、详细地讲解、示范三步法、两步法、上楼梯法和下楼梯法。 2．训练前准备： 2.1　老年照护人员为老年人系上安全带。 2.2　教老年人正确使用拐杖。 3．三步法训练：指导老年人行走，先手杖、再患侧、再健侧。老年照护人员站在患侧保护。 4．两步法训练：指导老年人行走，先手杖和患脚、再健脚。老年照护人员站在患侧保护。 5．上楼梯法训练：指导老年人持杖行走，先上健脚、再上拐杖、再上患脚行走。老年照护人员站在老年人患侧后方（一手扶托患侧手臂，一手提拉腰带）保护。 6．下楼梯训练：指导老年人持杖行走，拐杖先下一阶梯、再下患脚、再下健脚。老年照护人员站在老年人患侧前方（双手托扶患侧前臂）保护	1．在训练过程中和训练结束后，应注意观察、询问老年人感受。 2．语言通俗易懂，礼貌、亲切。 3．在训练过程中保护老年人安全。 4．如有不适，休息片刻。 5．给予老年人鼓励
步骤三	整理 记录	1．了解老年人在训练过程中的感受。 2．老年照护人员协助指导解决老年人训练后的要求并预约下次训练时间。 3．采用七步洗手法洗净双手，记录训练起始时间以及在训练过程中的老年人的感受	1．环境及物品干净整洁，有序放置。 2．以老年人感觉舒适为宜。 3．记录准确无误

续表

步骤	项目	操作及说明	照护标准
注意事项		1. 使用拐杖前，告知老年人注意事项。 2. 严格遵从医生或康复医师对手杖的选择和步行的指导要求指导老年人使用。 3. 平时手杖放在老年人随手可及的固定位置。 4. 行走中避免拉、拽老年人的胳膊，以免造成跌倒和骨折	1. 能为老年人选择适宜的拐杖。 2. 能观察并发现异常情况，及时正确地处理。 3. 与老年人有效沟通，关爱老年人
步骤四	小结与反思	1. 本次照护体会及反思。 2. 制定下一步训练计划	根据老年人的反馈调整照护方案并持续改进

知识拓展

如何预防老年人摔倒骨折

随着年龄的增长，人的各项机能会逐步下降，骨骼钙质逐渐流失，加上老年人反应速度变慢，手脚不灵活，容易发生摔倒骨折的意外，因此，拐杖成为老年人的晚年出行走动的"第三条腿"，但是很多老年人有不服老的思想，不愿意使用拐杖，那如何预防老年人骨折呢？

（1）补充钙质。可以有效放缓、延迟骨质疏松。

（2）合理饮食。老年人要多吃蛋白质含量高、钙质含量高的食物，均衡饮食，既能防止骨骼钙质的流失，还能使身体更加健康强壮，同时，控制好饮食习惯，戒烟戒酒。

（3）适当户外运动。老年人可以适当进行户外运动和晒太阳，有利于钙质的吸收，同时可以使身体暖和、心情愉悦，行动不便的老年人可以使用轻便的铝合金拐杖进行户外散步，有助于老年人增强骨骼，更利于老年人摆脱拐杖的依赖。

（4）适当的运动。身体强壮一些的可以做一些慢跑，不是特别剧烈的运动，体质稍弱的以散步为主，太极、公园健身器，根据自身爱好和个人情况选择合适的运动方式。

（5）多陪伴。加强对老年人的照顾，有时间应多陪伴老年人。俗话说"心情好，病也少"，同时，也应该为老年人做一些普及教育：使用拐杖等辅助器具只是为了让老年人行动更安稳，子女更放心。

【课后练习】

1. 老年照护人员在协助老年人进行三步法拐杖行走训练时，正确的顺序是（　　）。

A. 先健侧、再患侧、再手杖　　　　　　B. 先手杖、再患侧、再健侧

C. 先患侧、再拐杖、再健侧　　　　　　D. 患侧、手杖一起出，再健侧

E. 先手杖、再健侧、再患侧

2. 老年照护人员在协助老年人进行下楼梯拐杖行走训练时，正确的站位是（　　）。

A. 老年人健侧后方

B. 老年人患侧后方

C. 老年人健侧前方

D. 老年人患侧前方

E. 依据情况方便即可，无特殊讲究

子任务 2　指导老年人进行穿脱衣训练

案例导入

王爷爷，86岁，3年前突发脑出血，因居家照护有困难，现入住某养老机构。老年人能和别人进行正常沟通，左侧偏瘫，右侧肢体可以活动，但无法自行穿脱衣。

作为王爷爷的老年照护人员，请指导他进行穿脱衣训练。

思考： 如何示范和讲解穿脱衣？如何有效地防范训练过程中的安全问题？

一、指导老年人进行穿脱衣训练概述

老年人由于年龄或疾病等原因导致自理能力下降，从而需要老年照护人员协助穿脱衣服。在此过程中，老年照护人员根据老年人身体情况，给予老年人进行穿脱衣服的指导及训练。老年人能自理完成的部分，尽量让老年人自己完成，以激发老年人肢体残存的功能。对于不能自理的老年人，老年照护人员应依据其配合度给予协助。

二、指导老年人进行穿脱衣训练的目的

指导老年人进行穿脱衣训练的目的如图3-4-2-10所示。

```
指              ┌─ 帮助老年人调整体温以防止皮肤受伤
导              │
老              │
年              ├─ 有利于老年人克服障碍，提升生活质量
人              │
进              │
行              ├─ 激发老年人肢体残存的功能
穿              │
脱              │
衣              ├─ 激发老年人自我照护及自理能力
训              │
练              │
的              └─ 帮助老年人表现自己个性与便于活动的"对社会生活的适应"
目
的
```

图 3-4-2-10 指导老年人进行穿脱衣训练的目的

三、实践技能操作

职业能力：指导老年人进行穿脱衣训练。其操作流程见表 3-4-2-2。

表 3-4-2-2 指导老年人进行穿脱衣训练操作流程

步骤	项目	操作及说明	照护标准
步骤一	准备评估工作	1. 老年照护人员：衣着整洁，无长指甲，洗净并温暖双手、与康复医师沟通并制定了训练方案。 2. 环境：环境安静整洁，温、湿度适宜。 3. 评估与沟通： 3.1 评估老年人左、右侧上肢活动能力。 3.2 向老年人解释训练方案，以取得老年人的配合，包括训练目标、训练内容和训练时间。 3.3 向老年人解释，征得老年人的配合，询问老年人训练前有无其他需要。 4. 准备物品：检查老年人的衣服，应合体、无破损。 5. 老年人：老年人独立坐在椅子上，如图 3-4-2-11 所示 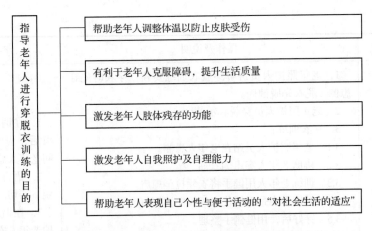 图 3-4-2-11 老年人独立坐在椅子上	1. 给老年人创造良好的训练环境，避免老年人摔倒及不良情绪产生。 2. 训练前注意老年人保护。 3. 讲解穿脱衣训练的目标、训练的意义、帮助老年人树立信心，提高训练欲望，有说服力。 4. 与老年人耐心沟通，态度和蔼。 5. 根据评估情况给老年人准备合适的衣服，详细耐心讲解及示范，调动老年人的积极性

续表

步骤	项目	操作及说明	照护标准
步骤二	实施操作	1. 老年照护人员讲解穿脱衣训练要领：穿衣时先穿患侧，脱衣先脱健侧。 2. 老年照护人员穿脱衣示范。 3. 穿衣训练： 3.1 老年照护人员站在老年人患侧。 3.2 协助老年人穿患侧衣袖。 3.3 训练老年人用健手将衣领拉至患肩。 3.4 健侧手由颈后抓住衣领拉向健侧肩。 3.5 穿好后，用健侧手整理。 4. 脱衣训练： 4.1 老年照护人员站在老年人健侧。 4.2 训练老年人健手从胸前抓住衣领。 4.3 先脱一半患侧衣袖，使肩露出。 4.4 老年照护人员协助老年人脱健侧衣袖。 4.5 训练老年人用健手将患侧衣袖脱出完成脱衣动作	1. 在训练过程中及结束后，应注意观察、询问老年人感受。 2. 语言通俗易懂，礼貌、亲切。 3. 在训练过程中应保护老年人安全。 4. 如有不适，休息片刻。 5. 给予老年人鼓励
步骤三	整理记录	1. 询问老年人在训练过程中的感受。 2. 老年照护人员协助指导解决老年人训练后的要求并预约下次训练时间。 3. 采用七步洗手法洗净双手，记录训练起始时间、训练过程中老年人的感受。	1. 环境及物品干净整洁，有序放置。 2. 老年人感觉舒适。 3. 记录准确无误
注意事项		1. 在进行训练时，老年照护人员可将复杂的动作分解成若干单一动作，循序渐进，持之以恒。 2. 依据老年人每日训练的实际情况适当给予协助，但不可催促，不可代替	1. 能为老年人选择合适的衣服。 2. 能观察并发现异常情况，及时正确地处理。 3. 与老年人有效沟通，关爱老年人
步骤四	小结与反思	1. 本次照护体会及反思。 2. 制定下一步训练计划	根据老年人的反馈调整照护方案并持续改进

【课后练习】

1. 指导老年人进行穿脱衣训练的目的不包括（　　　）。

A. 激发老年人自理能力

B. 利于老年人克服障碍，提升生活质量

C. 激发老年人肢体残存的功能

D. 激发老年人自我照护的能力

E. 给老年照护人员减轻工作压力

2. 老年人选择服装应具备的特点不包括（　　　）性。

A. 实用　　　　　　　　　　　　　　　B. 美观

C. 经济 　　　　　　　　　　 D. 舒适

E. 整洁

子任务3　指导并帮助老年人站立活动

案例导入

李爷爷，81岁，3个月前因脑出血导致左侧肢体偏瘫，需要有人协助进食、穿衣、行走、上厕所。经过治疗，现在李爷爷身体情况有明显好转，老年照护人员现依据康复医师制定的方案指导并帮助李爷爷进行站立训练。

作为李爷爷的老年照护人员，请指导并帮助李爷爷进行站立训练。

思考： 如何示范和讲解站立活动？如何有效地防范训练过程中的安全问题？

一、指导并帮助老年人站立活动概述

站立是老年人日常生活中重复最多的一项整体性运动，也是老年人康复的重要内容。当具备了站起训练条件后，在康复医师指导下，长期卧床老年人可以进行站起训练，从而有效地延缓各器官的衰退、老化，促进身体康复。

由于长期卧床，肌肉力量减退，平衡感下降，站立自信心下降甚至缺失，训练之初，老年人很容易出现头晕、乏力、站立不稳、晃动，从而出现害怕、紧张、焦虑等不良情绪。

老年照护人员要跟老年人进行耐心的沟通，并保护他们的安全，防止跌倒。

二、指导并帮助老年人站立活动的目的

指导并帮助老年人站立活动的目的如图3-4-2-12所示。

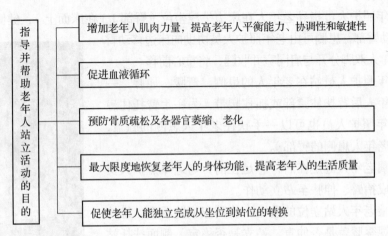

图3-4-2-12　指导并帮助老年人站立活动的目的

三、指导并帮助老年人站立活动的方法

1. 正面扶托站立法

（1）老年照护人员在征得老年人同意后，调整床与地面的高度，方便老年人站立时双脚支撑地面。

（2）老年照护人员指导老年人在床边呈浅坐位（臀部 1/3 在床面上），健侧由老年人自行向床边移动臀部，患侧可由老年照护人员协助向床边移动臀部，然后老年人双脚分开与肩同宽并收腿，将重心前移。

（3）老年照护人员站立或坐在老年人前方，面向老年人，双膝夹住老年人膝外侧以固定，老年人用健侧手搂住老年照护人员肩部。

（4）老年照护人员屈膝前倾，双手托住老年人臀部或抓住其腰带。

（5）老年照护人员重心向后移动，将老年人的腰部朝自己的方向拉，并与老年人同时用力完成抬臀、伸膝至站立动作。最后，调整老年人站立位的重心，使其双下肢承重，维持站立平衡，观察膝盖是否伸直，站立是否稳定。

（6）当老年人逐渐适应辅助站立后，用健侧手借助床头柜、小桌子或椅子为支撑，在老年照护人员的指导、保护下完成独自站立。正面扶托站立法如图 3-4-2-13 所示。

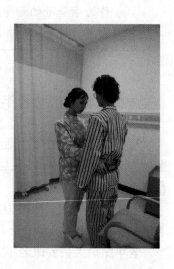

图 3-4-2-13　正面扶托站立法

2. 侧面扶托站立法

（1）老年照护人员在征得老年人同意后，调整床与地面的高度，方便老年人站立时用双脚支撑地面。

（2）老年照护人员指导老年人在床边呈浅坐位（臀部 1/3 在床面上），健侧由老年人自行向床边移动臀部，患侧可由老年照护人员协助向床边移动臀部，随后老年人双脚分开与肩同宽并收腿，将重心前移。

（3）老年照护人员站在老年人的患侧，弯腰、屈膝，一手臂置于老年人后背扶住腰部或抓住腰带，另一手臂托住患侧手臂（老年照护人员也可以一手扶住老年人患侧的膝盖，另一手扶住老年人患侧的臀部）。

（4）叮嘱老年人健足在后，患足在前，与老年照护人员同时用力完成抬臀、伸膝至站立动作。

（5）调整老年人站立位的重心，使其双下肢承重，维持站立平衡，观察膝盖是否伸直，站立是否稳定。侧面扶托站立法如图 3-4-2-14 所示。

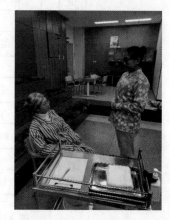

图 3-4-2-14　侧面扶托站立法

老年照护人员指导并帮助老年人站立时，可用自己的两个膝盖夹住老年人的患侧膝盖或者用膝盖抵在老年人患侧膝关节的外侧，或一手扶住老年人患侧的膝盖，另一手扶住老年人患侧的臀部。

对于功能恢复较差的老年人，刚开始进行站起训练时，总会担心自己跌倒，老年照护人员应站在老年人的患侧，防止老年人跌倒，保证老年人的安全。

四、实践技能操作

职业能力：使用正面扶托法指导并帮助老年人站立活动。其操作流程见表 3-4-2-3。

表 3-4-2-3　使用正面扶托法指导并帮助老年人站立活动操作流程

步骤	项目	操作及说明	照护标准
步骤一	准备评估工作	1. 老年照护人员：着装整洁，了解老年人身体状况，与康复医师沟通并制定了训练方案。 2. 环境： 2.1 地面整洁、平坦、无积水、无障碍物。 2.2 环境安静整洁，温度适宜，光线充足。 3. 评估与沟通： 3.1 向老年人解释训练方案，以取得老年人的配合，包括训练目标、训练内容和训练时间。 3.2 评估老年人的身体状况，确认可否进行训练。 4. 准备物品：毛巾、笔、记录单。 5. 老年人：着装合体、穿好防滑鞋、坐在床旁，如图3-4-2-15 所示 图 3-4-2-15　准备物品	1. 给老年人创造良好的训练环境，帮助老年人选择合适的运动服装及运动鞋，避免老年人摔倒及不良情绪产生。 2. 训练前注意保护老年人，以防摔倒。 3. 与老年人耐心沟通，态度和蔼。 4. 根据评估情况给老年人准备合适的拐杖，详细、耐心地讲解及示范，调动老年人的积极性

步骤	项目	操作及说明	照护标准
步骤二	实施操作	1. 训练前姿势准备： 1.1 老年照护人员讲解床边浅坐位，即臀部 1/3 在床面上。 1.2 老年照护人员在床旁椅上示范浅坐位姿势。 1.3 老年照护人员指导并帮助老年人在床边呈浅坐位，健侧由老年人自行向床边移动臀部，患侧可由照护人员协助向床边移动臀部。 1.4 老年照护人员指导老年人双脚分开与肩同宽并收腿，将重心前移。 2. 由坐位转换为站位训练： 2.1 老年照护人员站立或坐在老年人前方，面向老年人。 2.2 双膝夹住老年人膝外侧以固定。 2.3 老年人用健侧手搂住老年照护人员肩部。 2.4 老年照护人员屈膝身体前倾，双手托住老年人臀部或抓住其腰带。 2.5 老年照护人员重心向后移动，将老年人的腰部朝自己的方向拉，并与老年人同时用力完成抬臀、伸膝至站立动作。 2.6 老年照护人员协助调整老年人站立位的重心，使其双下肢承重，维持站立平衡，观察膝盖是否伸直，站立是否稳定	1. 在老年人没有适应操作使用方法前，老年照护人员要在旁保护，确保安全。 2. 老年照护人员应站在老年人患侧保护，防止老年人跌倒，保证老年人安全。 3. 训练过程中、结束后，应注意观察、询问老年人感受。 4. 言语通俗易懂，礼貌、亲切。 5. 如有不适，休息片刻
步骤三	整理记录	1. 询问老年人在训练过程中的感受。 2. 老年照护人员协助指导解决老年人训练后的要求并预约下次训练时间。 3. 采用七步洗手法洗净双手，记录训练起始时间、训练过程中老年人感受	1. 环境及物品干净整洁，有序放置。 2. 老年人感觉舒适。 3. 记录准确无误
注意事项		1. 老年照护人员应站在老年人患侧保护，防止老年人跌倒，保证老年人安全。 2. 严格遵从医生或康复医师的指导训练，尽量动作到位，速度适中。 3. 注意重心及着力点，保持平衡，避免跌倒	1. 能观察并发现异常情况，及时正确地处理。 2. 与老年人有效沟通，关爱老年人
步骤四	小结与反思	1. 本次照护体会及反思。 2. 制定下一步训练计划	根据老年人的反馈调整照护方案并持续改进

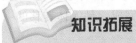

知识拓展

老年人进行站起训练的时机

老年人什么时候可以进行由坐位转换为站位训练？首先，是老年人坐位平衡良好，能够安全、稳定地保持坐位的时候。其次，是老年人健侧下肢具有一定的负重能力的时候。最后，是老年人患侧下肢因疾病导致的异常运动情况有所改善，患侧髋关节、膝关节及踝关节有一定的控制能力，髋关节能够进行一定的内收内旋，踝关节跖屈得到一定矫正的时候。

【课后练习】

1. 指导帮助老年人站立的方法是从（　　）扶托站立法。

A. 身后　　　　　　　　　　B. 侧面

C. 左面　　　　　　　　　　D. 右面

E. 卧位边侧卧位

2. 指导老年人站立活动的目的不包括（　　）。

A. 促进血液循环

B. 提高老年人协调能力

C. 预防骨质疏松及各器官衰退、老化

D. 提高老年人生活质量

E. 激发老年人自理能力

子任务4　指导并帮助老年人行走活动

案例导入

李奶奶，82岁，5年前突发脑卒中，现入住某养老机构。李奶奶能与人进行正常沟通，左侧偏瘫，右侧肢体能活动，可借助四脚拐杖行走，可自行进食、饮水。经过治疗，左侧偏瘫肢体肌力及活动能力明显好转，可以顺利完成站立训练、扶持行走训练、独立行走训练。照护人员现在需要依据康复医师制定的方案，帮助李奶奶进行上下楼梯行走训练。

作为照护人员，请指导并帮助李奶奶进行上下楼梯行走训练。

思考： 如何示范和讲解行走活动？如何有效地防范训练过程中的安全问题？

一、指导并帮助老年人行走活动概述

行走是日常生活中重复最多的一项整体性运动。行走需要身体各部分功能的协调以及全身肌肉的参与。人从一个地方安全地转移到另一个地方，涉及人体中枢神经系统、足、踝、膝、髋、躯干、颈、肩、臂等部位的肌肉和关节协同运动才能完成，是人体转移的一种复杂的随意运动。

随着年龄的增长，老年人各器官都会出现衰老、退化的现象。生理功能的退化使老年人在行走时脚步间距变小，行走速度下降，还会出现站立、行走不稳、晃动等情况，从而失去平衡，引起跌倒。

无论是进行独立行走训练，还是借助助行器具行走训练，都需要在康复医师的指导下，对老年人肌力、平衡能力、感觉功能、意识状态及中枢控制能力进行评估后再确定。

二、指导并帮助老年人行走活动的目的

指导并帮助老年人行走活动的目的如图 3-4-2-16 所示。

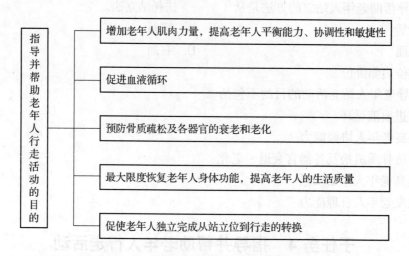

图 3-4-2-16　指导并帮助老年人行走活动的目的

三、指导并帮助老年人行走活动的方法

1. 平行杠、助行器训练

平行杠、助行器训练适用于下肢肌肉力量较弱但无瘫痪、一侧偏瘫的老年人。

2. 扶持步行训练

老年人进行扶持行走训练前应先进行扶持站立位的下肢负重、屈伸及前后摆动训练。以偏瘫患者为例，老年照护人员站在患侧进行扶持，一手拇指在上，掌心对掌心，握住老年人患手，另一手从患侧腋下穿出，置于胸前，伸直手腕，分开五指，使手掌靠在老年人腋窝前处，与老年人一起缓慢向前步行。

3. 独立步行训练

老年人在进行独立步行前，应先在平衡杠内练习健侧与患侧的交替站立和行走，矫正

步态、改善行走姿势。在老年人能较好地完成平地短程行走后，经康复医师指导，可适当增加上下斜坡、越过障碍物、提高步行速度等较高难度的训练及实用性步行训练。

4. 步行上、下楼梯训练

当老年人能够较顺利、平稳地完成平地行走、上下坡行走后，依据康复医师指导，以健足先上、患足先下为原则开始进行上下楼梯练习。老年照护人员应特别注意保护和协助老年人。以偏瘫老年人为例，具体方法如下：

（1）上楼梯训练。老年人用健侧手扶栏杆，老年照护人员站在患侧后方，一手扶持患侧腰部，协助健足先上台阶、患足后上台阶。

（2）下楼梯训练（图3-4-2-17）。老年人用健侧手扶栏杆，老年照护人员站在患侧前方，一手扶持患侧腰部，协助患足先下台阶、健足后下台阶。

步行训练时，老年照护人员要确保环境安全无障碍；老年人衣着长度不可及地，以防绊倒；穿合适的棉质鞋袜，严防摔倒。

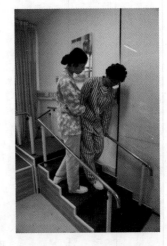

图3-4-2-17 下楼梯训练

训练时，老年照护人员应选择适当的助行器具并经常询问老年人有无不适，是否能耐受等感受，密切观察老年人表情、身体状况等，如有不适或疲劳需立即停止训练，坐下休息。

四、实践技能操作

职业能力：指导并帮助老年人步行上、下楼梯行走活动训练。其操作流程见表3-4-2-4。

表3-4-2-4 指导并帮助老年人步行上、下楼梯训练操作流程

步骤	项目	操作及说明	照护标准
步骤一	准备评估工作	1. 老年照护人员：着装整洁、了解老年人身体状况、与康复医师沟通并制定了训练方案。 2. 环境： 2.1 地面整洁、平坦、无积水、无障碍物。 2.2 环境：安静整洁，温度适宜，光线充足。 3. 评估与沟通： 3.1 向老年人解释训练方案，以取得老年人的配合，包括训练目标、训练内容和训练时间。 3.2 评估老年人的身体状况，确认可否进行训练。 4. 准备物品：毛巾、笔、记录单。 5. 老年人：着装合体、穿好防滑鞋、已坐于椅子上，如图3-4-2-18所示	1. 给老年人创造良好的训练环境，帮助老年人选择合适的运动服装及运动鞋，避免老年人摔倒及不良情绪产生。 2. 训练前注意保护老年人。 3. 与老年人耐心沟通，态度和蔼

步骤	项目	操作及说明	照护标准
步骤一	准备 评估 工作	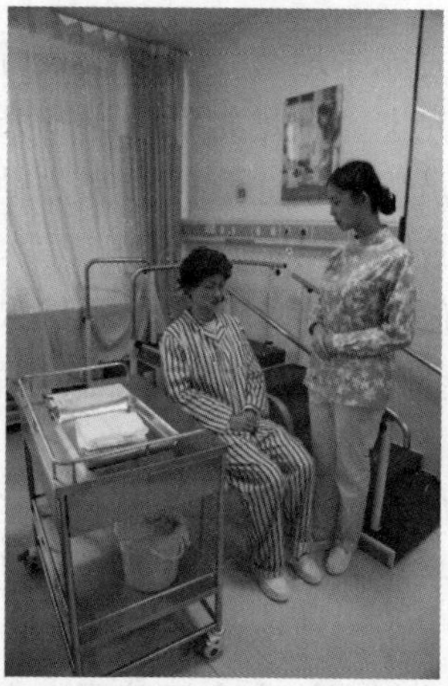 图3-4-2-18　老年人坐于椅子上	4. 根据评估情况给老年人准备合适的拐杖，详细耐心讲解及示范，调动老年人的积极性
步骤二	实施 操作	1. 训练前准备： 　1.1　老年人在扶持站立位下进行下肢负重，适应站立感觉，保持平衡。 　1.2　老年人在老年照护人员保护下进行双下肢轮替的屈伸训练。 　1.3　老年人在老年照护人员保护下进行双下肢轮替的前后摆动训练。 　1.4　老年人在老年照护人员保护下，独立行走至训练楼梯口。 2. 步行上、下楼梯训练： 　2.1　上楼梯训练： （1）老年人用健侧手扶住栏杆。 （2）老年照护人员站在老年人患侧后方。 （3）老年照护人员一手扶持老年人健侧腰部，另一手控制其患侧膝关节，协助其重心转移至患侧。 （4）老年照护人员叮嘱老年人健足先上台阶。 （5）老年照护人员协助老年人重心向前移至健侧下肢，再将患足抬起放在台阶上。 　2.2　下楼梯训练： （1）老年人用健侧手扶住栏杆。 （2）老年照护人员站在患侧前方。 （3）老年照护人员一手扶持老年人患侧腰部。 （4）老年照护人员叮嘱老年人患足先下台阶，健足后下台阶	1. 老年照护人员应站在老年人患侧保护，防止老年人跌倒，保证老年人的安全。 　2. 训练过程中、结束后，应注意观察、询问老年人感受。 　3. 言语通俗易懂，礼貌、亲切。 　4. 如有不适，休息片刻

图3-4-2-18　老年人坐于椅子上

步骤	项目	操作及说明	照护标准
步骤三	整理记录	1. 询问老年人在训练过程中的感受。 2. 老年照护人员协助指导解决老年人训练后的要求并预约下次训练时间。 3. 采用七步洗手法洗净双手，记录训练起始时间和在训练过程中老年人的感受	1. 环境及物品干净整洁，有序放置。 2. 老年人感觉舒适。 3. 记录准确无误
注意事项		1. 老年照护人员应站在老年人患侧保护，防止老年人跌倒，保证老年人安全。 2. 严格遵从医生或康复医师的指导训练，尽量动作到位，速度适中。 3. 注意重心及着力点，保持平衡，避免跌倒。 4. 老年人在完成站立行走训练时要分步进行，不可操之过急，应做到：醒来后要在床上躺30 s，起来后要在床上坐30 s，两条腿下垂后坐在床边等30 s后再行走。 5. 老年照护人员在协助老年人进行站立、行走活动时应根据老年人的身体状况选择适宜的转移方法，避免对自己的腰椎、颈椎造成损伤	1. 能观察并发现异常情况，及时正确地处理。 2. 与老年人有效沟通，关爱老年人
步骤四	小结与反思	1. 本次照护体会及反思。 2. 制定下一步训练计划	根据老年人的反馈调整照护方案并持续改进

知识拓展

步态

步态是指走路时所表现的姿态。正常步态应是平稳、协调、有节奏、两腿交替进行的。行走是通过骨盆、髋、膝、踝和足趾的一系列活动完成的，而躯干则基本保持在两足之间的支撑面上。首先头部要正，两眼平视，走路时头部要与躯干呈一直线，颈要直，两眼自然平视前方、走路时胸部微挺，两肩要稍向后展，不可两肩左右或上下摇动，手臂自然弯曲，轻轻地前后摆动。其次，走路时要收腹立腰，迈步时膝盖应稍微弯曲，自然放松，脚直向前，两腿间的距离不能太大。

在引起老年人步态异常的因素中，以神经系统病变最为常见，如脑卒中、帕金森病、周围神经病、各种脊髓疾病等；此外，还有精神性因素，如抑郁状态、害怕跌倒。另外，一些骨关节疾病、甲状腺功能低下、全身肌肉无力以及某些药物也可引起步态异常；还有一些老年人由于长期服用安眠药、降压药等，均可引起进行性步态失调。

不同的异常步态不仅可以判别老年人的健康状况，而且有些典型的异常步态对某些特定的疾病还具有提示意义。因此，老年照护人员在帮助老年人站立、行走的过程中应能识别这些异常步态，及时发现，及时报告。

【课后练习】

1. 指导老年人行走的方法不包括（　　）。

A. 扶持行走
B. 上下楼梯活动
C. 独立行走活动
D. 山坡行走
E. 助行器步行训练

2. 下列（　　）不是正常步态。

A. 平稳
B. 两腿交替
C. 协调
D. 剪刀步态
E. 有节奏

子任务6　帮助肢体障碍老年人进行功能训练

案例导入

高奶奶，75岁，患有高血压病20余年，口服降压药物，血压控制情况尚可。一年前外出活动时，高奶奶突然出现眩晕、呕吐、口角歪斜症状，被及时送往医院进行治疗，康复后存在语言功能障碍，仅能进行简单交流，右侧肢体偏瘫。高奶奶现已入住某养老机构，大部分日常行为均需要协助。依据康复医师制定的治疗方案，请老年照护人员帮助高奶奶进行翻身训练和桥式训练。

作为高奶奶的老年照护人员，请于上午指导高奶奶进行桥式运动训练；下午指导高奶奶进行翻身运动训练。

思考： 如何示范和讲解此项训练？如何有效地防范训练过程中的安全问题？

一、肢体障碍的定义

肢体功能障碍是指因肢体器官损伤或功能缺陷而导致的肢体活动困难。例如，脑卒中老年人的肢体不能受意识支配，有感觉，但没有支配意识。患帕金森病的老年人肢体不受思维意识控制，随时抖动，当思维控制运动时，又不能进行自主性运动。

二、帮助肢体障碍老年人进行功能训练的目的

帮助肢体障碍老年人进行功能训练的目的如图3-4-2-19所示。

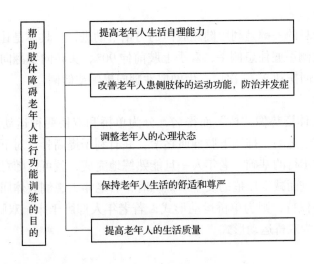

图 3-4-2-19　帮助肢体障碍老年人进行功能训练的目的

三、帮助肢体障碍老年人进行功能训练的方法

肢体功能障碍包含三个部分，一是人的肢体，二是肢体的功能，三是障碍。

1. 功能训练的方法

（1）第一阶段。卧床期老年人尚处于急性期或恢复早期，卧床不起。此阶段，老年照护人员要向老年人及家属讲明功能训练的意义，其目的主要是防止肌肉萎缩，教会老年人家属对瘫痪肢体的大小关节做屈膝、屈肘、伸指等被动运动，这样可以避免因关节长期不活动所产生的僵硬，还能放松肌肉和韧带，促进神经功能的恢复。随着病情的好转，老年照护人员可以在康复医师的指导下，对老年人进行床上坐起等训练。

（2）第二阶段。离床期老年人的患肢虽开始有活动的动作，但仍没有力量完成主动运动时，可由老年照护人员及老年人家属协助。先坐起，再扶物起立，原地踏步，轮流将两腿抬高，离开地面，在家属的保护下，老年人双手扶住椅背或床架向前移动脚步，或用健侧手持拐杖练习走路，尽量不要将足外翻。

（3）第三阶段。步行期老年人已处于恢复后期，此阶段的训练目的主要是让老年人提高日常生活自理能力，并鼓励老年人参加一些简单轻便的劳动。开始可以练习将腿抬高做跨步动作，如跨门槛、上下楼梯，但不能过于劳累，应有人在旁保护，可以逐渐增加活动量和距离。上肢功能锻炼可以进一步练习手的灵活性和协调能力，如梳头、拍皮球等。上述的功能训练方法，简便易行，居室内外均可进行，但老年照护人员要叮嘱老年人及家属贵在坚持，循序渐进，不可急于求成。

2. 运动功能康复训练

老年人运动功能康复训练包括床上翻身、桥式运动、坐位训练、站位训练和步行训练。

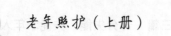
（1）床上翻身。

老年人自行翻身的关键是利用健侧肢体的力量帮助进行。具体是让老年人仰卧，健侧先屈髋屈膝，用健侧手握住患侧手，双手上肢前伸90°，头转向要翻向的一侧，用健侧上肢带动患侧上肢来回摆动2~3次后，借助惯性翻向患侧或健侧。

（2）桥式运动。

桥式运动因人体姿势像"桥"而得名，分为单桥和双桥两种运动形式。桥式运动能帮助老年人增加躯干运动，抑制下肢伸肌痉挛，并有利于提高骨盆对下肢的控制和协调能力，是成功站立和步行的基础。老年人一旦能熟练地完成，就可以随意地抬起臀部而使其处于合适的位置，进而减少压疮的发生。训练时，若老年人患侧肢体屈曲，伸直健腿，然后伸髋、抬臀，并保持，则为单桥运动形式；若老年人仰卧于床，双腿屈曲，然后伸髋、抬臀，并保持，则为双桥运动形式。

（3）坐位训练。

①坐位平衡训练。坐位平衡训练可分为三级：静态平衡、自动平衡和动态平衡。

a. 静态平衡训练：老年人取坐位，坐于椅子上或床边，双足平放于地上，双手放于膝部，保持稳定。老年人先用健侧手握住患侧手，双手上肢前伸90°来保持坐位平衡。在条件允许的情况下，老年人在进行坐位平衡训练时，面前可放一面镜子，以便通过视觉不断调整自己的体位。

b. 自动平衡训练：老年人取坐位，坐于椅子上或床边，双足平放于地上，双手放于膝部，保持稳定，然后，老年人在老年照护人员协助和保护下取不同方向、不同高度目标物或转移物品，由近渐远，逐渐增加困难程度。

c. 动态平衡训练：老年照护人员从前后左右各个不同方向给老年人施加推力，打破静态平衡，使老年人尽快调整达到平衡状态。在给予推力的同时，应注意保护老年人以防止老年人摔倒。

②坐位下患肢持重训练。老年人取坐位，双足平放于地面，用健侧手握住患侧手，双手上肢前伸90°，肩充分前伸，躯干前倾并抬头，向前向患侧方向触及目标物。老年人足跟向下用力，将体重渐移至患侧下肢。老年照护人员应注意，老年人足跟不能离地，不能用前脚掌用力下蹬，更不能试图使健腿单独过度用力，否则极易引起踝阵挛。

③由坐到站的训练。老年人取坐位，坐于床边或椅子上，双足平放于地上，患足稍偏后，躯干前倾，双脚负重，将重心向前移至足前掌部，伸髋、抬臀，离开床面后挺胸直立。老年照护人员用膝顶住老年人患侧膝关节，防止老年人腿"打软"。

④由站到坐的训练。老年人由坐到站训练完成后，逐渐缓慢坐下。由于此过程需要较强的肌肉控制能力及协调能力，因此，老年照护人员应特别注意对老年人的保护，防止其突然坐下。

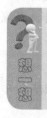

帮助肢体障碍老年人进行功能训练时应该特别注意什么？

四、实践技能操作

职业能力 1：指导肢体障碍老年人进行床上翻身的康复训练。其操作流程见表 3-4-2-5。

表 3-4-2-5 指导肢体障碍老年人进行床上翻身的康复训练操作流程

步骤	项目	操作及说明	照护标准
步骤一	准备评估工作	1. 老年照护人员：老年照护人员衣着整洁，无长指甲，洗净并温暖双手，与康复医师沟通并制定训练方案。 2. 环境：安静整洁，温度和湿度适宜。 3. 评估与沟通： 3.1 评估老年人身体状况。 3.2 向老年人解释训练方案，以获得老年人的配合，包括训练目标、训练内容和训练时间。 3.3 向老年人解释，获得老年人配合，询问老年人训练前有无其他需要。 4. 准备物品：护理床、床上用品、床头柜、护理车、软枕、毛巾、免洗洗手液、记录单、笔。 5. 老年人：排尿后平卧在床上，其物品摆放如图 3-4-2-20 所示 图 3-4-2-20 物品摆放	1. 给老年人创造良好的训练环境，避免老年人摔倒及不良情绪的产生。 2. 训练前注意对老年人的保护。 3. 讲解穿脱衣服训练的目标、训练的意义、帮助老年人树立信心，提高训练欲望。与老年人耐心沟通，态度和蔼。 4. 详细、耐心讲解及示范，调动老年人的积极性
步骤二	实施操作	1. 翻向健侧（连续做 2 次）： 1.1 打开床挡，协助老年人取仰卧位。 1.2 健侧下肢屈髋屈膝，健侧脚插入患侧腿的下方钩住患肢。 1.3 双手叉握：健侧手握住患侧手。 1.4 患侧大拇指压在健侧拇指上，双上肢前伸 90°（指向天花板）。 1.5 头转向健侧方。 1.6 用健侧上肢的力量借助惯性作用，带动患侧上肢来回摆动 2~3 次。 1.7 在身体旋转的同时，利用健侧膝部的力量带动患侧身体翻向健侧，调整为健侧卧位	1. 在训练过程中、结束后，应注意观察、询问老年人感受。 2. 言语通俗易懂，礼貌、亲切

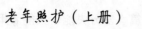

步骤	项目	操作及说明	照护标准
步骤二	实施操作	2. 翻向患侧（连续 2 次）： 2.1　老年人取仰卧位。 2.2　健侧下肢屈髋屈膝。 2.3　头转向患侧方。 2.4　双手叉握：健侧手握住患侧手。 2.5　患侧手的拇指压在健侧手的大拇指上，双手上肢前伸 90°（指向天花板）。 2.6　用健侧上肢的力量带动患侧上肢来回摆动 2～3 次后，借助惯性作用翻向患侧。 2.7　同时，健侧下肢跨向患肢前方，调整为患侧卧位。 3. 调整卧位： 3.1　训练完毕，调整老年人至舒适的卧位：患侧在下。 3.2　患肩关节前伸稍内旋，患侧上肢伸展，下垫一个大软枕。 3.3　健侧上肢取自然位。 3.4　患侧下肢微屈，踝部凹陷处垫一个小软枕。 3.5　健侧下肢呈迈步状，其小腿下垫一个中软枕。 3.6　颈下垫一大小软枕。 3.7　背后用大软枕支撑。 3.8　询问需求，整理床单位，拉上床挡	3. 训练过程中保护老年人安全。 4. 如有不适，休息片刻。 5. 给予老年人鼓励
步骤三	整理记录	1. 了解老年人在训练过程中的感受。 2. 老年照护人员协助指导，解决老年人训练后的要求，并预约下次训练时间。 3. 采用七步洗手法洗净双手，记录训练起始时间、训练过程中老年人的感受	1. 环境及物品干净整洁，有序放置。 2. 老年人感觉舒适。 3. 记录准确无误
注意事项		1. 根据老年人肢体障碍情况选择不同的康复训练项目。 2. 训练中应以缓慢温和的语速告诉老年人每一项操作的步骤。 3. 把每一步具体动作加以分解，反复示范。 4. 老年人的康复训练要有计划性、规律性，并持之以恒。 5. 老年照护人员要尊重、理解肢体障碍老年人，鼓励老年人及家属主动参与积极配合训练	1. 能观察并发现异常情况，及时正确地处理。 2. 与老年人有效沟通，关爱老年人
步骤四	小结与反思	1. 本次照护体会及反思。 2. 制定下一步训练计划	根据老年人的反馈调整照护方案并持续改进

职业能力2：指导肢体障碍老年人进行桥式运动的康复训练。其操作流程见表3-4-2-6。

表3-4-2-6　指导肢体障碍老年人进行桥式运动的康复训练操作流程

步骤	项目	操作及说明	照护标准
步骤一	准备评估工作	1．老年照护人员：衣着整洁，无长指甲，洗净并温暖双手，与康复医师沟通并制定训练方案。 2．环境：安静整洁，温度和湿度适宜 3．评估与沟通： 3.1　评估老年人身体状况。 3.2　向老年人解释训练方案，以取得老年人的配合，包括训练目标、训练内容和训练时间。 3.3　向老年人解释，获得老年人配合，询问老年人训练前有无其他需要。 4．物品准备：护理床、床上用品、床头柜、护理车、软枕、毛巾、免洗洗手液、记录单、笔。 5．老年人：排尿后平卧在床上	1．给老年人创造良好的训练环境，避免老年人摔倒及不良情绪的产生。 2．训练前注意对老年人的保护。 3．详细、耐心讲解及示范，调动老年人的积极性
步骤二	实施操作	1．双桥运动：（重复2次） 1.1　打开床挡，老年人去枕仰卧位，双上肢放于身体两侧。 1.2　双腿屈膝，微分开，并与肩等宽，两脚平踏在床面上。 1.3　足趾充分伸展，足跟在膝关节正下方。 1.4　足跟尽量靠近臀部，然后伸髋抬臀离开床面。 1.5　使膝、股骨、髋与躯干在一条线上。 1.6　保持骨盆呈水平位。 1.7　老年照护人员用手扶住骨盆固定，慢慢抬起臀部后应维持一段时间，以老年人耐受力为准，然后再慢慢放下。 2．单桥运动（连续2次）： 2.1　老年人去枕仰卧位。 2.2　健侧上肢放于身体一侧，患侧上肢置于胸前。 2.3　用健侧手和肘支撑着床面。 2.4　老年人患侧下肢屈曲，照护人员协助固定患侧下肢。 2.5　患足踏在床面，然后使患侧伸髋、抬臀，离开床面。 2.6　健侧下肢伸直抬起与患侧大腿持平并保持。 2.7　以老年人能耐受为准，然后再慢慢放下。 3．调整卧位： 3.1　根据老年人的需求，协助其取舒适卧位。 3.2　整理床单，询问需求，拉上床挡	1．在训练过程中和训练结束后，应注意观察并询问老年人感受。 2．言语通俗易懂，礼貌、亲切。 3．在训练过程中保护老年人安全。 4．如有不适，休息片刻。 5．给予老年人鼓励

续表

步骤	项目	操作及说明	照护标准
步骤三	整理记录	1. 询问老年人在训练过程中的感受。 2. 老年照护人员协助、指导并解决老年人训练后的要求并预约下次训练时间。 3. 采用七步洗手法洗净双手，记录训练起始时间、训练过程中老年人感受	1. 环境及物品干净整洁，有序放置。 2. 以老年人感觉舒适为宜。 3. 记录准确无误
注意事项		1. 根据老年人肢体障碍情况选择不同的康复训练项目。 2. 训练中应以缓慢温和的语速告诉老年人每一项操作的步骤。 3. 把每一步具体动作加以分解，反复示范。 4. 老年人的康复训练要有计划性、规律性，并持之以恒。 5. 老年照护人员要尊重、理解肢体障碍老年人，鼓励老年人及家属主动参与积极配合训练	1. 能观察并发现异常情况，及时正确地处理。 2. 与老年人有效沟通，关爱老年人
步骤四	小结与反思	1. 本次照护体会及反思。 2. 制定下一步训练计划	根据老年人的反馈调整照护方案并持续改进

【课后练习】

1. 某处或连带性的肢体不受思维控制运动或受思维控制但不能完全按照思维控制行动属于（　　　）。

A. 肢体功能障碍

B. 运动障碍

C. 躯体形式的疼痛障碍

D. 躯体化障碍

E. 自主神经功能紊乱

2. 肢体活动功能障碍的老年人不能选择穿（　　　）的衣服。

A. 松软

B. 宽大

C. 便于穿脱

D. 化纤材质

E. 色彩鲜艳

任务三

策划与组织机能提升、健康促进活动

子任务1　示范指导老年人音乐照护活动

案例导入

　　小张是刚进入南山园老年服务中心工作的老年照护人员，她发现服务中心有一位身体偏瘫的老奶奶经常坐在轮椅上。记得第一次见到这位奶奶时，她正在落地窗边看着外面车水马龙的街道，看上去很孤独。由于行动不便，老奶奶难以参与服务中心组织的日常娱乐活动，经常一个人坐在角落里。

　　思考： 如果你是这位老奶奶的照护人员，应该怎样帮助老奶奶缓解孤独？什么样的活动适合这位老奶奶参加呢？

一、老年人音乐照护活动的定义

老年人音乐照护活动是指通过音乐的介入，辅之以多种不同乐器，利用音乐的特性带给老年人身心上的刺激，激活老年人原有的生命力，从而达到增强人与人之间的关系、促进情绪安定、提升运动感觉、改善老年人认知的目的。

二、老年人音乐照护的适用人群

老年人音乐照护的适用人群如图3-4-3-1所示。

三、老年人音乐照护的主要作用及其他效果

老年人音乐照护对老年人的主要作用及其他效果见表3-4-3-1。

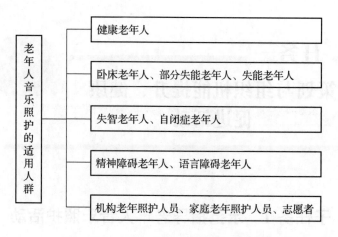

图 3-4-3-1　老年人音乐照护的适用人群

表 3-4-3-1　老年人音乐照护对老年人的主要作用及其他效果

主要作用	其他效果
增进与改善人与人之间的关系	引发身体运动——康复训练
建立沟通	运用唱歌的原理促进丹田及喉头力量
稳定情绪	回想疗法
减少行动上的不安	调整呼吸
让生活有尊严	引发说话的能力
训练身体机能	乐器演奏
自我管理	训练机能
认知训练	放松与舒压

知识链接

　　加贺谷·宫本式音乐照护（Music Care）起源于日本，在日本已有多年发展历史，创始人为加贺谷·哲郎先生，后续由宫本·启子女士接续研究与执行。

　　加贺谷·哲郎先生于明治 44 年（1911 年）1 月生于秋田县，终生以成为声乐家为目标，进入武藏野音乐大学后再进中野音乐学校，取得讲师资格，开始了其音乐老师的生涯。加贺谷·哲郎先生对偏远学校的教学尤为重视，退休后成立音乐疗法集团，在东京、横滨等地为身心障碍机构实施音乐疗法课程，并成立了音乐疗法协会。加贺谷·哲郎曾于东京学艺大学、日本社会事业大学及国立秩父学园等学校任讲师。任职于日本爱护协会函授学校期间，他致力于音乐教育的推广，还开办了音乐疗法研究班。

四、实践技能操作

职业能力：示范并指导老年人开展音乐照护活动。其操作流程见表 3-4-3-2。

表 3-4-3-2　示范并指导老年人音乐照护活动操作流程

步骤	项目	操作及说明	照护标准
步骤一	准备评估工作	1. 老年照护人员：着装整洁、衣物宽松、着平底鞋，理解老年人的基本情况，选取合适的音乐照护歌曲，准备好活动所需器材。 2. 环境：安静整洁，温度适宜，光线充足，宽敞明亮，桌椅等摆放整齐、距离合适，室内地面平坦、防滑、有必要的无障碍设施。 3. 老年人：着装整齐、衣物宽松（宜穿裤装）、裤脚卷至脚踝上、着平底鞋，活动前休息 30 min。 4. 准备物品：手摇铃、三角铁、铃鼓、大鼓、双头木鱼、高低音木鱼、红蓝沙筒、沙铃、鸡蛋沙铃、铜钹、风铃、鸣子响板、木槌、气球伞等器材，教学用音乐疗法光盘一套，其他自选歌曲。	1. 为老年人创造安全且舒适的活动环境，并做好相应的安全保障措施，避免活动中的意外情况。 2. 活动前了解老年人的基本情况，与老年人耐心沟通，态度和蔼。 3. 保证带动者与参与活动的老年人均着合适服装，确保活动中老年人的安全
步骤二	实施操作	1. 活动需要较空旷的场地，根据老年人人数，将椅子排成一个圆圈，椅子中间的距离以伸出双手碰不到对方为宜，指导者站在圈内，观察与带动参加活动的老年人。 2. 运用准备好的乐器或随手可得的物品如报纸、塑料袋、毛巾等器材，配合经过设计的专用音乐进行活动带动，在活动带动中指导者尤为重要，带动者需要熟练乐曲并且可以配合乐曲的节奏熟练带动参加者，使参加者能够随着音乐动作，放松心情，感受音乐带给人心的震撼与感动，并能刺激听觉、视觉、触觉等功能。 3. 曲目带动示范（以一首曲目为带动示范进行分解，仅供参考）： 3.1 选择带动示范曲目：河川的帽子与爱丽丝。 3.2 目的：以此首曲目作为评估曲目，对老年人的身心状况进行评估，评估范围包含手部机能、精神状况、情绪状况、反应能力、听力状况、视力状况等，评估结果是后续曲目带动的参考基准。 3.3 带动示范：双手合掌于胸前→随着音乐开始搓手→交叉搓指间→双手慢慢放下→轻轻抬起→双手慢慢放下→轻轻抬起→双手放下→轻轻抬起到最高处（根据个人情况，不得强迫）→双手慢慢放下→音乐结束后拍手鼓励并称赞参加的老年人	1. 创造良好的活动氛围。 2. 科学评估参与活动老年人的身心特点。 3. 根据对参与老年人的评估选择合适的曲目。 4. 活动操作流程合理、流畅、全面，具有主动服务意识，充分为老年人考虑，保证老年人的安全及自尊需要。 5. 尊老、爱老，有责任心

续表

步骤	项目	操作及说明	照护标准
步骤三	整理记录	1. 整理活动现场。 2. 记录老年人活动中的整体反应及活动前后的身心状态变化情况	1. 物品有序放置，场地干净整洁。 2. 老年人身心状态正常。 3. 记录准确无误
注意事项		1. 活动进行前，带动者应提前理解活动场地做好安全保障措施。 2. 活动进行中，带动者多与老年人交流互动，以老年人的意愿为主，不强迫，充分尊重老年人。 3. 活动期间，带动者应根据现场情况选择合适的曲目并进行带动，带动时以技巧性引导为主。 4. 带动者行为举止要大方得体，措辞合适。 5. 带动者在活动中注意观察老年人的情绪及身体变化，并详细记录活动过程中的情况	1. 能根据现场情况灵活选择合适曲目。 2. 能充分尊重老年人的意愿。 3. 能观察并发现异常情况，及时正确地处理。 4. 能与老年人有效沟通，体现人文关怀
步骤四	小结与反思	1. 本次音乐照护活动的体会及反思。 2. 制定下一次音乐照护活动计划	根据老年人的反馈调整音乐照护方案并持续改进

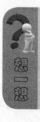

想一想

为什么要为老年人开展音乐照护活动？音乐照护活动对失能老年人的身心健康有哪些好处？

子任务2　示范并指导老年人进行身心活化运动

案例导入

生活在福乐养老服务中心的张爷爷，性格内向，不善交际，从入住养老中心以来，一直以独处居多，常常一个人静静地坐着。照护人员劝他多和其他老年人一起运动、多交朋友，张爷爷却说："都老胳膊老腿儿了，动多了万一伤到自己怎么办，伤筋动骨一百天啊……"但长时间的久坐不动、独处静默使张爷爷身体的关节活动度、肌力、平衡与协调能力都逐渐下降，情绪更是很不稳定，经常暴躁易怒，睡眠也越来越差……

思考：如果你是张爷爷的照护人员，应如何帮助他改善目前的情况呢？有哪些运动适合张爷爷？

一、老年人身心活化运动的定义及适用人群

1. 定义

老年人身心活化运动是一套系统性的健康促进及机能恢复训练运动，运用运动疗法的原理，通过身心机能的活化运动，达到预防照护、机能恢复、延缓老化、改善脑卒中及失智症状况的作用。

2. 适用人群

老年人身心活化运动主要适用于健康老年人、失能老年人和失智老年人等群体。

二、老年人身心活化运动的内容

老年人身心活化运动的内容如图 3-4-3-2 所示。

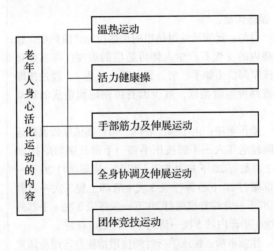

图 3-4-3-2 老年人身心活化运动的内容

三、老年人身心活化运动的作用

老年人身心活化运动融运动、竞赛、趣味、复健等特色于一体，以让老年照护人员轻轻松松照护、快快乐乐服务为理念，达到促进身心机能活化、增进反射及平冲机能、提高记忆力及集中力的效果，以预防和改善老年人失智情况为目的。

四、实践技能操作

职业能力：示范并指导老年人进行身心活化运动。其操作流程见表 3-4-3-3。

表 3-4-3-3　示范并指导老年人身心活化运动操作流程

步骤	项目	操作及说明	照护标准
步骤一	准备评估工作	1．老年照护人员：着装整洁、衣物宽松、着平底鞋，理解老年人的基本情况，准备好活动所需器材。 2．环境：安静整洁，温度适宜，光线充足，宽敞明亮，桌椅等摆放整齐、距离合适，室内地面平坦、防滑、有必要的无障碍设施。 3．老年人：着装整齐、衣物宽松（宜穿裤装）、着平底鞋，活动前休息 30 min。 4．物品准备：包含活性温热组、手指棒、健康环，数量根据实际操作人数而定	1．给老年人创造安全且舒适的活动环境，并做好相应的安全保障措施，避免活动中的意外情况。 2．活动前了解老年人的基本情况，与老年人耐心沟通，态度和蔼。 3．保证带动者与参与活动的老年人均着合适服装，确保活动中老年人的安全
步骤二	实施操作	1．温热运动： 1.1　目的：运用活性温热组的加热板加热温热垫，让温热垫内的麦饭石产生人体可适应的温度，将温热垫置于按摩部位（如手、肩、背、膝、足等），经过按摩可使该部位温暖柔软，减少因身体僵硬而造成的运动伤害。 1.2　操作顺序：由手部、肩部、颈背部依序做温热运动（问候老年人→手腹按压手部→手部日字形敲打 20下→手部敲打 20 下并为老年人唱歌→肩部敲打 20 下→颈背部敲打 20 下→深呼吸 3 次＋肩部上提 3 次→肩胛敲打 20 下→背部脊椎敲打 20 下→深呼吸 3 次＋手部外转 5 次＋手部内转 5 次→请老年人将毛巾收好）。 1.3　注意事项：按压手指时须使用指腹并运用身体重心力量来使力，温热按摩进行中要注意老年人的神情及状况，敲击背部时要注意力道是否适中，如图 3-4-3-3 所示 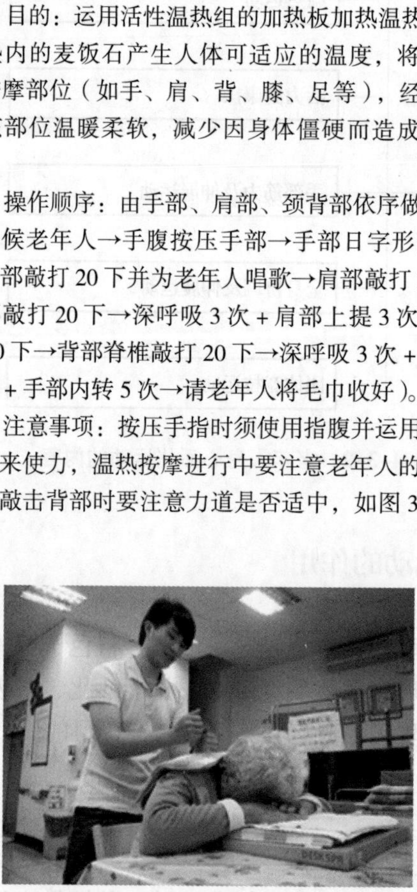 图 3-4-3-3　温热运动	1．创造良好的活动氛围。 2．科学评估参与活动的老年人的身心特点。 3．根据老年人身心情况进行个别指导。 4．节奏适中，不忽快忽慢。 5．询问老年人的意愿，不强迫老年人活动

步骤	项目	操作及说明	照护标准
步骤二	实施操作	2. 活力健康操： 2.1　目的：伸展四肢肌肉和关节，刺激穴道，促进血液循环，使身体活络，减少及防止未暖身带来的运动伤害，动作同时大声数数可训练肺活量。 2.2　操作顺序：双手击掌→肩部旋转放松→攀越高峰→肩部旋转放松→屈臂振翅→肩部旋转放松→胜利欢呼→肩部旋转放松→深呼吸3次。 2.3　注意事项：协助老年人活动时，动作轻柔且需托住老年人关节，避免受伤；操作速度不宜过快或忽快忽慢；鼓励老年人站起来做运动，如图3-4-3-4所示。 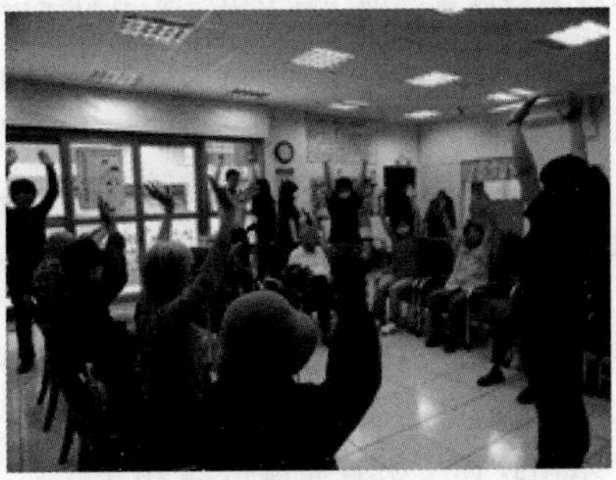 图3-4-3-4　活力健康操 3. 手部筋力及伸展运动： 3.1　目的：借由手指棒的揉搓、紧握、锤打进行手部、肩部、躯干、腿部、脚部身体各部位的按摩，进而促进手部穴位、增强握力、放松肌肉、刺激脑部活动。 3.2　操作顺序：发手指棒→肩部敲打（左右）→下肢敲打→搓手掌10下（胸前）→搓手掌10下（双手伸直）→按摩双手（指尖、手背、大拇指）→握力运动（前上横下）10下→握力运动（前上横下）10下+唱歌→套手指棒→开闭运动（前上侧下）10下→开闭运动（前上侧下）10下+唱歌→脱手指棒→搓手掌10下（胸前）→按摩双手（手背）→按摩大腿→收手指棒。 3.3　注意事项：在此过程中，老年照护人员须协助老年人，不可过于勉强；节奏速度适中，不要忽快忽慢；穿脱手指棒动作需轻柔，有耐心，事先询问老年人意愿；适时注意老年人，避免其因手指疼痛而不愿活动，如图3-4-3-5所示	6. 活动操作流程合理、流畅、全面，具有良好的服务意识，充分为老年人考虑，保证老年人的安全及自尊

步骤	项目	操作及说明	照护标准
步骤二	实施操作	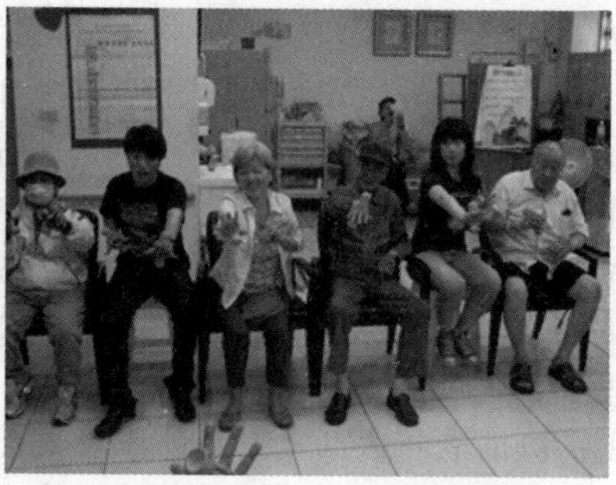 图 3-4-3-5　手部筋力及伸展运动 4. 全身协调及伸展运动： 4.1　目的：进行有氧健身，训练膝关节、脚趾及手臂的力量，在全身律动的同时，训练全身的协调性，进而达到增进内脏机能、平衡机能、反射神经机能、提高记忆力、集中力、活化脑细胞等效果。由膝盖股四头肌的力量带动手臂及全身，能训练身体的协调性以及握力、耐力。 4.2　操作顺序：由头部至身躯部的伸展姿势开始，再进行健康环全身有氧运动。 发健康环→（不用轮环）坐着伸展运动 10 下（后、前、左、右）→手部暖身 10 下（上、前、下）→手部暖身 10 下（左、前、右）→手部暖身 10 下（右、前、左）→颈部伸展运动 10 下（上、前、下）→颈部伸展运动 10 下（左点、前、右）→颈部伸展运动 10 下（右点、前、左）→颈部伸展运动 10 下（左转、前、右）→颈部伸展运动 10 下（右转、前、左）→颈部伸展运动（左转一圈）→颈部伸展运动（右转一圈）→休息→发轮环→顺时回转 30 下→顺时回转 30 下（手伸直）→逆时回转 30 下→逆时回转 30 下（手伸直）→单手摇健康环→深呼吸 3 下→结束。 4.3　注意事项：节奏速度适中，不要忽快忽慢；协助老年人摇健康环时要有耐心；适时注意老年人，避免因无法摇动健康环而不愿活动；注意安全距离，避免受伤，如图 3-4-3-6 所示。 5. 团体竞技运动： 5.1　目的：训练老年人从事精准性运动来活络脑部思维，同时，训练身体协调性以及分数计算能力，在欢愉的气氛中，能显著改善身体机能	

步骤	项目	操作及说明	照护标准
步骤二	实施操作	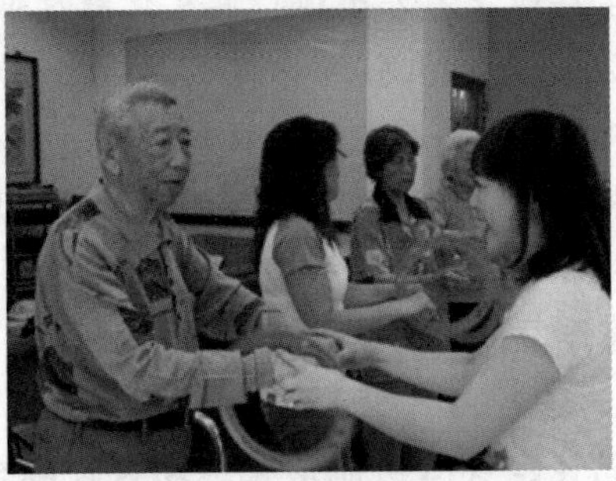 图 3-4-3-6　全身协调及伸展运动 5.2　操作顺序：准备场地→协助老年人脱鞋站立→调整器具→老年人开始游戏（从旁协助及鼓励）→游戏结束→协助老年人算分数→执行第二次→计分→协助老年人回座位。 5.3　注意事项：协助老年人进行活动，注意安全；不可过于勉强；营造气氛，鼓励长辈活动，如图 3-4-3-7 所示 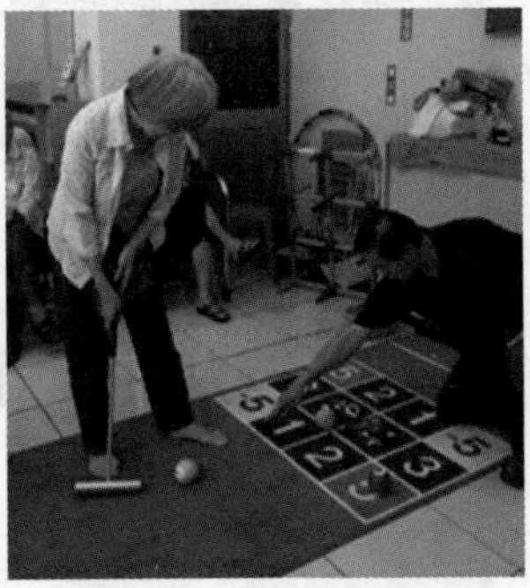 图 3-4-3-7　团体竞技运动	
步骤三	整理记录	1. 整理活动现场。 2. 记录老年人活动中的整体反应及活动前后的身心状态变化情况	1. 物品有序放置，场地干净整洁。 2. 老年人身心状态正常。 3. 记录准确无误
步骤四	小结与反思	1. 本次身心活化运动的体会及反思。 2. 制定下一次身心活化运动计划	根据老年人的反馈调整身心活化运动方案，并持续改进

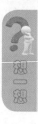

知识链接

城市社区高龄老年人生存现状不容乐观，其文化程度低，生活自理能力差，江苏经贸职业技术学院于2012年首次引进身心功能活化运动，在活动中探讨身心活化运动对社区和养老机构中老年人健康状况的影响，结果显示：①与运动前相比，运动后老年人体质状况整体明显改善；②运动后3个月，日常生活活动能力明显提高，而且随运动周期的延长，其活动能力提高更显著；③身心活化运动对改善睡眠质量有显著促进作用；④活动6个月后，轻度忧郁人数明显减少，忧郁指数显著下降。

因此，我们可以得出结论，身心功能活化运动设计融合了运动、竞赛、休闲、康复活动、音乐疗法等特色于一体，通过持之以恒的运动，可有效促进身体功能在关节活动度、肌力、平衡与协调、内脏与神经功能等方面的改善，进而改善老年人睡眠质量和日常生活活动能力。与此同时，该运动通过团体协作、沟通和交流，可发展老年人之间的友谊、增加社会互动、改善老年人的心理健康、减轻抑郁。

为什么要开展老年人身心活化运动？老年人身心活化运动对参与者的身心健康有哪些好处？

子任务3　示范并指导老年人进行舒压按摩运动

案例导入

李大爷，78岁，患有多种慢性疾病，身体功能较差。最近，李大爷连续几个晚上没有休息好，每天感觉浑身酸痛，哪里都不舒服，又不好意思麻烦别人，只好自己揉揉胳膊捶捶腿，但疼痛感并没有任何缓解。李大爷的精神越来越差，食欲下降，心情郁郁寡欢。

思考： 如果你是李大爷的老年照护人员，如何帮助李大爷改善目前的状况？有没有可以帮助李大爷舒缓身心的运动？

一、老年人舒压按摩运动的定义及适用人群

1. 定义

老年人舒压按摩运动是运用简单的道具，如按摩球和按摩棒、拉筋板等器材，通过捶、滚、挤、搓等动作开展的舒身减压运动，以达到按摩全身、塑身健体、调整姿势的目的。

2. 适用人群

老年人舒压按摩运动主要适用于健康老年人、失能老年人和失智老年人等群体。

二、老年人舒压按摩运动的内容

老年人舒压按摩运动的内容如图 3-4-3-8 所示。

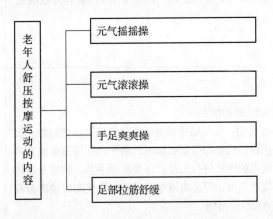

图 3-4-3-8　老年人舒压按摩运动的内容

三、老年人舒压按摩运动的作用

老年人舒压按摩运动通过四大环节——元气摇摇操、元气滚滚操、手足爽爽操、足部拉筋舒缓充分按摩身体各部位的穴道，促进身体血液循环及新陈代谢，有助于消除全身疲劳、缓解肌肉酸痛、减轻足部压力和调整不良姿势。

四、实践技能操作

职业能力：示范并指导老年人进行舒压按摩运动。其操作流程见表 3-4-3-4。

表 3-4-3-4　示范并指导老年人进行舒压按摩运动操作流程

步骤	项目	操作及说明	照护标准
步骤一	准备评估工作	1. 老年照护人员：着装整洁、衣物宽松、着平底鞋，了解老年人的基本情况，准备好活动所需器材。 2. 环境：安静整洁，温度适宜，光线充足，宽敞明亮，桌椅等摆放整齐、距离合适，室内地面平坦、防滑、有必要的无障碍设施。 3. 老年人：着装整洁、衣物宽松（宜穿裤装）、着平底鞋，活动前休息半小时。 4. 物品准备：元气摇摇棒；元气大滚轮；足底按摩器和按摩球；足部拉筋板。数量根据实际操作人数决定	1. 给老年人创造安全且舒适的活动环境，并做好相应的安全保障措施，避免活动中的意外情况。 2. 活动前了解老年人的基本情况，与老年人耐心沟通，态度和蔼。 3. 保证带动者与参与活动的老年人均着合适服装，确保活动中老年人的安全
步骤二	实施操作	1. 元气摇摇操： 1.1　目的：元气摇摇操是发挥元气摇摇棒的特性，握住握把轻轻摇动即可做到捶敲的动作，运用捶敲的方式针对定点的疼痛进行按摩，还要按摩手掌、脚底及身体各部位的穴道，促进血液循环以及新陈代谢可消除全身的疲劳和肌肉酸痛。 1.2　操作顺序：上身捶敲（左肩 10 下→左手臂外侧肩部开始向腕部 10 下→左手臂内侧由腕部向腋下 10 下→左肩胛骨 10 下→左腰背 10 下→左手掌抓握 5 下→右肩 10 下→右手臂外侧由肩部开始向腕部 10 下→右手臂内侧由腕部向腋下 10 下→右肩胛骨 10 下→右腰背 10 下→右手掌抓握 5 下）。 下身捶敲（左大腿上侧由上至下 5 下→左小腿前侧由上至下 5 下→左小腿后侧由下至上 5 下→左大腿后侧由下至上 5 下→右大腿前侧由上至下 5 下→右小腿前侧由上至下 5 下→右小腿后侧由下至上 5 下→右大腿后侧由下至上 5 下）。 1.3　注意事项：捶敲时请注意力道，避开伤口。元气摇摇棒如图 3-4-3-9 所示	1. 创造良好的活动氛围。 2. 科学评估参与活动的老年人的身心特点。 3. 根据老年人情况进行个别指导

步骤	项目	操作及说明	照护标准
步骤二	实施操作	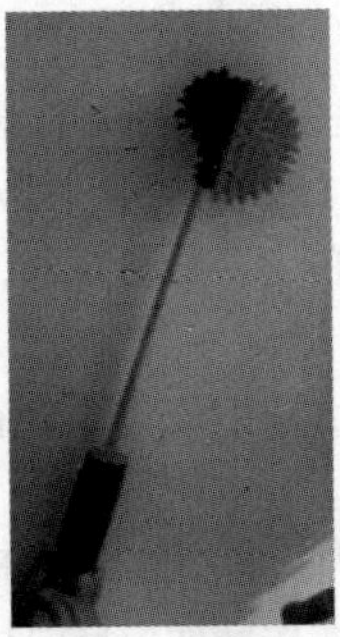 图 3-4-3-9　元气摇摇棒 2. 元气滚滚操： 2.1　目的：元气滚滚操是发挥元气大滚轮的特性，运用滚动的方式针对定点的疼痛，按摩腿部、颈背部，消除疲劳和肌肉酸痛。 2.2　操作顺序：可站立或坐在椅上，双手握住元气大滚轮来回滚动并数数（右大腿上侧 10 下→右小腿上侧 10 下→右小腿后侧 10 下→右大腿后侧 10 下→左大腿上侧 10 下→左小腿上侧 10 下→左小腿后侧 10 下→左大腿后侧 10 下）。 两人为一组相互按摩（颈椎 10 下→脊椎 10 下→左肩胛骨 10 下→右肩胛骨 10 下→腰部 10 下）大家围成圆圈，后者为前者进行背部按摩，边唱歌边移动。 2.3　注意事项：滚动按摩时请注意力道，脂肪较少部位要轻柔，避开伤口。元气大滚轮如图 3-4-3-10 所示。 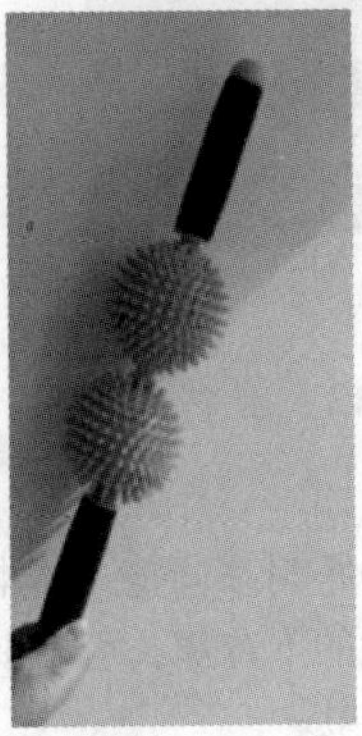 图 3-4-3-10　元气大滚轮	4. 注意按摩力道，避免伤害老年人皮肤。 5. 注意老年人按摩时的坐姿，谨防摔落

步骤	项目	操作及说明	照护标准
步骤二	实施操作	3. 手足爽爽操： 3.1 目的：手足爽爽操是发挥足底按摩器（图3-4-3-11）与按摩球（图3-4-3-12）的特性，针对足底、手心进行搓揉按摩，减轻足部压力，放松手部，促进血液循环。 3.2 操作顺序：坐在椅上，将双脚放在脚底按摩器上持续按摩。 双手正向揉搓按摩球→反向揉搓→双手按压5下。 双手伸直至正前方正向揉搓按摩球→反向揉搓→双手按压5下。 双手伸直至45°正向揉搓双手→反向揉搓双手→双手按压5下 老年人围坐成圆圈，双脚放在脚底按摩器上持续按摩，右手握住按摩球，左手拍打大腿，数到第四下，将右手的按摩球传递给下一位。请大家一同唱歌，期间可左右更换传递方向，训练被带动者的反应能力。 3.3 注意事项：需要注意被带动者的坐姿，以防摔落。 图3-4-3-11 足底按摩器 图3-4-3-12 按摩球 4. 足部拉筋舒缓： 4.1 目的：利用人体本身重量来调整人体本身的不良姿势，改善因姿势不良造成的下背痛，可帮助脚后筋过于紧的使用者达到提臀的效果。	6. 活动操作流程合理、流畅、全面，具有主动服务意识，充分为老年人考虑，保证老年人的安全

步骤	项目	操作及说明	照护标准
步骤二	实施操作	4.2　操作顺序：使用时，应先进行脚部热敷或脚部暖身。两边角度可随两脚承受角度分别来调整。 欲使用第6段（45°）时，须由专业医师评估后方可使用。 站立时间以15~20 min 较适当。 若双脚矫正角度不同时可调整脚踏板度数。 4.3　注意事项：脚部受伤的老年人请与专业治疗师协商后使用，切勿未经同意自己使用或尽量不使用。足部拉筋板如图 3-4-3-13 所示 图 3-4-3-13　足部拉筋板	
步骤三	整理记录	1. 整理活动现场。 2. 记录老年人活动中的整体反应及活动前后的身心状态变化情况	1. 物品有序放置，场地干净整洁。 2. 老年人身心状态正常。 3. 记录准确无误
步骤四	小结与反思	1. 本次舒压按摩运动的体会及反思。 2. 制定下一次舒压按摩运动计划	根据老年人的反馈调整舒压按摩运动方案，持续改进

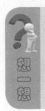

为什么要开展老年人舒压按摩运动？经常按摩身体部位及穴道有哪些好处？

子任务4 示范并指导老年人进行游戏疗法

案例导入

　　小王是福爱家老年服务中心的工作人员。最近，他注意到以前一直很活跃的张爷爷这两天总是在房间里不出来，闷闷不乐的。小王关切地询问张爷爷有什么心事，张爷爷说："也没什么，就是天天在这里住着，除了吃饭、睡觉就是下棋、打牌，都玩腻了，也没什么意思。"

　　思考：如果你是小王，面对张爷爷这种情况，应用什么办法帮他找到生活的乐趣？养老机构除了下棋打牌之外，还可以组织什么样的丰富多彩的游戏？

一、乐龄游戏的定义

　　乐龄游戏是对特定对象（老年人）用游戏化的形式解决问题的一种方式，使枯燥乏味的活动变得有趣，在无形中驱动老年人的内在核心动力，影响老年人的固有行为模式，进而使老年人更加愿意主动参与活动并达成活动目标。

二、乐龄游戏的内容

　　乐龄游戏的内容如图3-4-3-14所示。

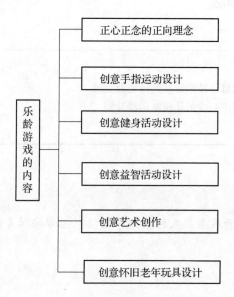

图3-4-3-14 乐龄游戏的内容

三、乐龄游戏的作用

游戏可以让老年人绽放活力、体验乐趣，对于老年人个体心理发展和心理健康的意义是毋庸置疑的。

首先，游戏增进认知能力，让人保持头脑灵活。游戏提供了不断变化的刺激和场景，让头脑时刻保持清醒，还能满足个体对事物探索的内在需求。心理学家认为，游戏过程如同学习，游戏成绩越好，越容易激发人的游戏欲望，进而取得更好的成绩。这个循环会有利地促进头脑的活力，增强注意力、记忆力和反应能力，丰富想象力等。

其次，游戏促进情绪健康。游戏的开放性和自由氛围比较容易让人解除心理防御，展现内在真我，游戏中夸张的笑和打趣都可以让积郁的负面情绪得到释放。著名心理学家埃里克森认为，游戏能让人重温童年的快乐，因此可以成为很好的疗愈心理伤痛的方法。

再次，游戏增强社会互动和人际亲近感。老年人可以在游戏中练习社交技能、收获友谊和社会支持。在团体性游戏中的互动与交流，可以增强彼此的信任感和安全感，也可以增强对他人需求的关注，提升相互理解和共情的能力。

最后，游戏提升自信心和成就感。游戏过程是看到自己进步的过程，通过游戏效果的反馈，能够感受到个人成就，并对自己的认知能力或者身体功能的提升产生信心。

知识拓展

凭借多年的创意益智健身活动与辅具的研发心得，我积累了一定的经验：操作的物品是死的，而活动的带领是随机应变的，我们一定要有所警惕，被你服务的老年人都是心知肚明你的本事的。因此，我的建议是先以谦卑的态度对待服务工作，让被服务的老年人感受你的真心、真意、真性情。活动带领原则："先说故事，再讲道理；先讲道理，再做动作；先做动作，最后再进行分享。"活动只是手段，温馨眼神的传递，言语上的关心鼓励也是必要的。如此一来，被服务的老年人就有被尊重的感觉，感觉一来，假以时日，许多事情自然水到渠成。

四、乐龄游戏的设计特性

在乐龄游戏设计中应遵循目标设定、设计规则、回馈机制和自愿参与 4 个设计特性。

1. 目标设定

要明确老年人通过努力达成的具体结果。游戏活动必须注入可量化的结果，同时吸引老年人的注意力并通过不断调整来保持其参与度。

2. 设计规则

给予老年人如何实现目标做出限制。规则的制定用来规范老年人的行为，使游戏可控，同时推动老年人去探索未知的可能性（好奇），激发老年人的创造力和策略思维。

3. 回馈机制

以各种形式告知老年人当前状态及与目标的距离。回馈机制是老年人获得交互操控感与满足感的来源，同时，也是对游戏行为正确或错误程度的反映，可以通过点数、徽章、级别、得分、排行榜等形式体现。

4. 自愿参与

必须保持自由意愿开放的态度。让老年人可任意参与和离去，保证老年人把游戏中设计的挑战视作安全且愉快的活动。

五、乐龄游戏的核心驱动力

乐龄游戏的设计与组织是有一定章法的，不是灵光乍现，而是在一套相对合理的规则或理论下，不断实践与调整的结果。游戏设计是一个系统思维，必须考虑老年人的方方面面，巧妙驱动其内心的核心驱动力，配合实时回馈，最终引导老年人有效提升能力来达到高挑战的体验感、满足感和成就感。

让创意游戏持续地有效地运转，游戏机制的搭配不可少。好的机制设计必须先发掘人的内在特点，并有效驱动其核心动力才能形成强而有力的设计作品。

1. 使命感的召唤

在游戏设计中，应让老年人感到自己目前所参与的事情具有重大的意义，从而发挥老年人内心的使命感，以此为动力再有效结合创意游戏，所形成的机制会达到可持续发展的目的。

2. 取得进步与成就感

在游戏过程中，让老年人取得可视化的进步或达到成就感的满足，能提升老年人的能力，并激发克服挑战的内在驱动力。其中，使用 PBL（如积分、勋章、排行榜等）就是一种有效的手段。

3. 授权创意与回馈

设计的游戏应让老年人能全身心地投入其中，并开展自我创造，充分发挥老年人的能动性，让老年人通过自己的创意形成属于自己的独一无二的产品。老年人不仅需要有表达创造力的途径，还需要能看到创造力的结果，并能获得及时的回馈和调整，才能获得较长时间的新鲜感和吸引力。

4. 所有权与占有欲

当老年人感到自己拥有某样东西时，会在个人责任感的激励下产生保护成果并将其占有的念头，进而完成美好的想象空间。当老年人耗费大量时间完成游戏，可以从中积累虚拟货币，并优化自己的账户数据时，这种拥有感与占有欲将是最大乐趣来源之一。

5. 社交影响与关联性

游戏内容可以激发老年人互相之间的社交因素，如形成师徒关系、得到社会认同、社会回馈、形成伙伴关系，甚至是竞争关系等，这种关系所形成的核心驱动力，可以将游戏的内涵延伸到人际关系网络中，形成人与人之间强大的关联性，从而扩展老年人的社交范围。

6. 稀缺性与迫切感

游戏设计中可利用奖励预览机制强化老年人渴望参加游戏的愿望，进而促进核心驱动力。游戏设计中若加入时间延迟的设计，则老年人会因为无法立刻获得，使得其在时间限制期间总是想着它，从而产生迫不及待想加入游戏的欲望。

7. 不确定性与好奇心

当老年人遇到未知的事物时，就会产生好奇心驱动，因为不清楚接下来会发生什么，老年人的大脑就会对它产生兴趣并持续关注。设计游戏时可以先让老年人在旁观看，让其感受游戏的氛围。

8. 减少损失与逃避心理

减少损失与逃避心理是人类原始驱动力，有时这种负面的情绪会形成很强的驱动能力，在游戏设计中让老年人感觉如果他们不立即参与其中，将会失去参加游戏的机会，也能提升老年人参与游戏的欲望。

六、实践技能操作

职业能力：示范并指导老年人进行游戏疗法。其操作流程见表 3-4-3-5。

表 3-4-3-5 示范并指导老年人进行游戏疗法操作流程

步骤	项目	操作及说明	照护标准
步骤一	准备评估工作	1. 老年照护人员：着装整洁、衣物宽松、着平底鞋，了解老年人的基本情况，准备好活动所需器材。 2. 环境：安静整洁，温度适宜，光线充足，宽敞明亮，桌椅等摆放整齐、距离合适，室内地面平坦、防滑、有必要的无障碍设施。 3. 老年人：着装整齐、衣物宽松（宜穿裤装）、裤脚卷至脚踝上、着平底鞋，活动前休息 30 min。 4. 准备物品：根据游戏内容选择合适的游戏器材，可以引导老年人自己制作游戏道具	1. 给老年人创造安全且舒适的活动环境，并做好相应的安全保障措施，避免活动中的意外情况。 2. 活动前了解老年人的基本情况，与老年人耐心沟通，态度和蔼。 3. 保证带动者与参与活动的老年人均着合适服装，确保活动中老年人的安全

步骤	项目	操作及说明	照护标准
步骤二	实施操作	1. 根据游戏内容合理布置老年人座位，保证每位老年人都能参与其中，避免边缘化某位老年人的情况出现。带动者要保证所处位置可以对所有老年人进行游戏指导。 2. 根据游戏内容向老年人清晰明白地讲解游戏规则。要求声音洪亮，吐字清晰，语言通俗，游戏规则简单易懂。 3. 根据游戏内容进行游戏示范。展示时应确保每位老年人都清楚了解游戏内容，对部分理解困难的老年人要进行个别指导。 4. 根据游戏内容开展游戏。注意观察每位老年人的参与情况，及时鼓励和表扬。 5. 宣布游戏结果，分享游戏成果。及时关注每位老年人的情绪状态并给出正向回馈	1. 创造良好的活动氛围。 2. 科学评估参与活动老年人的身心特点。 3. 根据对参与老年人的评估选择合适的游戏。 4. 活动操作流程合理、流畅、全面，具有主动服务意识，充分为老年人考虑，保证老年人的安全及自尊。 5. 尊老、爱老，有责任心
步骤三	整理记录	1. 整理活动现场。 2. 记录老年人活动中的整体反应及活动前后的身心状态变化情况	1. 物品有序放置，场地干净整洁。 2. 老年人身心状态正常。 3. 记录准确无误
	注意事项	1. 活动进行前，带动者应提前了解活动场地，做好安全保障措施。 2. 活动进行中，带动者多与参与老年人交流互动，以老年人的意愿为主，不强迫，充分尊重老年人。 3. 活动期间，带动者应时刻关注老年人的情绪状态，及时鼓励表扬，给予老年人正向的反馈。 4. 带动者行为举止要大方得体，措辞合适。 5. 带动者在活动中注意观察老年人的身心变化，并详细记录活动过程中的情况	1. 能根据现场情况灵活选择合适游戏。 2. 能充分尊重老年人的意愿。 3. 能观察并发现异常情况，及时正确地处理。 4. 能与老年人有效沟通，体现人文关怀
步骤四	小结与反思	1. 本次乐龄游戏的体会及反思。 2. 制定下一个乐龄游戏计划	根据老年人的反馈调整乐龄游戏方案并持续改进

知识拓展

拼纸牌游戏

（1）工具材料：纸牌、剪刀。

（2）制作方法：将每张纸牌沿一定的切线裁成2~3个碎片，并将纸牌碎片打乱。设计切线时应注意合理性，既要留下足够的线索，又不能过于简单。纸牌切线示例如图3-4-3-15所示。

（3）游戏方法：多名游戏玩家围坐在一起，将一副纸牌的碎片平摊在桌面上，每位游戏玩家都需要从纸牌碎片中找出能够拼成一张纸牌的碎片，并将其拼成一张完整的纸牌，放在自己面前。在全部碎片拼合完成之后，拼出完整纸牌数量最多的玩家获胜。拼纸牌游戏过程示例如图3-4-3-16所示。

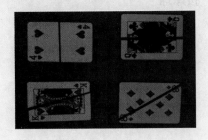

图3-4-3-15　纸牌切线示例

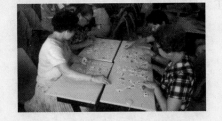

图3-4-3-16　拼纸牌游戏过程示例

（4）游戏功效：训练对图形的观察能力、记忆能力和分析能力，训练手眼协调能力。

（5）难度调节：可通过纸牌的裁剪方式调节游戏难度。例如，将纸牌裁剪为2部分时，拼合难度较低，裁剪为3部分时，难度会有所增加。拼纸牌裁剪方式示例如图3-4-3-17所示。

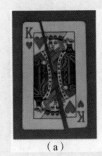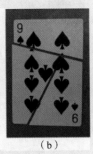

（a）　　　　　　　（b）

图3-4-3-17　拼纸牌裁剪方式示例

（a）切分为2部分；（b）切分为3部分

　　乐龄游戏对老年人的心理和身体健康有哪些好处？怎样才能设计出符合老年人特点的乐龄游戏？

【课后练习】

1. 以下不属于老年人音乐照护所能达到的效果的是（　　　）。

A. 安定情绪　　　　　　　　　　B. 治疗生理疾病

C. 改善认知　　　　　　　　　　D. 训练机能

E. 自我管理

2.（　　　）有助于帮助老年人温暖并柔软身体部位，减少因身体僵硬造成的运动伤害。

A. 温热运动　　　　　　　　　　B. 活力健康操

C. 手部筋力及伸展运动　　　　　D. 全身协调及伸展运动

E. 团体竞技运动

3. 有助于帮助老年人改善因不良姿势造成的下背疼痛的器材是（　　　）。

A. 元气摇摇棒　　　　　　　　　B. 元气大滚轮

C. 足底按摩器　　　　　　　　　D. 按摩球

E. 足部拉筋板

项目五　心理照护

【知识目标】

了解老年人常见的精神心理问题的类型；了解什么是情绪；了解老年人心理干预的定义。理解老年人常见的精神心理问题的具体内容和表现；理解不良情绪产生的原因；理解老年心理干预的目的。掌握老年人常见精神心理问题的处理方法；掌握老年人不良情绪的处理方法；掌握养老机构对老年人心理干预的方法；掌握居家老年人的心理干预方法。

【能力目标】

通过知识学习和技能练习，老年照护人员应具备识别并解决老年人常见精神心理问题的技能；通过知识学习和技能训练，能够正确识别老年人的不良情绪；具备冷静处理老年人不良情绪的技能；通过知识学习和技能练习，老年照护人员应能够确定老年人的心理状况。

【素质目标】

在心理照护过程中，具备遇到问题能冷静分析并制定解决方案的能力；具备良好的沟通能力及服务意识，能够对老年人进行有效的心理照护；在照护过程中，具备尊老、爱老的品质，能够移情，以老年人为中心；具备基本的礼仪规范，能够理解老年人的不良情绪；在照护老年人的过程中，具备基本的礼仪规范，沟通时注意言行举止；具备良好的心理干预能力及心理服务意识。

任务一
老年人常见精神心理问题

一、老年孤独情绪的心理照护

案例导入

马奶奶，65岁，事业单位退休职工，育有一儿一女，他们均有稳定收入且孝顺，但因忙于工作均无法陪伴马奶奶。相伴一生的配偶去世之后，马奶奶陷入孤独和寂寞之中，这对她的身心健康造成了严重伤害。

思考：孤独情绪是什么？老年人要如何应对？

（一）孤独情绪的定义

老年人的孤独情绪是指人在步入老年后，面对种种资源的丧失而无法逃避的一种个体情绪体验。这些丧失包括子女成家、亲友去世、人际关系范围逐渐缩小等。它们可导致老年人的社会交往技能、认知能力或交流能力等发生广泛性迟缓改变。

（二）孤独情绪的表现

易感孤独的老年人群有离退休老年人、空巢老年人、丧偶老年人、独居老年人。具体可表现在以下几方面。

1. 情绪方面

消极低落，往往表现为固执、犹豫，以寂寞为主，伴有明显的失落感及对社会、家庭均"无用"的心理倾向。

2. 语言方面

少言寡语，对于周围的事情漠不关心，拘泥刻板，保守，经常回忆往事。

3. 行为方面

社交活动减少，表现为极少出门，很少与人说话，兴趣降低，娱乐活动减少等；强烈要求保持现状，不肯改变其所在环境、生活环境和行为方式。如反复不断要吃同样的食物，穿同样的衣服，做同样的游戏。在吃饭或做事时，其用具的位置固定不变，若有变动，即出现明显的焦虑反应。

4. 饮食方面

食量逐渐下降，食品种类单一。日常生活中常有便秘，而且生活质量下降，体重日渐减轻。有些老年人甚至用抽烟、酗酒等不良的生活方式来伤害自己，反映出其内心的苦闷感和孤独感。

（三）孤独情绪的心理照护

1. 实施心理健康教育，帮助老年人主观上健全独处的能力

首先，让老年人忙碌起来，就是让老年人在休闲的时间有事可做，让身体有适当的活动，如打太极拳、慢跑、散步等身体力行的体育锻炼；其次，应让老年人进行一些脑力活动，以保持大脑的活力，如读书、看报等。这些可以使老年人的脑部和心理处于激活的状态，有利于身心健康。

2. 帮助老年人处理好人际关系

对老年人来说，最重要的人际关系就是家庭关系。在家庭生活中，家庭成员应和睦相处，感情融洽。帮助老年人学会向子女适度求助，但是不要事事指望子女。要注意老年人与子女沟通的技巧。

3. 培养一定的学习能力

老年人为了适应新的生活方式，也需要不断学习。比如，不学习操作计算机就体会不到上网的乐趣；不更新健康新观念就会使生活仍停留在吃饱穿暖的水平上。学习可以锻炼老年人的记忆和思维能力，培养与发展兴趣爱好，可以转移老年人的注意力，改善情绪。

4. 增加与人交流的机会

老年人与广大同伴一起学习交流来消除孤独感。鼓励老年人多参加活动，可有效改善老年人的孤独感。

5. 尝试"老幼结亲"

"老幼结亲"是克服孤独的良药。每周安排一定的时间让老年人和孩子们一起活动玩耍。老年人有丰富的阅历，可以向孩子们讲授生活常识，把自己的专长教给孩子，如下棋、讲授历史典故等。这样既对孩子们增加了知识储备，也让老年人感到自己的价值，从而远离孤独和寂寞，孩子们的天真和童趣也会给老年人带来由衷的快乐。

6. 借助音乐的力量

进行音乐调节时，要注意选曲应适合老年人的欣赏品位，在老年人情绪不佳时可根据具体情况选择恰当的曲目。

二、老年人老化情绪的心理照护

案例导入

张奶奶，80岁，三个月前出现记忆力下降，一件事反复说很多遍。近期照护人员发现张奶奶的食量越来越小，身体日渐消瘦，还总爱发脾气，说："我老了，身体没以前好了，我没有用了。"现在张奶奶连养老院里举办的活动也拒绝参与，就连关系好的老年人也不理睬。

思考：作为张奶奶的老年照护人员，应该怎样对她进行心理照护？

（一）老化情绪的定义

老化情绪是老年人对种种生理及心理功能衰退的一种特殊的精神反应。这种情绪严重干扰和损害老年人的生理功能及疾病预防能力，从而加速衰老，还会导致老年性疾病的发生和发展。

（二）老化情绪的表现

对身心客观老化现象有失落感，丧失生活兴趣，社会交往减少等。

（三）老化情绪的心理照护

1. 实施心理健康教育，对老年人宣传"积极老龄化"的理念

"积极老龄化"是指老年时，为了提高生活质量，尽可能获得健康、参与和保障的机会。它适用于个体，也适用于人群。"积极老龄化"的口号是世界卫生组织于1999年（国际老年人年）提出的，所谓"积极"是指不断参与社会、经济、文化、精神和公民事务。其不仅仅指身体的活动能力或参加体力劳动的能力。

2. 培养新的兴趣

通过培养新的兴趣，学一些新技巧、新技术，延缓老龄化的进程。不少老年人参加老年协会的各种兴趣班，学摄影、学计算机、学绘画、学使用手机等。鼓励老年人选择喜欢做的事，提高技能，在兴趣活动中体验快乐，保持身心健康。

3. 鼓励老年人扩大人际交往范围

鼓励老年人扩大人际交往范围，可以帮助老年人学习人际交往的一些技巧。

4. 制定新的生活目标

鼓励老年人根据自己的经济能力、家庭条件及相应的社会环境来制定切合实际的生活目标。

三、老年人焦虑情绪的心理照护

案例导入

高奶奶，80岁，大学教授，非常爱干净，对于生活质量要求较高。某天晚上在家上厕所时不慎摔伤，造成骨折。由于子女工作较忙，没时间照顾，经全家商议后，送高奶奶入住某养老机构。高奶奶入住之后，认为周围的老年人文化层次较低，和自己没有共同语言，很难沟通和交流。因此情绪低落，郁郁寡欢，做什么也没有兴趣。高奶奶陷入焦虑情绪中，自身的完美主义倾向使她对失败的担忧和恐惧泛化。她不能承受的其实是自己内心深处认知和情绪的冲突。

思考： 面对高奶奶出现的不良情绪，老年照护人员要如何对其进行心理照护？

（一）老年人焦虑情绪的定义

焦虑是个体由于达不到目标或不能克服障碍的威胁，致使自尊心或自信心受挫或使失败感、内疚感增加而形成的一种紧张不安、带有恐惧性的情绪状态。

（二）老年人焦虑情绪的表现

焦虑是由紧张、焦急、担忧和恐惧等感受交织而成的一种复杂情绪反应。当焦虑情绪持续过久，并损害了老年人的社会功能和心理健康时，就形成了焦虑障碍。焦虑障碍总是与精神打击及可能造成的威胁或危险相联系，使人感到紧张、不快、痛苦和难以自制，并伴有生理症状方面的失调。焦虑障碍更会让老年人心烦意乱、坐立不安、脾气暴躁或行为忙乱，甚至整天提心吊胆、紧张、害怕。

（三）老年人焦虑情绪的心理照护

1. 善意的谎言

善意的谎言有时也很必要。老年人经常出现焦虑情绪，对于老年人的焦虑，弄清楚原因后，不妨用善意的"欺骗"来驱除他们不安的"心病"，从而使其摆脱焦虑的困扰。

2. 团体心理辅导

可以对老年人进行团体心理辅导和音乐放松训练，这有助于帮助老年人缓解紧张的情绪和心理。

3. 制定短期生活目标

帮助老年人根据具体情况制定短期生活目标，通过目标管理缓解焦虑情绪。

4. 重新树立生活信心

加强对老年人的关爱，帮助老年人重新树立生活的信心，让他们能够以积极、阳光的心态面对生活。

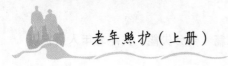

四、老年人抑郁情绪的心理照护

案例导入

两年前，王奶奶的老伴郭爷爷发现身体不适后，一直缠绵病榻，王奶奶每天照顾老伴，忧心忡忡。后来由于病情加重，郭爷爷去世了。此后，王奶奶就像变了一个人，没了往日的欢声笑语，每天闷闷不乐，唉声叹气，经常独自垂泪，渐渐地对家人说的话也没了反应，少言寡语，对日常生活也丧失了兴趣。

思考：王奶奶怎么了？关于她现在这种情况，有什么应对方法？

（一）老年人抑郁情绪的定义

抑郁情绪是老年人在生活中的不良体验，可表现为沮丧失望、缺乏愉快感和自信心、对人和事物的兴趣下降等。注意抑郁情绪不等同于抑郁症。当不如意的事情发生后，老年人会出现抑郁情绪，持续一段时间后会消失，可以通过分散注意力等方法缓解。

（二）老年人抑郁情绪的表现

老年人抑郁情绪是一种以显著的情绪低落和社会功能受损为主要特征的障碍，并伴有愉快感缺失、兴趣爱好下降及言语活动的减少。老年抑郁情绪还可以并发焦虑情绪，同时，躯体不适症状较为突出，导致认知功能明显损害，还可能引起自杀行为。

（三）老年抑郁情绪的心理照护

1. 营造社会支持

如果抑郁情绪持续时间较长，建议老年人尽早前往专科医院就诊，进行规范的药物治疗；对亲友进行宣教，鼓励亲友常来看望老年人并给予其关怀，不与他们交谈消极的内容。

2. 勇敢说"不"

鼓励老年人积极尝试自己感兴趣的事情，敢于对缺乏兴趣的活动或超出能力范围的事勇敢地说"不"，在体验全新感受的同时，还要及时肯定自己。

3. 建议老年人积极表达内心情感

跟老年人谈心了解原因，对于性格内向的老年人，应鼓励其与人交谈，使老年人的郁闷得以缓解。

4. 进行体育锻炼

进行规律的体育锻炼有助于老年人缓解压力和改善睡眠。

5. 制定生活目标

帮助老年人评估自己的状况，制定切合实际的生活目标，并且有计划地实施。

6. 丰富个人生活，开展社交活动

鼓励老年人积极开展社交活动。加强心理健康教育以及安全护理，防止发生意外。鼓励老年人参加户外活动，在大自然中忘却烦恼。在日常生活中应避免与其发生争执，遇有矛盾则晓之以理，动之以情。

五、丧偶老年人的心理照护

案 例 导 入

　　陈爷爷已经退休，跟老伴关系和睦，育有一女，平日工作繁忙。陈爷爷日常生活由老伴照顾。半年前，陈爷爷的老伴突发脑出血去世，他受此打击后情绪非常低落，希望与老伴一同离去。女儿为此很担心，害怕陈爷爷一个人在家发生意外。

　　思考：陈爷爷怎么了？有什么应对方法？

（一）丧偶老年人的定义

老年人失去配偶后，可能会表现出丧亲反应，严重者会出现沮丧障碍。沮丧是指一个人丧失亲人时所处的状况。丧亲反应是指由亲人离世而引起的所有反应，其中的正常反应被称为悲恸，而异常反应则分为病理性悲恸和精神障碍两种。

（二）丧偶老年人精神心理问题的表现

1. 愤怒情绪

老年人在丧偶后，最开始可能处于否认的状态，之后情绪容易变得悲愤和激动，老年人不能接受丧偶的现实，他们会通过很多方式表达这种悲愤，如责怪他人应当对自己丧偶负责。

2. 悲伤心理

老年人沉思默想逝去的亲人，强迫自己停留在痛苦的体验里，严重时会出现崩溃和绝望感，甚至产生幻想或错觉。

3. 内疚心理

许多丧偶的老年人会陷入对往事的回忆，当回忆到过去与老伴的冲突、不和谐的时刻，便会产生一种内疚感，后悔自己不能冷静，包容对方。

4. 孤独心理

在多年的婚姻生活中，一旦某一方去世，另一方的生活习惯、生活节奏都会受到影响。短时间内，老年人会感到无所适从，并体验到强烈的孤独感。丧偶第一年，近一半老年人可能会产生严重的抑郁心理。

（三）丧偶老年人的心理照护

1. 正确面对死亡

让老年人对生活抱有积极态度，明白生老病死是自然现象并坦然接受。

2. 避免自责心理

鼓励丧偶老年人进行情绪的疏导与宣泄，积极给予劝慰及开导。

3. 避免睹物思人

适当调整老年人的生活环境，尤其是最能引起回忆的那些物品，以达到转移注意力的目的。

4. 追求积极的生活方式

配偶去世后，老年人的角色发生了很大的变化，空虚感和孤独感充满心头。家人要鼓励老年人根据自己的兴趣爱好做一些能够放松身心的事情。

5. 建立新的依恋关系

老年人丧偶后的一年以内，家人要勤于和老年人联系，且要耐心细致，主动给予老年人更多的陪伴与关怀，使老年人意识到虽然配偶已离去，但支持、关爱自己的家人仍然在，从而巩固和维持新的依恋关系，同时，要关心自己、安慰自己，不能在感情上过分依赖他人，要学会自得其乐。

6. 自理生活

研究发现，一般情况下，丈夫先去世，妻子的适应能力较强；而妻子先去世，丈夫的适应能力则较弱。这是因为女性有操持不完的家务，较少感到寂寞。如果有孙辈，丧偶女性就更容易克服悲伤心理，她们能在对孙辈的照料中获得乐趣。丧偶男性因为平时生活大多由妻子料理，一旦丧妻就会很不适应。因此男性应尽早学会做些家务活动，保证基本生活能自理，这样丧妻后不会因生活极不适应而过于悲痛，还能在家务劳动中打发寂寞时光。

六、空巢老年人的心理照护

案例导入

郭老先生说每天自己买菜做饭，做好以后，看着孤零零的一副碗筷，基本上也就没有胃口吃了。他身体不舒服时，两三天不出一趟门、不说一句话是常有的事。有一天，他正在拖地，突然电话响了，郭老先生以为是女儿打来的电话，就激动地跑过去接，结果脚下一滑摔倒在地，疼得半天站不起来。

思考： 空巢现象是怎么发生的？空巢老年人可能会出现什么样的心理问题？

（一）空巢老年人的定义

子女离开家庭后，父母因与子女相见时间少，双方的亲子关系被迫长期中断。在我国，一般意义上的空巢老年人，多指没有子女照顾、丧偶独居或夫妇双居的老年人。

（二）空巢老年人精神心理问题的表现

1. 躯体症状

失眠、早醒、睡眠质量下降、头晕头疼、食欲缺乏、心慌气短、消化不良等，甚至出现高血压病、冠心病、消化性溃疡等疾病。

2. 情绪表现

情绪低落、消沉，常有孤独、抑郁感。

3. 行为表现

社会活动大幅减少，不愿与人交往。生活态度悲观，丧失生活目标，怀疑自己生存的价值与意义。

（三）空巢老年人的心理照护

1. 认知疗法

帮助老年人认识到自己产生"空巢"情绪的原因。要让老年人明白子女已经成家立业，开始哺育自己的后代，是成熟、自立的标志，应为此感到高兴。

2. 婚姻疗法

少年夫妻老来伴。鼓励老年人将注意力的重心由子女转变为夫妻关系，以此填补子女离家老年人情感上的空缺。如果是丧偶老年人，可考虑再婚，以使自己的情感得到寄托。

3. 生活疗法

继续与子女保持联系，不断地沟通和交流，以增进两代人之间的相互理解。若情况允许，老年人可在子女家轮流居住以免独守空房。

4. 兴趣疗法

鼓励老年人将更多的时间和精力放在自己的爱好方面，使生活充实，保持心情愉悦。

七、孤寡老年人的心理照护

案例导入

霍奶奶，80岁，孤寡老年人，依靠微薄的退休金和残疾人补助维持生活，居住在一间面积不足10平方米的房子里，出行十分不便，平时基本不参加社区组织的活动，因此和其他居民的关系一般。最近，她在家病重（患有心力衰竭、哮喘等疾病）一月有余，照护人员从她的言语中总能感到落寞和孤独。

思考： 在心理方面可以给予霍奶奶什么帮助？

（一）孤寡老年人的定义

孤寡老年人是指无配偶、无子女、无人照顾，年龄超过 60 周岁，丧失劳动能力的人。

（二）孤寡老年人精神心理问题的表现

（1）过度悲伤，沉浸在失去亲人的痛苦之中。

（2）怀念恋旧，喜欢留恋、回忆过去。

（3）自我封闭，用悲伤禁锢自己，性情越来越古怪，有的老年人会更加固执、任性、猜疑，办事以自我为中心，拒绝别人的好心帮助。

（三）孤寡老年人的心理照护

（1）帮助老年人建立社会支持网络，增强信任感和亲密关系。

（2）老年照护人员应谅解老年人的心情，加以安慰、劝说、引导，也可采取团体辅导的方式，帮助老年人正确看待自己，改善心情，关爱自己。

（3）鼓励老年人多参加社交活动，通过与他人交流来缓解心理上的空虚，排解寂寞。

八、失独老年人的心理照护

案例导入

2005 年，桂女士 25 岁的女儿遭遇车祸，因抢救无效去世了。多年过去了，回忆起女儿的点点滴滴，桂女士和丈夫还是忍不住失声痛哭。精神创伤再加上各种病痛，两个人的身体每况愈下。

思考： 心理上应从哪几方面来帮助失独老年人？

（一）失独老年人的定义

失独老年人是指失去独生子女的老年人，这里的老年人可以是一对夫妻，也可以是独身老年人。因为家中唯一的子女不幸离世，这样的家庭被称为"失独家庭"。失独家庭中的老年人即被称为"失独老年人"。失独老年人无法期待子女回家，只能期盼国家和社会多给他们一些保障与关爱。

（二）失独老年人精神心理问题的表现

1. 行为表现

极度自卑，畏惧与外界接触的同时又渴望融入有着相同命运的群体。认为自己不配拥有幸福，长期自我封闭。

2. 情绪表现

创伤心理。失独老年人每到节日看到别人合家欢聚，欢天喜地时，自己会格外的悲痛，迫切需要精神寄托和安慰。

3. 躯体表现

悲哀、寂寞、孤独、丧失感和厌世感等消极情绪，伴有失眠、食欲减退等。

（三）失独老年人的心理照护

（1）鼓励失独老年人重返社会的角色，积极与亲朋好友进行沟通，帮助他们宣泄情绪，获得支持和力量。

（2）帮助失独老年人分析压力产生的原因，还要帮助他们建立带着希望活下去的内在动力。

（3）鼓励失独老年人积极参与生活，去做自己感兴趣的事，如种花、养鱼、绘画、写作，从事自己感兴趣的研究，得到有效的精神疏解。

（4）帮助失独老年人建立社会支持网络，定期访谈，争取减轻失独老年人的孤独感，为其提供释放压力的渠道，并根据访谈内容及老年人当时的表现来评估其心理状态，然后针对其出现的症状进行疏导。

九、离退休综合征的心理照护

案例导入

李大爷，61岁，退休在家，性格开朗，之前一直在居委会工作，平时经常给邻居们帮忙，深受大家尊敬。临近退休时李大爷便开始出现失眠症状，退休手续一办便产生了强烈的失落感，退休后他总感觉无事可做，生活很没意思，因此情绪变得十分低落，总是烦躁不安，唉声叹气的。

思考： 李大爷怎么了？有什么应对方法？

（一）离退休综合征的定义

离退休综合征是指退休的老年人在退休后不能适应社会角色、生活环境和生活方式的变化而出现的焦虑、悲哀、抑郁等消极情绪，或因此产生偏离常态行为的一种适应性的心理障碍，这种心理障碍往往还会诱发其他生理疾病，影响身体健康。

（二）离退休综合征发生的原因

（1）平日工作繁忙、好胜且善于争辩、严谨和固执的人，退休后赋闲在家，生活模式发生很大改变，心理方面的反应尤为明显，而心理上的不适应会使生活失去规律性，从而使离退休老年人产生失落、自卑等心理变化。

（2）老伴身体不好或去世，家庭纠纷多等因素会加重心理障碍。

（3）缺乏家庭和个人生活规划的能力，空闲时间不知如何安排。若家人照顾不当或本人疾病缠身，则会加重这种心理障碍。

（4）退休后体力和脑力活动减少，社交活动减少，生活单调或朋友少的人，都容易引发离退休综合征。

（三）离退休综合征精神心理问题的表现

1. 情绪表现

情绪不稳定，要么闷闷不乐、郁郁寡欢，要么急躁易怒、容易冲动。

2. 行为表现

偏激、退缩，厌恶社交，自卑孤独，不愿意主动与他人交往，严重时达到麻木迟钝的状态。过度放大社会生活和家庭生活的消极效应，对生活缺乏信心。

3. 生理表现

心理上老化现象加快，自感脑力和体力不支，可能会表现出一系列躯体症状，如头痛、失眠、多梦、心悸等。

（四）离退休综合征的心理照护

1. 换一个角度看问题

古人曰："世界皆乐，苦心自生。"意思是说烦恼和快乐都是自己找来的。应该启发老年人换一个角度看待退休，欣然接受退休。帮助老年人认识到，无论这个过程是因为老年人自愿还是由于社会规范，对于社会和个人都是有利的。抱着接纳的心态，换一种思维模式，心理便由此而发生改变。

2. 发挥原有专长，继续发挥余热

帮助老年人尽早规划退休后的生活，一般提前一两年就要开始准备。有条件的老年人可以尽量发挥余热，参加一些适合自己的社会活动，做到"退而不休"，感到自己可以继续为社会做贡献；也可以回归家庭，将注意力分配给子女，为他们分忧解难，从而避免产生个人价值失落感。

3. 鼓励老年人发现自我，寻找快乐

克服心理的老化感，培养兴趣爱好，享受生活的无限乐趣。

4. 加强科学养生，生活健康规律

最好制定相应的作息时间表，养成良好的晚年生活理念，建立起以保健养生为目的的生活方式。

【课后练习】

1. 孤独老年人精神心理问题的表现不包括（　　　）。

A. 少言寡语　　　　　　　　　　B. 漠不关心

C. 食欲不振　　　　　　　　　　D. 偏激

E. 焦虑

2. （　　　）是指无配偶、无子女、无人照顾，年龄超过 60 周岁，丧失劳动能力的人。

A. 失独老年人　　　　　　　　　B. 孤寡老年人

C. 丧偶老年人　　　　　　　　　D. 离退休老年人

E. 空巢老年人

任务二

识别并应对老年人的不良情绪

案例导入

赵女士，75 岁，最近刚入住养老机构。某日，她用餐结束后，老年照护人员帮其撤掉餐具后刚过不久，赵女士看着正在用餐的其他入住人员，生气地大喊："大家都在吃饭，为什么不给我吃？"即使老年照护人员回答说："您刚刚已经吃过了"，她还是会说："我还没吃呢，没人给我，我怎么吃！"随后更生气了。

思考： 老年人的不良情绪有哪些？要如何避免不良情绪的产生？

一、情绪的概念

情绪是人们在生活中由一定的客观情景引起的心理反应，是与人体的生理机制密切联系的一种内心体验。情绪和一个人的身心健康有着密切的关系。长寿学者胡夫兰德在《人生延寿法》中指出："一切对人不利的影响中，最能使人短命夭亡的就是不好的情绪和恶劣的心境，如忧愁、颓废、惧怕、贪求、怯懦……"

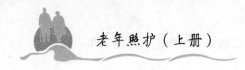

二、老年人不良情绪产生的原因

随着老年人自身机体的衰老、神经系统的功能改变，以及社会生活方式的不断变化、退休带来的社会角色改变和一些负性事件等，导致老年人产生各种不良情绪。

（1）自身机体的衰老，身体器官的功能减退，心理调适能力也有所下降，情绪的控制比较困难。

（2）老年人由于退休后的角色转变，经济收入相对减少，以及子女婚嫁离家，配偶或自己患病等因素，容易产生不安和焦虑。

（3）其他的一些社会问题或家庭关系问题的影响，老年人的情绪容易发生波动。

（4）这些情绪问题，极容易导致其他一些躯体性不适甚至疾病的产生，如睡眠障碍、高血压病、糖尿病、胃溃疡等，这些躯体性疾病反过来又会造成进一步的情绪问题，从而形成一个恶性循环。

三、如何避免老年人产生不良情绪

1. 平时注意观察，多与老年人沟通

老年人是有自尊心的，有的较好强，有的特别好面子。一定程度上讲，他们不希望自己内心有情绪时被察觉到，在外人或家属面前暴露内心的不快。但是很多时候会通过不经意的细微动作，如叹气、停顿、说话语气等来表达内心的不良情绪。

2. 尊重理解老年人的生活方式、习惯、兴趣爱好、信仰

老年人的不良情绪，有一部分还来自别人或者是家属的不理解和排斥。在几十年的生活中，老年人会因为客观的情况和条件形成自己的习惯和生活方式。

3. 老年人可以继续体现自己的人生价值

在过往几十年的生活中，老年人为建设祖国贡献了自己的力量，生活经验丰富，退休后也可以继续为社会做贡献。

四、如何使老年人保持良好的情绪

1. 理性升华

理性升华是指凡事既要从好的方面去想，又要从不好的方面考虑。当一个人遭受不幸或挫折的时候，能够理智面对现实，正确地对待不幸与挫折，以坚定的信念和百折不挠的精神勇敢前进，化不幸和挫折为前进的动力。

2. 对生活倾注热情

学会对生活抱有积极态度，消除"无用"的悲观心理及消极情绪，重新安排好自己

的生活。根据自身的爱好与特长，选择适宜的活动项目，根据社会需要继续发挥自己的长处，做到老有所为，老有所学，老有所用。

3. 学会具有幽默感

由于老年人的情绪体验往往深刻而持久，一旦被激发就需要花费较长的时间才能恢复平静，所以平时注意培养幽默感有助于老年人在不幸的生活事件来临时保持冷静和乐观。

4. 适度让步

适度让步就是有限度地让步，它可以使自己在心理上获得解脱，减轻心理压力。要认识到世界上没有十全十美的人和事，苛求别人或过分要求自身，都是不理智的。把事情看全了、看透了，心胸就能开阔，情绪就能保持稳定。

5. 语言上的自我暗示

多建立一些积极的语言体系，多给自己一些积极的暗示。以积极的态度称赞自己，可以积极地引导人们向好的方面去发展。

6. 合理宣泄

宣泄是指通过特有的形式，将积聚在心里的痛苦、忧愁、委屈等发泄出来的一种心理调节方法。

（1）说出来。跟身边要好的朋友谈谈自己的问题。

（2）哭出来。《苦海孤舟》中说："哭可以打开肺腑，洗涤面孔，锻炼眼睛，温抚脾气。"

（3）大喊大叫。可以去隔音室讲述自己的不良情绪，尽情地喊叫发泄。

（4）其他表达方式。只要在道德范围之内，不影响他人的生活，对自己身体无威胁都可以，如唱歌、绘画、弹奏等。

7. 积极转移

积极转移是指当自己遇到不愉快的人或事的时候，把自己的注意力转移到平时喜欢或感兴趣的事情上，其目的就是分散和转移注意力，摆脱不良情绪的影响。如轻微的体力劳动、散步、浇花、养鱼、集邮、聊天、看电视、逛公园、下棋等。

8. 自觉遗忘

自觉遗忘就是自觉地、有意识地控制好自己的思维活动，努力强迫自己不去想不开心的人或事，不去反复回忆当时不愉快的情景，直至把过去遗忘为止。

知识拓展

有助保持快乐心情的方法

美国《预防》杂志撰文，长寿专家提出如下4条建议：①常打电话：保持长期的友谊，对维持快乐的心情和身体健康大有好处。仅仅通过打电话聊天就让血压降低不是什么奇怪的事情。②记录愉快时光：记录愉快时光能够提神。写下所有值得感激的事的人在未来一周会更乐观，对生活也会更为满意。③多做好事：一天做五件好事能使人变得幸福和安宁。当然，做好事不必提前计划，一些举手之劳和微不足道的小事就会让你获得意外的回报。④回忆过去：每周抽出一些时间，记录下（甚至是只在心里回忆）过去的重大事件。

五、识别并应对老年人的不良情绪

（一）"我还没吃饭呢"

1. 分析原因

（1）老年人吃饭速度很快，有时即便刚用餐结束也想不起来自己吃过饭没有，这可能是导致其认为"只有我还没吃饭"的原因。

（2）认知症会导致食欲增加，刚刚吃过但是还没吃饱的时候，也会让其认为"我还没吃饭呢"。

（3）老年人对养老机构和老年照护人员还不理解，认为他们在撒谎，在欺骗和虐待他。

2. 该行为的应对措施

（1）用餐过程中拍摄视频，用餐后暂时不收餐具。这样可以让其通过看视频、看餐具，回想起已经吃过饭这件事情。另外，尽可能地让其在愉快的环境下细嚼慢咽，有利于其产生饱腹感。

（2）转移注意力。用餐后不久老年人说还没吃饭时，先不反驳，表示认同后可以说"那我们一起去餐厅准备食物吧"，然后试着用手工活动来转移让其忘记。

3. 护理人员切忌

不要质疑、无视老年人的感觉或与老年人发生争执。

（二）负能量的话

人老了，为别人做事的机会就少了，于是成就感也就少了，特别是对于之前还是家庭主妇或家庭主要劳动者的老年人来说，如果有人对他们说"家里的事都不用你做了"，开始他们可能很开心，但是时间长了总有一种得不到满足的感觉。缺乏满足感的老年人总认为"自己被否定了"，时间久了就会说"我没用了"等负能量的话。

1. 该行为的应对措施

（1）寻求心理医生的帮助，了解老年人负能量语言增多的原因，掌握如何应对的方法。

（2）尊重老年人，肯定老年人的生存价值。老年人有自己想做的事，尽量让他们做自己想做的事就好。多鼓励老年人发挥余热，做力所能及的事情，让老年人感到自己是有用的同时感受到他人对自己的肯定和尊重。

2. 老年照护人员切忌

只听老年人说或不让老年人说有负能量的话。

（三）情绪不稳定变换

1. 症状表现

当表现为情绪高涨、精力旺盛、言语和活动增多时，称为躁狂状态；而表现为情绪低落、愉快感缺乏、精力不足、兴趣下降和活动减少时，称为抑郁状态。两种状态时常相互变换，给人以情绪极不稳定的感觉。躁狂和抑郁交替或循环出现，也可以混合方式同时出现，严重时会伴有幻觉、妄想等精神病性症状。

2. 该行为的应对措施

（1）理解和包容。分析问题，适时劝慰。要认识到这是疾病造成的，不要指责老年人，要包容老年人的情绪变化。主动与老年人谈心，理解其情绪感受，识别并消除不良的刺激。

（2）转移注意力。可采取转移注意力的方法使老年人忘记不愉快的事情，把不良情绪扭转过来。

（3）房间放置安神镇静作用的香薰，可缓解老年人的不稳定情绪，起到镇静安神等辅助作用。

（四）"你是谁？我家在哪儿？"

1. 症状表现

随着疾病的发展，失智老年人逐渐变得认不出之前熟识的人和地点。他们不清楚自己的家或房间在哪里，有些老年人将子女以姐弟相称，或将儿子错当作丈夫，叫不出老年照护人员的名字或叫错名字；到了病情晚期，甚至将镜子中的自己当作另一个人，对着镜子有说有笑，或把镜子中的人当作外来侵入者，出现攻击行为。

2. 该行为的应对措施

（1）避免责怪或争论。当老年人不能识别老年照护人员或叫错名字时，老年照护人员不要总是抱怨"你怎么连我都不认识了"，也不要责怪老年人，要理解这是疾病发展到一定程度导致的问题。

（2）适当回应和提醒。当失智老年人认错人或叫错人时，老年照护人员可以先回应老年人，事后可以尝试让老年人看照片或其他有提醒作用的物品引导老年人辨认。但如果老年人实在想不起来，要顺其自然，接受和适应老年人目前的状态。

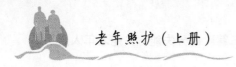

（五）情感淡漠

1. 症状表现

表情呆板、话少，对周围发生的事情无动于衷，失去做事的主动性和兴趣，人际关系淡漠。

2. 该行为的应对措施

（1）主动关心和照护。情感淡漠的老年人不会主动表达自己的需求和身体不适。老年照护人员发现老年人出现情感淡漠的迹象时不要忽视，要主动表达对老年人的关心，做好生活照护，满足其生活上的基本需求并主动与老年人说话。

（2）引导老年人参加活动。根据老年人的兴趣和能力，安排一些娱乐活动或简单的家务活动，引导和陪伴老年人一起做，如叠衣服、擦桌子等，通过活动给老年人带来愉悦性的刺激。③多让家人陪伴或放家庭录像。对于情感淡漠的老年人，要指导家属多来探视老年人，陪伴老年人聊天，谈论老年人尚有记忆的家庭活动或给老年人播放既往家庭活动的录像，也可看家人的照片。

（六）"是不是得了什么重病"

1. 症状表现

以自主神经症状为主的躯体症状，认为自己患有一种或多种严重的躯体疾病，自述躯体症状，反复就医后即使医生给予没有相应疾病的医学解释，也不能打消老年人的疑虑。老年人生活在"不断怀疑、不断求医"的循环往复过程中，精神极为痛苦，生活质量下降，这种行为给家人带来巨大困扰。

2. 该行为的应对措施

（1）要让老年人正确看待衰老。应让老年人意识到年龄大了身体不适是很正常的。

（2）安慰剂效应。根据心理学的安慰剂效应，当老年人产生疑心病时，就给他吃点维生素之类的药，"药到病除"，老年人自然就会安心。如果老年人不听劝慰，固执地相信自己得病了，这时不妨劝老年人及时就医，告诉老年人要信任医生的专业能力。如果有严重的疾病，医院一定能检测出来，应打消顾虑，配合医生的诊断和治疗。

（3）鼓励老年人参加社交活动。老年人越是担心自己的身体，不适感越明显。

（4）每天早晨起床后，及时帮助老年人整理服饰。这样，老年人照镜子的时候就会觉得自己气色好，精神也好，而不是老态十足，开朗的心情就会油然而生，也就不会疑心自己的身体状况了。

3. 老年照护人员切忌

不对老年人说"你瘦了"。

（七）"你们怎么不管三七二十一就往我嘴里塞吃的"

1. 症状表现

在养老机构里，会经常听到老年人说"你们怎么不管三七二十一就往我嘴里塞吃的"。实际上，老年照护人员一般会先说："该吃东西了"，然后把饭送到老年人口中，只是老年人在嘈杂的环境下，忽略了老年照护人员的话。当老年照护人员既要照看这位老年人，又要回答那位老年人的问题，同时做几件事情，可能没有面对着正在吃饭的老年人，所以这个老年人会说"没觉得老年照护人员是在和自己说话。"老年照护人员认为自己已经提醒老年人了，而在老年人看来他们什么也没说，因此产生了这样的误解。

2. 该行为的应对措施

（1）首先尽量避免嘈杂的环境，减少周围杂声。如果周围人多时，最好轻拍老年人肩膀或带着人名讲话。

（2）与老年人讲话时，正面面向老年人。

（3）注意说话方式和说话内容，要尽可能言语简单，突出关键词语，重要信息最好采取一边询问一边确认的方法。

（4）必要时配合手势或以书写的形式代替言语与老年人进行交流。

3. 老年照护人员切忌

多次大声询问老年人或觉得交代过什么事情就行了。

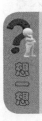
除上文提到的七种不良情绪外，老年人容易产生的不良情绪还有哪些？要怎样应对？

【课后练习】

1. 避免老年人产生不良情绪的措施不包括（　　）。

A. 尊重理解老年人的生活方式、习惯、兴趣爱好、信仰

B. 平时多与老年人沟通

C. 不理睬、不回应老年人

D. 继续体现自己的人生价值

E. 平时注意观察

2. （　　）是人们在生活中由一定的客观情景引起的心理反应，是与人体的生理机制密切相联系的一种内心体验。

A. 性格 　　　　　　　　　　B. 观念

C. 情绪 　　　　　　　　　　D. 行为表现

E. 不良情绪

3. 心理学中的"安慰剂效应"是指（　　　）。

A. 当老年人发生疑心病时，就给他吃点维生素之类的药，"药到病除"，老年人自然就会安心

B. 尊重老年人，肯定老年人的生存价值

C. 避免责怪或争论

D. 主动关心和照护

E. 要让老年人正确看待衰老，应让老年人意识到"年龄大了身体不适是很正常的"

任务三

老年人心理干预

案例导入

　　据世界卫生组织预测，到2050年，全世界60岁以上老年人的绝对数量将从6.05亿增长到20亿。中国超过60岁的人口占人口总数的35%，成为世界上老龄化最严重的国家。随着时代的进步和医疗卫生条件的提升以及独生子女家庭的增多，家庭结构的小型化转变及经济收入水平的相对不足，很多老年人都有长期积累的负面情绪，甚至因为心理问题的加重或精神障碍得不到治疗而出现自杀或伤人行为。

　　思考：什么是老年人心理干预？如何对老年人进行心理干预？

一、老年人心理干预的定义

　　心理干预是指在心理学理论指导下有计划、按步骤地对一定对象的心理活动、个性特征或心理问题施加影响，使之发生朝向预期目标变化的过程。

二、老年人心理干预的目的

　　老年人属于社会生活中的相对弱势群体，对突发的生活事件抵抗能力较差，容易形成心理危机。要了解老年人的内心需求，提供切实可行的解决方案，做到有效干预。

　　老年心理干预的目的如图3-5-3-1所示。

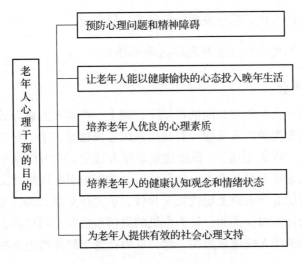

图 3-5-3-1　老年人心理干预的目的

三、养老机构心理干预的方法

目前，养老机构老年人的心理问题有很多，有的老年人入住养老机构后会产生一种失落感，甚至会有种被连根拔起的感觉；有的老年人"养儿防老"观念比较重，认为子女把自己送到养老机构是一种推卸责任、不孝顺的表现；还有的老年人会嫉妒其他老年人得到了老年照护人员更多的照顾，认为自己被老年照护人员忽视而内心不平衡。

根据我国《老年人社会福利机构基本规范》明文规定，要求各养老机构重视老年人的心理健康维护工作，日常工作中必须包含老年心理服务内容。老年照护人员需关注老年人的情绪感受，定期访谈，并积极为老年人创造增进社会交往的机会。养老机构还需丰富老年人的精神生活，帮助老年人处理入住机构后的心理不适应问题等。

（一）建立多方面心理干预措施

（1）组建老年心理科室，设置心理咨询室、心理测量室及音乐放松室。丰富心理干预服务项目，完善健康档案，及时为老年人提供必要的心理咨询、健康讲座等，满足老年人对于常见精神心理问题的预防、发现和诊治。

（2）老年心理工作者应能初步断定老年人的心理健康状态，提供有效的社会心理支持，并具备初级的危机干预操作能力。与此同时，老年心理工作者也应当监测养老机构内部工作人员的心理卫生状况，定期开展心理知识讲座和心理减压活动，维护老年照护人员的心理健康。

（3）利用兴趣活动、当下热点话题等引导老年人快速进入交流沟通状态，改善自身情绪，培养属于自己的晚年生活兴趣。

（4）制定养老机构心理关爱评估体系。在老年人入住之后立刻对其心理健康状况进行测量评估。通过了解老年人的过去形成档案，有助于提升干预效果的针对性。如发现存在异常情况，即安排经验丰富且具有心理学技能的人员进行照护，专业的心理健康服务人员随时跟进，对老年人的心理问题早发现、早处理、早见效。

（二）创新心理干预措施，提升老年人幸福指数

1. 利用互联网平台

养老机构里的老年人在相对封闭的环境下，加上一些客观因素导致老年人空闲时间很多，社交活动空间和范围被严重压缩，容易增强内心孤独感。①引导老年人建立终生学习的意识。"老有所学""学无止境"，积极建立老年人社交、学习培训平台，完善养老机构网络硬件建设，促进老年人自我学习、自我认可。②积极引入网络社交技术，如微博、微信等社交平台能够帮助老年人跟上现代社交步伐，扩大社交圈。③依托互联网平台，打造多元化的老年人社交功能圈。例如，最为常见的微信步数群、唱歌群、围棋群等，能够吸引更多的志同道合的老年人快速聚集在一起，从而让老年群体的生活更加精彩，身心更加健康。

2. 持续推进亲情关怀

（1）建立并与老年人家属签订"亲情协议"，制定相关的管理制度，详细规定探访时间和要求，日常进行电话沟通，同时，让老年人家属学习必要的照护知识。

（2）提供"亲情护理"。老年人刚入住养老机构时的孤独感最强，而且缺乏倾诉交流的机会。亲情护理是指护理人员能够全身心投入老年人护理工作中，从内心深处把老年人当成自己的父母。通过换位思考改变服务观念和方法，消除老年人的孤独感。

3. 融合民族传统文化教育，强化老年人内在底蕴

积极在老年人群体中建立民族传统文化的环境，逐步引导老年人利用空闲时间，学习和探究中华民族传统文化，丰富情感、文化、思想底蕴，建立属于自身的智慧并以此来解决自身的心理问题。

（三）老年人突发心理危机的干预程序

（1）突发心理危机事件的处理必须严格遵守"以人为本，生命第一"的原则。快速开展各项心理救援工作，把生命财产损失降到最低限度。

（2）老年心理服务人员必须第一时间向相关部门主管反映情况并作报告，内容包括事件发生的时间、地点、概况及采取的相关对策、进一步处理建议等。

（3）老年心理服务部门的主管在接到心理危机的报告后，应以最快速度赶赴现场处理问题，并指示其他人员进行技术准备和相关联络工作。

（4）在对老年人进行心理危机干预时，老年心理服务部门的主管应当积极稳定老年人的情绪，并把老年人带到安全的环境，同时，还应保持通信畅通；多方位了解该老年人的大致情况；仔细观察、询问评估该老年人当下的状况。

（5）在突发心理危机时间处理过程中，老年心理服务人员要对事件的处理进行详细的记录，将材料整理后存档。定期对已经存档的老年人的心理档案资料进行整理汇编，便于有关部门的查验核对及行业内学术讨论。

（6）事件处理完后，院内的心理健康服务部门要认真总结处理的经验，以便于完善今

后的工作。

四、居家养老老年人心理干预的方法

1. 建立社会支持网络，形成互相关爱的支持系统

家属常陪伴关心老年人，让其保持良好的情绪状态。可与家人进行棋牌等游戏；与亲属、朋友等通过手机、互联网等进行沟通交流，视频聊天；家属也要鼓励老年人勇于走出去，见见旧日好友和邻居，一起坐着聊天晒太阳。

2. 制定新的健康生活时间表

鼓励老年人培养新的兴趣爱好，如太极拳、太极剑、广场舞、茶艺等，既可以强身健体，又能结交新朋友。

3. 社区举办心理知识讲座及互动活动

向社区居民分发老年心理健康科普刊物等，让更多老年人了解老年心理服务知识，使其自发地寻求专业化的老年心理服务。

4. 多方式排解负面情绪

若发现自己存在焦虑、恐惧等负面情绪时，可以通过向家人诉说、想象放松训练，肌肉渐进式放松训练，呼吸放松训练，接地训练以及睡眠指导等方式来进行排解。

5. 寻求专业帮助

若负面情绪状态持续得不到改善，可通过门诊、电话、互联网或心理援助等平台积极寻求专业帮助，必要时到医院就诊。

> **知识拓展**
>
> **老年人社会福利机构基本规范（节选）**
>
> （1）为有劳动能力的老年人自愿参加公益活动提供中介服务或给予劳动的机会。组织健康老年人每季度参加一次公益活动。
>
> （2）根据老年人身体健康情况、兴趣爱好、文化程度，每周开展一次有益于身心健康的文娱、体育活动，丰富老年人的文化生活。
>
> （3）每天与老年人交谈 15 min 以上，并做好谈话周记。及时掌握每个老年人的情绪变化，对普遍性问题和极端的个人问题集体研究解决，保持老年人的自信状态。
>
> （4）经常组织老年人进行必要的情感交流和社会交往。不定期开展为老年人送温暖、送欢乐活动，消除老年人的心理障碍。帮助老年人建立新的社会联系，努力营造和睦的大家庭色彩，基本满足老年人情感交流和社会交往的需要。根据老年人的特长、身体健康状况、社会参与意愿，不定时地组织老年人参与社会活动，为社会发展贡献余热。
>
> （5）制定有针对性的"入住适应计划"，帮助新入住老年人顺利度过入住初期。

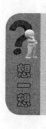

针对失能老年人，应提供哪些方面的心理干预服务？

【课后练习】

1.（　　　）明确规定了各养老机构重视老年人的心理健康维护工作。

A.《老年人权益保障法》　　　　B.《老年人社会福利机构基本规范》

C.《老年福祉法》　　　　　　　D.《老年人保健法》

E.《健康保险法》

2. 老年人心理干预的目的不包括（　　　）。

A. 预防心理问题和精神障碍　　　B. 培养人们的健康认知观念

C. 培养人们的情绪状态　　　　　D. 帮助老年人建立新的社会联系

E. 增加营养

F. 为老年人提供有效的社会心理支持

3. 老年人心理干预帮助平台不包括（　　　）。

A. 门诊　　　　　　　　　　　B. 电话

C. 互联网　　　　　　　　　　D. 面谈

E. 写私密日记

项目六　社会照护

【知识目标】

了解社会生态系统理论；了解人的需求理论；了解家庭照护的特点及其面临的问题。理解老年人的社会资源与社会支持网络；理解家庭照护人员的照护压力及其需求；理解喘息服务的主要服务对象。掌握老年人的正式社会支持系统和非正式社会支持系统；掌握喘息服务的主要内容。

【能力目标】

能综合评估老年人身体状况及其家庭资源，为老年人及其家庭争取各类社会资源；能根据老年人的身心健康状况，为老年人及其家人建立较为稳定的社会支持网络；能构建家庭照护人员多维评估体系，能评估家庭照护人员的需求与主要压力来源；能为家庭照护人员增权赋能，提升家庭照护人员专业照护能力；能应用社会生态系统理论，搭建社会支持网络，减轻家庭照护人员压力。

【素质目标】

具备一定的理论素养，理解人类行为与社会环境，树立人在情境中的理念；具备良好的沟通能力和服务意识，能够积极与老年人及其家庭进行沟通，为服务对象提供喘息服务；在照护过程中，具备尊老、爱老品质，保持热情和耐心，具备同理心，能够移情，以老年人及其家庭为中心；在提供服务过程中，具备老年社会工作基本的相关理论和知识。

任务一

社会资源调动与社会支持体系

案例导入

"家庭养老床位"成为中国养老服务未来发展方向之一

如果父母想去养老机构，你支持吗？

要不要去养老机构，在中国是一个令多数老年人和他们的子女都感到纠结的问题。例如，综艺节目"奇葩说"有一期节目的辩题是"如果父母提出要和老伙伴一起去养老机构养老，我该支持还是反对呢？"这道辩题简直就是催泪弹，网友们纷纷表示看哭了。正方的观点是"支持"，反方的观点是"反对"。节目一开始，支持父母去养老机构的有74%，反对的有26%。

反方的立论是，老年人需要的是菜场的烟火气和生命的朝气，即在家买买菜带带孙子。让他们去养老机构，就剥夺了老年人融入亲情的权利。正方反驳说："这是典型的、青年和中年用自己的理解，对老年人的幸福观进行的刻板偏见。正方认为，父母在好的养老机构，可以获得更专业的护理。"针对这些观点，反方表示："父母说自己愿意去养老机构，就像我们向他们报平安一样，都是真心的，但真心话，却不一定是真话。那是情话啊，你这个傻孩子。"这句话一出，全场泪奔……最后，反方以60%的支持率获胜。

对此，出生于20世纪50年代的黄妈妈认为："去养老院会让人笑话，以后要跟孩子一起住。"而儿子还在上初中的小宝爸妈则表示："与其在家里孤单还不如去养老机构，那里有同龄人。"

对于"该不该支持父母去养老机构养老"，网友也都有自己的观点，有网友认为：无论如何，都会把父母留在身边，陪他们变老。也有网友认为："去不去养老院，取决于养老机构的配套能不能完善，与孝顺无关。"

思考：

老年人的社会资源主要有哪些？作为一名养老机构的工作人员，你会如何调动社会资源，为老年人及其家庭提供支持和帮助？

一、社会生态系统理论与社会支持体系

（一）社会生态系统理论

社会生态系统理论简称生态系统理论，是考察人类行为与社会环境交互关系的理论。该理论把人类成长的社会环境（如家庭、机构、团体、社区等）看作是一种社会性的生态系统，强调生态环境（人的生存系统）对于分析和理解人类行为的重要性，注重人与环境间各系统的相互作用及其对人类行为的重大影响，是社会工作的重要基础理论之一。

个人的生存环境可分为微观系统、中观系统和宏观系统，是由一系列相互联系的因素构成的一种功能性整体，包括家庭系统、朋友系统、工作职业系统、社会服务系统、政府系统、宗教系统等。微观系统是指处在社会生态环境中的个人。个人既是一种生物的社会系统类型，更是一种社会的、心理的社会系统类型。中观系统是指小规模的群体，包括家庭、职业群体或其他社会群体。宏观系统则是指比小规模群体更大一些的社会系统，包括文化、社区、机构和组织。人的生存环境的微观、中观、宏观系统总是处于相互影响和相互作用的情境中，如图 3-6-1-1 所示。

在现实生活中，个人或者家庭的需要可能因下面几项原因而未能得到满足：环境中的资源不足；因某些原因不能获得资源；资源未能有效协调；因缺乏有关的知识和技巧未能获得所需的资源；个人与环境之间未能成功进行"互动"。

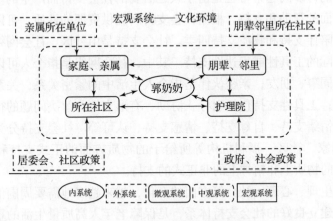

图 3-6-1-1　生态系统理论

随着人口老龄化以及社会与家庭负担的加重，养老和健康服务供需矛盾更加突出。社会照护不仅关注服务对象的心理，还关注其社会性的一面，即社会关系。生理、心理和社会是社会照护关注的三个维度。要满足个人、家庭、群体和社区的需要，环境必须有足够资源，老年人与环境要正面积极地互动。现实资源的不足往往是解决老年人困境的关键环节，在为老年人提供服务时，应当力求照护服务和资源提供并举，以使老年人得到全面的帮助和关心。

知识拓展

生态系统理论在老年社会工作中的运用

田婆婆年过八旬，居住在一所农村敬老院，随着身体功能日益退化，田婆婆爬楼梯困难，轮椅也无法进入房间，给她的生活带来很多不便。久而久之，田婆婆十分苦闷，认为自己老了，没用了，连自己进入房间都做不到，简直就是一个"废人"。生态系统理论认为，对个人问题的理解和判定必须在其生存的环境中来进行，将服务对象与其所生活的环境作为一个系统，通过改变系统来满足个人需求。运用生态系统理论，可以从宏观系统了解国家有关老年人居住建筑、设施、医疗等政策与标准，从中观系统了解当地政府或社区对敬老院的服务措施，同时链接资源，从微观系统对敬老院进行无障碍和适老化（加装电梯、增加门的宽度以便轮椅进出等）改造，并运用专业方法与技巧帮忙老年人理性认识身体情况并提供心理关怀与陪伴服务，从而使老年人和环境之间更能适应调和。当人和所处环境间达到良好平衡时，老年人身体功能的退化就不至于成为"无能"或"残疾"。

（二）社会支持体系

在现代生活中，人与人之间的相互支持对维系正常的社会生活是必不可少的，而人们在生活中遇到的许多问题常常也是由于缺乏必要的社会支持而产生的。社会支持通常是指来自社会各方面的帮助和支持。根据社会支持所提供资源的性质，可以将其分成情感支持、信息支持、陪伴支持和物质支持四类。社会支持是由社区、社会网络和亲密伙伴所提供的感知的和实际的工具性或表达性支持。其中，社会网络是指个人可以直接接触的一些人，包括亲戚、同事、朋友；亲密伙伴是指个人生活中的紧密关系，关系中的人认同和期待彼此负有责任；工具性支持包括引导、协助、有形支持与解决问题的行动；表达性支持包括心理支持、情绪支持、自尊支持、情感支持、认可等。社会支持分为正式与非正式的社会支持，即国家、社区、福利机构等所给予的物质方面的正式支持和配偶、子女、亲朋、邻居所提供的物质上和精神上的非正式的支持。

随着老年人生理、心理、社会等方面的变化，越来越多地需要周围他人或周围环境的支持。为老年人建立良好的社会支持体系，是保障老年人高质量生活的重要基础。老年照护人员要全方位了解服务对象的问题和需求，提供满足其需求的资源和社会支持。老年照护人员和老年社会工作者承担着资源提供者、协调者、经纪人等重要角色，老年人社会支持体系的构建应该从全方面考虑，既要加强正式系统的构建，也要加大对非正式系统的支持力度。因此，要整合并统筹家庭亲属、朋辈群体、邻里社区、照护机构、政府部门等其他社会资源，协调各方关系，促进各类资源的合理流动，为老年人构建较为完整的社会支持体系，如图3-6-1-2所示。

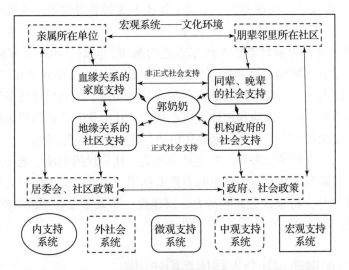

图 3-6-1-2　基于生态系统理论的社会支持网络图

根据社会生态系统理论，老年照护人员可以从以下几个方面考虑服务对象的社会资源与社会支持问题，这些问题帮助老年照护人员认识和判断服务对象的需要、问题及满足需要和解决问题的途径与方向。

（1）服务对象收入能否满足基本需要？

（2）服务对象是否获得足够食物和合适居所？

（3）服务对象的邻里关系是否和谐？居住的环境是否安全？

（4）服务对象是否获得足够的预防性医疗服务和良好的医疗资源？

（5）服务对象能否获得所需资源？是否因地理环境，缺乏电话、交通设施等因素而使服务对象未能获得所需资源？

（6）服务对象是否与邻居、朋友及小区组织保持良好关系？

（7）服务对象是否属于某个群体或参与某些群体活动？

（8）社会系统是否能接受其他不同文化、不同种族的价值观？个人、家庭、群体或社区持有的价值观是否与周遭的环境有所冲突？

二、社会资源调动与社会支持体系存在的主要问题

社会生态系统理论展示了服务对象的社会环境，清晰地呈现出个人、家庭及社会系统之间的相互作用和影响，老年人的需要是否能有效地满足取决于个人与微观、中观和宏观资源系统之间能否有效地协调沟通。社会生态系统理论强调人与社会系统各要素在环境中的相互作用，为老年人争取社会资源与建立社会支持体系，可以从老年人所处的微观环境、中观环境及宏观环境的视角为老年人提供支持。

从微观资源来看，居家养老的老年人的生活自理能力、社会支持网络、生活满意程度均强于机构养老的老年人。作为微观系统的基本单位，家庭应当为个体的健康生活提供基本保障（如吃、穿、住等），为个体的健康维护提供重要支持（如经济支持、情感支持、

照料支持等）。随着家庭结构核心化、子女工作压力大等各种原因，传统的家庭养老照护能力逐渐减弱。

从中观资源来看，为满足老年人居家养老的愿望，同时，也减轻家庭养老照护的负担，近年来逐步建立起联结家庭和社区的社区日间照护中心等中观老年照护系统，然而，目前社区居家失能老年人长期照护服务也存在着一些问题，如基层社区卫生服务中心等机构医疗服务供给不足；疾病预防和护理工作不到位；社会化专业护理资源尚未与家庭照料资源形成互补；失能老年人居住区和家庭住房适老化改造缺位等问题。

同时，从更大的宏观系统来看，社会经济环境、社会保障制度、老年友好环境等对老年人的社会资源获取与社会支持体系也起着重要作用。因此，老年照护人员与老年社会工作者应当积极呼吁并支持全社会共同努力，以建设一个老年友好型的自然、社会、政治、经济、文化环境。

三、社会资源调动与社会支持体系构建思路

面对老龄化给社会经济可持续发展带来的严峻挑战，要积极应对人口老龄化，健全可持续的多层次社会保障体系，完善养老服务和健康服务社会支持体系，加快构建以社会保障、养老服务、健康支持、宜居环境为核心的应对老龄化制度框架，满足人民日益增长的美好生活需要。

（一）建立多层次长期照护保障制度

建立和完善包括健康教育、预防保健、疾病诊治、康复护理、长期照护、安宁疗护综合、连续的老年健康服务体系；建立针对经济困难、高龄、失能老年人的补贴制度，整合高龄津贴、护理补贴，实施兜底性长期照护服务保障，建立保险、福利和救助相衔接的长期照护保障制度。探索老年人长期护理保险，加快发展包括商业长期护理保险在内的多种老年护理保险产品；建立健全长期照护服务项目、标准、质量评价等行业规范，完善居家、社区、机构相衔接的专业化长期照护服务体系，保障失能、残疾等老年人长期照护服务需求。通过政府购买服务等方式，统一开展老年人能力综合评估，评估结果与补贴等政策相挂钩。

（二）健全多层次社会养老服务体系

要充分调动各类社会资源，推动社会养老保障与服务体制改革创新，解决社会养老保险可持续性、老年人长期照料筹资与供给、医养结合以及社会养老服务体系建设等问题。加快建立覆盖全民、城乡统筹、权责清晰、保障适度、可持续的多层次养老保险制度。健全以居家为基础、社区为依托、机构充分发展、医养有机结合的多层次养老服务体系，实现居家、社区和机构养老服务融合发展。推进医养深度融合，推动居家社区养老服务照料中心与社区卫生服务站、护理站或其他医疗设施同址或邻近设置，提高医疗服务对老年群体的便捷性与可及性，多渠道、多领域扩大适老产品和服务供给，提升产品和服务质量。社会养老服务体系树形图如图3-6-1-3所示。

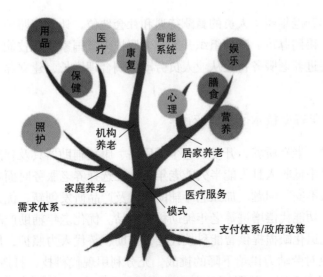

图 3-6-1-3 社会养老服务体系树形图

（三）构建为老服务人力资源队伍

老年人的生活质量和身心健康会受到心理、生理、社会环境的影响，需要培养懂得老化生理、心理和社会支撑环境的专业人才。加快培养老年照护人员队伍，推进老年医学等学科专业建设与发展，培养创新型、复合型、应用型和技能型人才，壮大老年服务专业队伍。针对高龄失能老年人，要加速攻坚照护难题，培养培训老年照护人员、专兼职老年社会工作者；引导各类院校，特别是职业院校设置养老服务相关专业或开设相关课程，在普通高校开设健康服务与管理、中医养生学、中医康复学等相关专业；支持困难家庭子女就读养老护理专业，按规定落实减免学费、补助生活费等资助政策；鼓励高等院校、科研院所成立养老服务研究机构。

（四）发展为老助老志愿服务

以社区服务为平台、以养老服务类社会组织为载体、以社会工作者为支撑，大力发展为老助老志愿服务，发展专职、兼职和志愿者相结合的养老服务队伍。面对空巢化与少子化趋势，提高机构与社区养老的服务供给有助于减轻家庭照料负担。完善老年关爱服务体系，发扬邻里互助的传统，提倡邻里间关心、帮助有困难的老年人。鼓励慈善组织、志愿者为老年人服务。倡导老年人互助服务，引导退休人员建立志愿服务组织，开展自我管理、自我服务。

（五）建立为老服务激励和褒扬制度

建立健全养老服务人才培养、使用、评价和激励制度，对维护老年人合法权益和敬老、养老、助老成绩显著的组织、家庭或者个人，按照国家有关规定给予表彰或者奖励。老年照护人员是养老服务的直接输出者，然而，老年照护岗位存在着劳动强度大、薪酬待遇低、缺少社会认同等困境。开展老年照护人员关爱活动，加强养老从业人员先进事迹与奉献精神宣传，提升老年照护人员的薪酬待遇和社会地位，让老年照护人员的劳动创造和社会价值在全社会得到尊重。定期组织开展养老照护人员国家职业技能大赛，对优胜人员予以表彰奖励。促进养老服务行业从业人员劳动报酬合理增长，建立养老服务入职、培训和岗位补贴制度。

（六）加强老年辅助技术研发和应用

聚焦老有所医、老有所养，开发适老生活用品、康复辅助器具及智慧健康产品等，解决老年人（尤其是中低收入且失能半失能老年人）在选择养老服务时面临的"买不到、买不起、买不好、买不安"问题。加强老年辅助器材及产品研发创新，优先发展老年人护理照料、生活辅助、功能代偿增进等老年辅助科技产品。优化老年辅助产品设计，提高实用性，为老年人功能退化缺损提供智能科技代偿，辅助、替代人力照护，加强智能服务机器人研发和应用，应对劳动力供给下降的挑战。充分利用现代科技，打造"互联网＋养老"服务新模式，加强互联网、物联网、人工智能、大数据、云计算等与养老服务的融合发展，发展以主动健康技术为引领的信息化老年健康服务。

【课后练习】

1. 根据社会生态系统理论，个人的生存环境可以分为（　　　）。
A. 微观系统　　　　B. 中观系统　　　　C. 宏观系统　　　　D. 社会资源
2. 根据所提供资源的性质，社会支持可以分为（　　　）。
A. 情感支持　　　　B. 信息支持　　　　C. 陪伴支持　　　　D. 物质支持
3. 根据社会支持理论，以下属于非正式社会支持的是（　　　）。
A. 配偶　　　　　　B. 子女　　　　　　C. 亲朋　　　　　　D. 邻居

任务二 为家庭照护人员提供"喘息"服务

案例导入

不堪照护压力，崔某勒死瘫痪老伴

崔某的丈夫周某自1999年起，就因患脑卒中住院治疗。后来，周某的病情逐渐加重，从依靠轮椅行动发展到卧床不起，最终生活完全无法自理。丈夫患病以来，崔某一直悉心照顾，以维持其生存状态。"为了照顾他，我的身体也被拖垮了，被确诊为二级残疾。我觉得自己再也照顾不了他了。"长期过度劳累，致使崔某本人也患上了脑梗死、高血压病（极高危）、腰椎间盘突出等疾病，丧失了照顾丈夫的能力。崔某因考虑到儿女的生活负担和困难，担心自己和丈夫会拖累子女，曾多次产生厌世的想法，但经儿女劝阻，未付诸实施。最后，这位曾照顾瘫痪丈夫长达15年的六旬妇女，终因家贫不堪重负，年衰不忍疾苦，为了不拖累子女而临时起意，选择了勒死丈夫并割腕自杀的道路。虽然崔某因抢救及时而幸存于世，但因涉嫌故意杀人，被法院起诉。

思考： 为什么崔某选择勒死丈夫并割腕自杀的道路？如果你是一位老年照护人员，会如何为崔某提供服务？

一、家庭照护的特点及其面临的问题

（一）家庭照护的特点

家家有老年人，人人都会老。老有所养和老有所依是每个老年人的权利。目前，失能老年人照护模式主要有家庭照护、机构照护和居家社区照护三种模式。作为失能老年人重要照护方式之一，家庭照护是指老年人居住在家中，由家庭成员提供经济支持、生活照顾和精神慰藉。

家庭照护具有其他照护方式所没有的特色和优势。从微观层面看，家庭照护是老年人偏爱的照护方式，家庭照护人员能够给予失能老年人经济供养、日常生活和精神慰藉等多方面的支持和援助，有利于老年人的身心健康；从中观层面看，家庭照护与医院、护理院、福利院等专业照护机构的护理服务之间形成较好的互补作用，有利于缓解当前社会照护总体资源不足的问题；从宏观层面看，家庭照护是有效节约成本的照护方式，有助于减少医疗服务的使用，降低医疗保险支出，从而减少国家长期护理服务的社会总成本。另外，从我国的传统文化来看，来自家庭成员的非正式照护最易被老年人接受，一直是我国主要的老年照护模式。

（二）家庭照护面临的困境

随着人口结构和家庭模式的转变，核心家庭和空巢家庭抗风险能力低，养老抚幼、疾病照料、精神慰藉等问题日益突出，加上当前机构养老和社区养老等正式照料服务发展尚不充分，老年照护家庭负担沉重，传统的家庭照护模式面临着严峻的挑战。随着家庭结构小型化和生活节奏的加快，尤其是对于四个老年人、一对夫妻、一个孩子的"421"类型的家庭而言（图3-6-2-1），家庭照护人员需要面对工作压力、照护压力和生活压力等多方面的挑战。长期照料有较高的专业化、规范化要求，家庭照护人员往往因为缺乏专业照护技能而

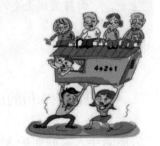

图3-6-2-1　"421"家庭结构

力不从心。长期繁重的照护工作，导致家庭照护人员自身的生活受到影响，身心疲惫，造成恶性循环。若不能及时有效地对家庭照护人员给予社会支持，为其提供喘息服务，容易引发代际矛盾，造成家庭矛盾，进而影响家庭照护功能的发挥。家庭照护负担的加重对劳动力供给与人力资本的积累都会产生不利影响。因此，老年人长期照护需要寻找家庭之外的长期照护资源。

知识拓展

"家庭养老床位"成为中国养老服务未来发展方向之一

截至 2020 年年底，中国养老机构达 3.8 万个，比 2015 年底增长 37.2%。目前，中国养老服务主要包括"居家养老""社区养老""机构养老"三种方式，但大多数老年人还是更愿意选择居家养老。随着老龄化程度的加深和失能老年人的增多，家庭养老遇到了照料精力、时间以及专业能力的挑战，也出现了"一位失能老年人拖垮一个家"的现象。中华人民共和国民政部副部长高晓兵表示，"家庭养老床位"就是在养老服务改革中出现的符合基层实际的创新举措，有效做到了居家、社区、机构养老服务的协调。"家庭养老床位"是指以养老机构为依托，以社区养老服务中心为支点，把养老机构专业化的养老服务延伸到家庭，对有失能老年人的家庭进行适老化改造、提供专业护理、远程监测等养老服务，极大缓解了家庭养老的难处。中国将大力发展居家社区养老服务，将"家庭养老床位"视为养老服务未来发展的重要方向之一。

展望中国养老服务前景，中国将全面提升养老服务水平，大力发展居家社区养老服务，让所有老年人能够享有"身边、床边、周边"的居家社区养老服务，提高服务的可及性、多样化水平。优化机构养老，优先发展护理型床位；加强医养康养相结合，尽可能满足老年人最迫切的失能照护刚需。与此同时，大力发展"养老+"新业态，满足不同层级的养老服务需求，并加强养老服务监管力度，以保障养老服务质量。

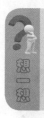

面对失能老年人，仅有爱心就够了吗？为什么？

二、家庭照护人员的压力与需求

失能老年人家庭照护人员主要是指与失能老年人共同居住或分开居住，基于血缘、亲缘或姻缘关系，能够无偿向失能老年人提供日常生活照护、康复护理、精神支持等服务的家庭成员，主要包括失能老年人的配偶、子女及其他亲属等。家庭照护人员承担着多种社会角色，生理、心理、社会环境等因素都可能成为家庭照护人员照护压力的影响因素。

（一）家庭照护人员面临的主要压力

失能老年人家庭照护人员的压力来自多个方面，所面临的压力更为复杂。

1. 经济和工作压力

日常生活开支、老年人医疗照护开支、生活来源减少等都会造成失能老年人家庭的经济压力。有些家庭照护人员需要分担失能老年人的医疗和养老等直接经济费用，易产生支出型经济贫困。有些人由于辞职照护失能老年人从而失去收入来源，或者因照护老年人而经常请假，造成间接经济损失，降低了整个家庭应对经济风险的能力。

2. 生理和心理压力

很多家庭照护人员处于中老年阶段，面临既需要照护老年人，也需要照护孙辈的双重照护压力。专业照护技能的缺乏和长期高强度的家庭照护影响了他们的身心健康状况，过度的操劳会击垮照护人员的身体，久而久之也会出现健康问题，这在中老年女性照护人员身上表现得尤为明显。对于部分全职工作的子女而言，他们回家后既要照顾老年人，又要照顾年幼的孩子，从早到晚忙里忙外，精力几乎用完，导致过度劳累。

3. 情绪和精神压力

家庭照护人员在长期照护失能老年人时，往往疏远了自己的配偶和孩子，或因失能老年人由谁照顾的问题，导致家庭成员关系不和睦，降低家庭生活质量，尤其是长期繁重的照护工作带来的倦怠，容易造成照护人员孤独、失落、沮丧等不良情绪。

4. 社交与社会支持压力

失能老年人家庭照护人员需要投入大量时间和精力来陪伴和照护老年人，可自由支配的时间和精力大大减少，往往没有闲暇去参加社交活动，朋友圈、社交圈相对缩小，人际互动交往受限，容易影响照护人员的其他社会角色，造成社会疏离。

（二）家庭照护人员压力的主要影响因素

1. 内在因素

（1）身心健康因素。

家庭照护人员大多为老年人的配偶或者子女。对于失能老年人配偶，尤其是高龄失能老年人配偶而言，往往可能存在着一种或多种生理功能障碍，然而，他们往往既要照护失能者，又要承担家务劳动，其本身就需要照护。与此同时，配偶、子女等家庭照护人员承担着很大的责任压力，易受老年人负面情绪影响，常会产生挫败、急躁、郁闷、愤怒、无力等不良情绪，使得心理压力慢慢积深。有的照护人员在面临压力时，会隐忍或寻求他人的帮助，有的则会通过冲突行为宣泄负面情绪。

（2）社会角色因素。

人们在日常生活与社会交往中，往往扮演着多种角色。家庭照护人员在承担照护人员角色时，生活中可能还扮演着丈夫、妻子、父亲、母亲、朋友、同事、领导等多种角色。例如，照护失能老年人的女儿往往还是家庭中的妻子和母亲，长期的照护工作将会影响妻子和母亲的责任和义务，导致家庭角色的冲突，造成家庭成员关系的疏离或矛盾。

（3）照护技能因素。

家庭照护人员需要掌握一定的生活护理、康复保健、急救技能和营养知识才能够更好地照顾失能老年人，但家庭照护人员缺乏专业照护技能或者仅受过有限的专业照护技能教育和培训。由于缺乏专业的照护技能，在长期照护中家庭照护人员不免会遇到各种照护难题，做的很多工作都事倍功半，且往往无法满足失能老年人的需求，影响照护人员自我价值感。

2. 外在因素

（1）社会观念因素。

受传统文化和道德观念的影响，老年人青睐于选择居家养老，如果子女将老年人送进养老机构，往往被视为不孝。因此，即使家庭照护条件无法满足失能老年人的需求，许多家庭照护人员只能选择自己照护老年人，这不仅无法满足老年人的照护需求，自己的生活和工作也受到很大影响。另外，目前家政服务业发展不平衡、不充分，养老照护人员、家庭护工或保姆等家政服务人员职业吸引力较低，职业上升通道狭窄，劳身劳心还缺乏应有的社会支持与尊重。

（2）社会支持因素。

社会支持具有减轻压力的作用，是个体可利用的外部资源。从社会支持网络的角度来看，亲人、朋友、邻里、社区、机构、专业团体等都是可以利用的资源，然而，当面对压力时，家庭照护人员虽有想获得帮助的意愿，却又可能不知道如何争取资源，或者认为这是家事，出于种种原因不好意思开口向他人寻求帮助，从而导致压力无处缓解，积少成多，小矛盾演化成大问题。

（3）社会政策因素。

为了解决老年人的长期照护问题，日本建立了较为完善的护理保险制度，对老年人的生活保障起到了重要的作用，而我国的长期护理保险制度仍然处于试点阶段。与此同时，针对家庭成员因承担家庭照护而导致的经济损失，德国、英国、日本等国家通过"家庭照料补贴"政策进行补贴。我国虽然有高龄老年人补贴制度，但这一制度并未针对失能老年人。

知识拓展

代表委员关注老年群体 多方面多角度聚焦养老问题

两会期间，不少代表委员关注老年群体，聚焦养老问题。厦门市尚无针对失能老年人的护理问题出台专门的政策。目前，厦门市仅有41.64%的失能老年人拥有残疾证，还有 58.36% 没有残疾证的失能老年人无法获得残疾救助。随着老龄化程度不断加深，失能老年人的护理需求高于医疗需求，而传统家庭护理方式将难以为继——由于子女工作、生活压力增大，加之长期照料护理有较高的专业化、规范化要求，家人也力不从心。有人建议，要尽快建立长期护理保险制度，保障失能老年人能够得到合适的医疗及生活护理服务，提升生活品质，以维持生命的尊严和社会和谐。仪表委员对此建议采用"政府主导、商业保险经办、社会化参与"的模式，以实现资金来源与护理服务供给多元化，推动保障制度可持续发展。

（三）家庭照护人员的主要需要

美国心理学家马斯洛认为，人的需要像阶梯一样可以从低到高按层次分为五种，即生理需要、安全需要、社交需要、尊重需要和自我实现需要。一个国家多数人的需要层次结构，是同这个国家的经济发展水平、科技发展水平、文化和人民受教育的程度直接相关的。根据家庭照护人员的主要照护压力类型及其影响因素，其需要一般包括以下几种。

1. 经济援助

失能老年人照护工作需要一定的物质基础和经济支持。失能老年人家庭经济状况较好时，可能会选择请护工来照护老年人，或者将老年人送到专业养老机构。对于经济状况一般的家庭照护人员而言，长期照护所需的医疗费、营养品、护理物品等开支是一笔不菲的家庭开支。因此，对于普通家庭而言，物质和资金等经济援助有助于减轻家庭照护人员的经济压力和心理负担。

2. 情绪疏导

"笑一笑，十年少；愁一愁，白了头"这句话形象地说明了情绪和心理对人的影响。情绪不仅会影响人的生理与心理反应，还会影响与他人的交往，影响到人们对生活的感受。现代心理学认为，情绪是建立在需要满足的基础上的。要尽量舒缓家庭照护人员在照护过程中的身心压力，尤其是情绪和精神压力，为其提供心理健康干预和服务，才能让照护人员获得更大的照护动能和照护价值感。

3. 照护技能

老年照护工作需要一个能够陪伴在老年人身边，又懂得基本医疗常识的高素质技术技能型照护人员，如要知道给老年人喂饭之后，如何不会发生呛咳、误吸而引起肺炎等。家庭照护人员属于非正式照护系统，普遍缺乏专业知识和照护技巧，往往难以有效满足老年人的需要，尤其是缺少突发状况的应急处置能力，容易导致意外事情发生。在这种情况下，家庭照护人员需要进行照护知识和技能方面的专业教育或培训。

4. 社会支持

一个人所拥有的社会支持网络越强大，就越能够更好地应对个人与生活的困境和挑战。家庭照护人员面临社会交往狭窄、社会支持网络不足等问题。为了帮助他们抵御各种情绪问题，要帮助照护人员建立良好的社会支持网络，这样可以保持一个人在日常生活中以较为积极的心态和情绪应对生活事件。当个体遇到生活应激事件时，社会支持可以降低压力情景对其身心健康的影响。

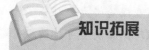

需要层次理论

马斯洛需要层次理论是人本主义科学的理论之一，美国心理学家亚伯拉罕·马斯洛认为，人的需要像阶梯一样可以从低到高按层次分为五种，即生理需要、安全需要、社交需要、尊重需要和自我实现需要。生理需要也称级别最低、最具优势的需要，如食物、水、空气、性欲、健康；安全需要同样属于低级别的需要，其中包括对人身安全、生活稳定以及免遭痛苦、威胁或疾病等；社交需要属于较高层次的需要，如对友谊、爱情以及隶属关系的需要；尊重需要属于较高层次的需要，如成就、名声、地位和晋升机会等。尊重需要既包括对成就或自我价值的个人感觉，也包括他人对自己的认可与尊重；自我实现需要是最高层次的需要，包括针对真善美至高人生境界获得的需要，如自我实现，发挥潜能等。一般来说，某一层次的需要相对满足了，就会向高一层次发展，追求更高一层次的需要就成为驱使行为的动力。这五种需要像阶梯一样从低到高，按层次逐级递升，但这样次序不是完全固定的，可以变化，也有种种例外情况。马斯洛和其他的行为科学家都认为，一个国家多数人的需要层次结构，是同这个国家的经济发展水平、科技发展水平、文化和人民受教育的程度直接相关的。

关于老年人的需要，国内外学者进行了较深的研究。西方学者曾将老年人的需要概括为3M，即Money（金钱）、Medicare（医疗保险）、Mind（精神），主要是指物质需要、医疗保障需要和精神需要。我国对老年人需求的研究相对比较晚，且主要集中在物质需要方面，而对于老年人的心理、医疗和社会需要等方面关注较少。随着我国经济社会发展水平的提高和社会老龄化程度的日渐加深，人们越来越关注老年人不同层次的需求及在满足其需求的过程中存在的问题。

三、家庭照护人员压力应对策略

长期照护带来的经济压力、缺乏休息产生的身心健康、专业照护技能不足带来的情绪问题、社会交往网络狭窄带来的社会疏离等问题，使失能老年人家庭照护人员面临着"一人失能，全家瘫痪"的困境。因此需要为家庭照护人员提供喘息服务，通过心理健康干预与情绪疏导、增加照护专业知识与技能的培训途径、建立支持性互助活动小组，并鼓励家庭其他成员承担照顾责任以帮助家庭照护人员缓解压力；同时，完善家庭发展支持政策体系、合理利用养老服务机构资源、充分发挥社区居家养老的作用、推进长期照护保险制度建设，构建失能老年人及其家庭照护社会支持网络。

（一）喘息服务的内涵

喘息服务源于20世纪70年代美国对失能及心智障碍者的非机构式服务。随后，美国政府开始制定以照护人员为服务对象的"喘息服务"，喘息服务随即迅速发展起来。喘息服务主要包括服务提供者、家庭照护人员、照顾对象等要素，是指服务提供者运用专业知识与技能，以家庭照护人员为中心，综合评估老年人和照护人员的需要，对整个家庭进行多方面干预，使家庭照料者能够获得短暂的休息、参加社会活动、远行、拜访朋友等机会，暂时从照料角色中转换出来的一种替代性照料安排。与此同时，这也是老年人获得专业照料服务的一种途径，通过喘息服务达到提高失能老年人生活质量和缓解家庭照护人员身心压力的效果。喘息服务可以分为机构式喘息服务和居家式喘息服务，这两种服务都是希望家庭照护人员能够获得休息和放松以及提高照顾对象的生活质量。

机构式喘息服务是将照顾对象从家中送至社区日间照料中心，由机构工作人员代为照顾，从而使家庭照护人员能够得到喘息机会，以便完成紧急工作或拥有一定的可自我支配的时间。机构式喘息服务能够给予被照护人员日常生活照料、专业护理照护、康复治疗、营养保健及社交活动服务，还能够为家庭照护人员搭建向医生咨询健康的渠道、举办照顾技能培训班、成立照护人员支持团队或安排短期的郊外旅游项目等。

考虑到家庭照护人员将身患残疾、失能、失智的照顾对象送到社区日间照料中心存在一定困难，为了帮助那些行动不便的照顾对象的家庭，居家式喘息服务应运而生。居家式喘息服务是由医生、护士、康复医师、社会工作者、养老照护人员等专业技术人员上门为有需要的家庭提供各类服务，主要包括照料老年人的日常生活，如吃饭、洗澡、理发、换衣、排泄等；帮助做家务，如做饭菜、清扫或帮助老年人在室内移动；定期上门了解患病老年人的病因、观察病情，发现问题及时与医院联系会诊；到老年人家中进行诊疗护理，为其换药、输液、注射等；给予老年人及其家属用药、营养、康复训练等方面的指导。

（二）喘息服务的主要对象

1. 为老年人提供照护服务的家属

进入老年期后老年人的各项机能开始退化，社会参与越来越少，活动范围越来越趋于狭窄，最后完全限制在家庭内，这时发生的问题会增多和凸显出来，如老年人和家庭成员的关系问题、久病卧床老年人的照顾问题、老年人的虐待和遗弃问题等。对于老年人来说，最重要的微观环境是家庭，如果老年人的家庭支持不足，就要根据需要拓展新的技能，帮助老年人及其家人治疗旧伤，处理积怨。这时，应该为处于此种情形中的老年人及其家人提供喘息服务。

2. 为老年人提供照护服务的其他人员

随着家庭结构的小型化和空巢化，加上人口流动日益频繁，不少老年人进入年迈阶段后其子女并不在身边或者忙于工作无暇顾及，而是由雇用的老年护工或家庭以外的亲友来照顾老年人的生活起居。这些人员长时期服侍老年人，会深感压抑和体力不支，从而容易产生冲动行为，如冷待、责骂老年人，或者不满足老年人的基本需要。所以，除老年人外，也需要为这些人提供帮助和辅导。

（三）喘息服务的主要内容

失能老年人长期依赖他人照料，往往成为家庭的沉重负担。喘息服务提供者要对老年人及其家庭进行多维评估，尤其要评估家庭照护人员的压力来源与主要需求，为家庭照护人员增权赋能，提升家庭照护人员专业照护能力，同时，应用社会生态系统理论，搭建社会支持网络，为老年人及其家庭争取各类社会资源，合理利用养老服务机构资源，减轻家庭照护人员压力。具体而言，可以从以下几个方面为其提供喘息服务。

1. 从微观层面上为个人增权赋能，提升照护人员抗逆力

（1）提供心理和情绪支持。

失能老年人照护工作强度高、压力大、责任重。照护身体状况每况愈下的老年人，是一件非常需要耐心的事情，自己的付出毫无收获，有些照护人员会觉得自责，有些家庭照护人员会感到烦躁，很容易出现情绪崩溃的现象。做任何事情都需要劳逸结合，每个人都需要放松。然而，失能老年人照护人员必须时刻陪伴老年人，个人时间减少、人际互动受限、社会支持网络不足等压力易带来生理、心理和情绪等方面的负面影响。对此，可以使用理性情绪疗法，积极为家庭照护人员增权赋能，如通过家属讲座、家庭探访以及与医院的合作等，为家庭照护人员开展心理健康辅导，帮助家庭照护人员缓解心理压力、提供情绪支持，促进家庭照护人员心理健康。

（2）提供专业照护技能培训。

家庭照护人员往往根据自己的日常生活经验开展工作，在照护过程中，往往无法应对实际照护工作中出现的问题。因此，除了实际的照护替代需要之外，更需要通过各种途径和方式（如通过个案管理，链接多方资源）邀请医生、护士、社工、康复医师等经过训练的专业人士，为其提供专业照护技能培训，指出其误区和盲点，并协助其制定切实可行的家庭照护计划，为家庭照护人员提供全方位的支援。

2. 从中观层面上为居家社区养老服务赋能，构建照护人员支持性互助网络

完善社区居家养老服务，增强社区幼儿照料、托老日间照料和居家养老等服务功能，为居家社区养老服务赋能。夯实养老服务网络，将养老服务设施纳入城乡社区配套设施建设规划，建立适应老年人需要的生活服务、文化体育活动、日间照料、疾病护理与康复等服务设施和网点，就近为老年人提供服务。去机构化改革、倡导居家养老、发展社区照料成为缓解老年人正式照料负担的政策手段。目前，我国居家、社区养老服务供给能力不足，在居家社区方面，发展集中管理运营的社区嵌入式、分布式、小型化养老服务设施和带护理型床位的日间照料中心；增加家庭服务功能模块，强化助餐、助洁、助行、助浴、助医等服务能力；加快医养结合型社区养老服务机构建设，提升社区对失能、失智老年人的长期照护服务能力。

建立支持性互助小组。家庭照护人员作为其老年人身边重要的支持者，面临着照顾关系缺乏互惠性、与社会隔离、照顾工作繁重等压力。老年社会工作者可以通过建立互助小组、培训发展义工探访队伍等支持性互助小组的方式，在日常照护和心理慰藉方面给照护人员提供照护技能和情感情绪上的支持。例如，成立由"资深"失能老年人家属、业内专业人士和其他老年人家属参加的社区家属俱乐部，定期开展诸如实用照料技巧、压力应对经验等形式多样的主题分享与交流沙龙活动，或者通过心灵工作坊等活力课程，为家庭照护人员搭建支持性情感互助平台和互助网络，释放其精神压力、增强其社交网络、提高社会资源的链接能力，缓解家庭照护人员的精神压力和日常生活照顾的困境。

3. 从宏观层面上整合社会资源，完善长期照护政策支持体系

当失能老年人家庭照护人员面对压力时，喘息服务提供者并不只是通过扮演心理咨询师的角色来帮助照护人员应对压力，在此过程中，喘息服务在发挥心理治疗和情绪支持作用的同时，还发挥着使能者、倡导者和资源整合者的作用。喘息服务更要重视从照护人员所处的社会环境中找出有利于缓解照护压力的因素，帮助照护人员建立正式与非正式的社会支持系统，发掘并利用这些社会支持网络的资源，最终缓解照护人员的照护压力，这也是喘息服务的价值所在。

完善家庭发展支持体系，完善包括生育支持、幼儿养育、青少年发展、老年人赡养、病残照料、善后服务等在内的家庭发展政策。完善计划生育家庭扶助制度，加大对残疾人家庭、贫困家庭、计划生育特殊家庭、老年空巢家庭、单亲家庭等的帮扶支持力度，充分发挥社会工作服务机构和社会工作者的专业作用。在欧洲国家，喘息照料被视为老年人照料服务包中的一个组成部分，美国、韩国、新加坡等国采取喘息照料政策已成为老年人家庭照料的支持政策。

推进长期照护保险制度建设。完善"喘息服务"的制度保障和政策支持，推进长期照护保险制度建设。为老年人或身体残障造成日常生活自理困难的个人及其家庭提供长期照护服务，建立医疗、护理、保健和生活等相联系的综合性、专业化的援助体系，以满足失能老年人及其家庭照护人员身体、精神、社会等方面的需求，使其提高生活质量而最大限度地实现人生价值。

【课后练习】

1. 失能老年人的照护模式主要有（   ）照护。

A. 家庭   B. 机构

C. 居家社区   D. 个人

2. 家庭老年照护人员面临的主要压力有（   ）压力。

A. 经济和工作　　　　　　　B. 生理和心理

C. 情绪和精神　　　　　　　D. 社交与社会支持

3. 机构式喘息服务能够为家庭照护人员搭建提供的服务有（　　　）。

A. 搭建向医生咨询健康的渠道　　B. 举办照顾技能培训班

C. 成立照护人员支持团队　　　　D. 安排短期的郊外旅游